全国高等学校中药临床药学专业创新教材
全国医疗机构中药临床药师培训教材

中药药事管理

主　编　谢　明　董　玲
副主编　何　宁　李小犨　王世宇
王英姿　闫娟娟　裴志东
编　委（以姓氏笔画为序）

王　哲（辽宁中医药大学附属医院）
王世宇（成都中医药大学）
王英姿（北京中医药大学）
邓伟生（黑龙江中医药大学）
叶代望（湖北中医药大学）
刘　培（河南中医药大学第一附属医院）
闫娟娟（山西中医学院）
李小犨（广州中医药大学）
何　宁（天津中医药大学）
张立超（上海中医药大学附属市中医医院）
张亚强（陕西中医药大学）
林津晶（福建中医药大学）
唐秀能（广西中医药大学附属瑞康医院）
黄绳武（浙江中医药大学）
董　玲（北京中医药大学）
谢　明（辽宁中医药大学）
裴志东（辽宁中医药大学）

人民卫生出版社

图书在版编目（CIP）数据

中药药事管理/谢明，董玲主编. —北京：人民卫生出版社，2017

ISBN 978-7-117-24286-8

Ⅰ. ①中… Ⅱ. ①谢… ②董… Ⅲ. ①中药管理－药政管理 Ⅳ. ①R288

中国版本图书馆 CIP 数据核字(2017)第 055114 号

中药药事管理

主　　编：谢　明　董　玲
出版发行：人民卫生出版社（中继线 010-59780011）
地　　址：北京市朝阳区潘家园南里 19 号
邮　　编：100021
E - mail：pmph @ pmph. com
购书热线：010-59787592　010-59787584　010-65264830
印　　刷：北京铭成印刷有限公司
经　　销：新华书店
开　　本：787×1092　1/16　　印张：20
字　　数：487 千字
版　　次：2017 年 6 月第 1 版　2017 年 6 月第 1 版第 1 次印刷
标准书号：ISBN 978-7-117-24286-8/R・24287
定　　价：46.00 元
打击盗版举报电话：010-59787491　E-mail：WQ @ pmph. com
（凡属印装质量问题请与本社市场营销中心联系退换）

出版说明

近几年我国临床药学快速发展，尤其是西药的临床药学工作，正在全国如火如荼地开展，无论是学校教育，还是药师培训，都取得了显著的成绩。相比西药临床药学工作的开展情况而言，我国的中药临床药学人才培养工作才刚刚起步。

由于不合理用药导致的中药不良反应逐年上升，紧密结合中医临床开展中药临床药学，促进中药的合理应用，避免中药药害事件及减少中药不良反应的发生已迫在眉睫。目前全国各地各级医院特别是中医院十分重视中药临床药学工作的开展，但从开展的情况来看，存在的最大问题就是缺乏中药临床药学人才。为此，许多医疗机构和高等医药院校强烈呼吁尽快开展中药临床药学人才的培养教育工作。

为顺应这一人才培养需求，针对目前国内尚缺少中药临床药学专业全国性教材和培训用书的现状，更好地满足院校教育、继续教育的实际需求，在广泛调研和充分论证的基础上，我社与全国中医药高等教育学会中药教育研究会、中华中医药学会医院药学分会于 2015 年 4 月正式启动了全国高等学校中药临床药学专业创新教材、全国医疗机构中药临床药师培训教材的组织编写与出版工作。

作为全国首套中药临床药学专业创新教材和培训用书，本套教材具有如下特点：

一、以中医药理论为指导，突出中药临床药学专业特色

中药临床药学是在中医药理论指导下，以患者为对象，研究中药及其制剂与人体相互作用和合理应用的一门综合性学科。由于中医药有其独特的理论体系和特点，因此，该套教材在内容组织上不同于西药临床药学，是以中医药理论为指导，以中药学、中医学及相关社会科学知识为基础，创建具有鲜明中药临床药学专业特色的教材体系。教材内容紧密结合中医药理论，确保学生掌握必要的基本理论、基本知识和基本技能，以期培养出从事中药临床药学相关工作的，能够正确合理地使用中药、避免中药药害事件、减少中药不良反应发生的综合性、应用型中药临床药学人才。

二、以实践技能培养为核心，实现理论知识与临床实践有机贯通

中药临床药学是一门实践性很强的学科，因此，本套教材在编写中强调理论联系实际，注重对学生实践技能的培养，特别强调引入中药临床药学实践中的典型案例，使教材内容更加贴近岗位实际。旨在帮助学生理清理论知识与实际工作之间的关系，使学生在获取知识的过程中能与实际的岗位需求相结合，达到学以致用的目的。

三、以执业药师考试为契机，实现医学教育与药师考试有机融合

国家对 2015 年执业药师考试大纲进行了大幅度的改革，确定了“以用定考”的总体

方针，大大加强了对考生在药学服务、合理用药等方面知识水平和实践能力的考核。本套教材的编写目的和编写思路与执业药师考试改革的方向相契合，教材内容充分兼顾到执业药师考试大纲的要求，可为高校毕业生踏入工作岗位进行执业中药师考试奠定坚实的基础，也为正在医疗机构从事中药临床药学工作的从业者顺利考证提供了保障。

四、以教师和专家合作为起点，实现院校教育与继续教育实践有机衔接

考虑到中药临床药学专业实践性较强这一特点，为保证教材内容充分结合实际岗位要求，本套教材的编写团队由院校教师和临床一线的药师、医生共同组成，不仅能够确保一线工作岗位上的实践技能和实际案例写入教材，而且搭建了院校教师与医院专家合作的平台，为教师了解岗位需求、专家深入院校授课提供了有利条件。同时，本套教材也充分吸收了现阶段中药临床药师继续教育工作的宝贵经验，为今后开展继续教育和规范化培训奠定了基础。

本套教材的编写，得到了全国中医药高等教育学会中药教育研究会、中华中医药学会医院药学分会、全国高等学校中药临床药学专业教材建设指导委员会的精心指导与大力支持，得到了全国相关院校骨干教师以及医疗机构一线专家的积极参与，在此表示衷心的感谢！期待各院校、各医院在实际教学和工作中的使用过程中，对教材提出更多的宝贵意见，并请及时反馈给我们（renweiyaoxue@163. com)，以便及时更正和修订完善。

人民卫生出版社

2016 年 9 月

全国高等学校中药临床药学专业创新教材
全国医疗机构中药临床药师培训教材
书　目

序号	教材名称	主编	单位
1	中药临床药学导论	梅全喜	广州中医药大学附属中山医院
		彭代银	安徽中医药大学
2	临床中药药物治疗学	张　冰	北京中医药大学
		周祯祥	湖北中医药大学
3	中药临床药理学	吕圭源	浙江中医药大学
		马世平	中国药科大学
4	中药药事管理	谢　明	辽宁中医药大学
		董　玲	北京中医药大学
5	中药药物经济学	唐洪梅	广州中医药大学第一附属医院
		刘国祥	哈尔滨医科大学
6	中药治疗药物监测	李范珠	浙江中医药大学
		许丽雯	上海中医药大学附属龙华医院
7	中药药学信息检索与应用	姚　毅	南京中医药大学附属医院
		吴水生	福建中医药大学
8	中药药学服务	王丽霞	中国中医科学院广安门医院
		宋　英	成都中医药大学附属医院
9	中药临床药师基本技能与实践	陆　进	中日友好医院
		杜守颖	北京中医药大学
10	中药药性学	郑虎占	北京中医药大学
		彭　康	南方医科大学
11	中成药与西药的相互作用	曹俊岭	北京中医药大学东直门医院
		甄汉深	广西中医药大学

续表

序号	教材名称	主编	单位
12	中药处方点评	李学林	河南中医药大学第一附属医院
		吴庆光	广州中医药大学
13	中药药源性疾病与防范	苗明三	河南中医药大学
		华国栋	北京中医药大学东方医院
14	中药临床方剂学	孙洪胜	山东中医药大学附属医院
		全世建	广州中医药大学
15	临床常用中药饮片鉴别	赵奎君	首都医科大学附属北京友谊医院
		刘春生	北京中医药大学
16	循证中药学	夏伦祝	安徽中医药大学附属第一医院
		张伶俐	四川大学华西第二医院

全国高等学校中药临床药学专业
教材建设指导委员会

成员名单

符　颖　海南省中医院
彭伟文　广州中医药大学附属中山医院
董　玲　北京中医药大学
董婷霞　香港科技大学
曾赋芳　新疆医科大学
甄汉深　广西中医药大学
戴昭宇　香港浸会大学

前言

本书作为全国高等学校中药临床药学专业创新教材之一，由全国 14 所高等中医药院校从事药事管理学教学和科研一线的教师及从事临床药学实践的科研人员研究编写而成。本教材主要适用于全国中医药类高等院校中药临床药学及相关专业本科教学使用，也可作为国家执业药师资格考试及相关专业研究生学习药事管理学的参考书籍，并为药学工作者的药学实践提供参考。

为保证教材编写质量、突出编写特色，本教材编写组在深入研究、把握本学科国内外发展现状及趋势基础上，总结授课教师、学生及相关从业人员反馈的意见及建议，以现行药事管理法律法规为基础，紧密结合我国执业药师资格考试最新版大纲的要求，本着严谨、求实、负责的态度推出本教材。其特点是：①体现中药药事管理特色，突出中药临床用药的管理及药学服务等相关内容；②强调法律法规的时效性，新增、修订的药事管理法律法规截至 2016 年 10 月；③对执业药师资格考试“药事管理与法规”“中药学综合知识与技能”的知识点、难点尽可能进行覆盖，提高教材在服务社会方面的实用性；④创新教材编写体例，章首列出“学习目的”“学习要点”，章末列出“学习小结”。

全书共 13 章，具体分工为第一章，谢明、裴志东；第二章，李小翚、裴志东；第三章，林津晶；第四章，何宁；第五章，王世宇；第六章，黄绳武；第七章，张亚强；第八章，叶代望；第九章，闫娟娟；第十章，张立超、王哲；第十一章，王英姿、刘培；第十二章，董玲、唐秀能；第十三章，邓伟生。教材统稿，裴志东、孙婉萍、王祯。

本教材在编写过程中，承蒙各编委单位的大力支持和帮助，并广泛参阅了国内外有关专家、学者的著作、论文等，在此一并表示衷心的感谢！

限于编者水平，不妥之处及错漏在所难免，欢迎药学同仁和广大读者在使用过程中提出宝贵意见，以便修订与完善。

谢　明　董　玲

2017 年 4 月

目 录

第一章 绪　　论

学习目的

通过本章学习，熟悉药事管理学的相关概念、研究内容、研究方法及药事管理学科的形成与发展；同时围绕中药现代化熟悉中药的相关定义及中药现代化的内涵、目标、任务和措施，为本教材以后各章的学习奠定基础。

学习要点

药事管理学的定义、性质；药事管理学的研究方法；药事管理的概念、特点；中药现代化的内涵。

第一节　药事管理学概念

一、药学事业与药事管理

（一）药学事业的概念

药学事业（pharmaceutical affair）是指与药品的研究、生产、流通、使用、检验、教育、价格、广告、信息、监督管理等活动有关的事项。药学事业简称药事。

（二）药事管理

1. 药事管理的概念　药事管理（pharmacy administration）是指对药学事业的综合管理。它是人类管理活动的一部分，是运用管理科学的基本原理和研究方法对药学事业各部分的活动进行研究，总结其管理活动规律，并用以指导药学事业健康发展的社会活动。药事管理有宏观与微观之分，宏观的药事管理是指国家对药品及药事的监督管理，微观的药事管理是指药事各部门内部的管理，包括人员管理、财务管理、物资设备管理、药品质量管理、技术管理、药学信息管理和药学服务等管理工作。

2. 药事管理的特点　药事管理的特点表现在专业性、政策性、实践性三个方面。

（1）专业性：管理人员应掌握药学和社会科学的基础理论、专业知识和基本方法，运用管理学、法学、社会学、经济学的原理和方法研究药学事业各部门的活动，总结其管理规律，指导其健康发展。

（2）政策性：按照国家法律、政府法规和行政规章，行使国家权力对药学事业的管理，主管部门代表国家、政府对药品进行管理，需与不同的部门、人员打交道，处事要有政策、法律依据，公正、公平，科学严谨。

（3）实践性：药事管理离不开实践活动。药事管理的法规、管理办法、行政规章的制定来自于药品生产、经营、使用的实践，经过总结，升华而成，反过来用于指导实践工作，并接受实践的检验。对于不适应的部分，适时予以修订、完善，使药事管理工作不断改进、提高和发展。

二、药事管理学的概念、性质及任务

（一）药事管理学的概念

药事管理学（the discipline of pharmacy administration）是一门正在发展的学科，美国学者 Manasse 和 Rucker 认为：“药事管理学是药学学科的一个分支学科，它的研究和教育集中于应用社会、行为、管理和法律科学，去研究药学实践中完成专业服务的环境性质与影响”。

明尼苏达大学药学院认为：“相较于现在以强调药物的合成、分离、吸收、分布、代谢、机制、活性物质等方面的药学学科，社会与管理药学研究的是药学的另一个系统，它研究药师、患者、其他医药卫生人员的相互关系、表现、行为、报酬、服务、教育；它研究这一系统与环境的关系”。

《药事管理学科的历史发展》一书的作者认为：“药事管理学是一个知识领域，它具有社会科学的特性，与行政管理、经济、政策、行为、分配、法律和经营管理的功能、原理、实践紧密相连，涉及生产、分配、机构和人员，涉及满足法定药品的需求，满足给患者、处方者、调配者和卫生保健部门提供药学服务和药物信息”。

以上概念基本趋于一致，概括起来，药事管理学是药学与社会科学相互交叉、渗透而形成的以药学、法学、管理学、社会学、经济学为主要基础的药学类边缘学科，是应用社会科学的原理和方法研究药事管理活动的规律和方法的科学。

（二）药事管理学的性质

1. 药事管理学是一门交叉学科　药事管理学是药学与社会科学（管理学、社会学、法学、经济学）交叉渗透而形成的边缘学科，涵盖了药学、管理学、社会学、法学、经济学、心理学等学科的理论和知识，是一门交叉学科。

2. 药事管理学是药学的一个分支学科　药事管理学是药学科学与药学实践的重要组成部分，运用社会科学的原理和方法研究现代药学事业各部门活动及其管理，探讨药学事业科学管理的规律，促进药学事业的发展，因而是药学科学的一个分支学科。

3. 药事管理学具有社会科学的性质　药事管理学主要探讨与药事有关的人们的行为和社会现象的系统知识，研究对象是药事活动中管理组织、管理对象的活动、行为规范以及他们之间的相互关系。因此，药事管理学具有社会科学的性质。

（三）药事管理学的任务及研究内容

1. 药事管理学的任务　药事管理学科的任务是促进药学事业的发展，保证人民用药安全、有效、经济、合理，为保护人民群众的身心健康做出贡献。药事管理学科研究的最终目的，是通过对医药学领域各种社会、经济现象的探讨，剖析其影响因素，揭示其内在规律和发展趋势，从而为发展医药学事业提供理论依据和对策建议。

2. 药事管理学的研究内容　药事管理学是研究药学事业的活动和管理问题，该学科和其他药学学科一起，为社会提供安全、有效、稳定、经济的药品，提供药物信息和药学服务，从而保证人体用药安全、保障人民身体健康和用药的合法权益。随着药学科学和药学实践的发展，药事管理学的研究内容也在不断完善。根据教学、科研和实践情况，药事管理学的研究内容主要有以下 9 个方面。

（1）药事管理体制：研究药事工作的组织方式、管理制度和管理方法，国家权力机关关于药事组织机构设置、职能配置及运行机制等方面的制度。运用社会科学的理论，进行分析、比较、设计和建立完善的药事组织机构及制度，优化职能配备，减少行业、部门之间重叠的职责设置，提高管理水平。

（2）药品监督管理：研究药品的特殊性及其管理的方法；制定药品质量标准，制定影响药品质量标准的工作标准、制度；制定国家药物政策，包括基本药物制度、药品分类管理制度、药品不良反应监测报告制度、药品质量公报制度等；对上市药品进行再评价，提出整顿与淘汰的药品品种；对药品质量监督、检验进行研究。

（3）药品法制管理：用法律的方法管理药品和药事活动，是大多数国家和政府的基本做法和有效措施。药品和药学实践管理的立法与执法，是该学科的一项重要内容，要根据社会和药学事业的发展，完善药事管理法规体系，对不适应社会需求的或过时的法律、法规、规章要适时修订。药事法规是从事药学实践工作的基础，药学人员应能够在实践工作中辨别合法与不合法，做到依法办事。同时具备运用药事管理与法规的基本知识和有关规定分析和解决药品生产、经营、使用以及管理等环节实际问题的能力。

（4）药品注册管理：主要对药品注册管理制度进行探讨，包括新药注册管理、仿制药、进口药品、非处方药注册管理和药品标准管理。对新药的分类、药物临床前研究质量管理、临床研究质量管理及其申报、审批进行规范化、科学化的管理，制定实施管理规范如《药物非临床研究质量管理规范》（简称 GLP）、《药物临床试验质量管理规范》（简称 GCP），建立公平、合理、高效的评审机制，提高我国上市药品在国际市场的竞争力。

（5）药品生产、经营管理：运用管理科学的原理和方法，研究国家对药品生产、经营企业的管理和药品企业自身的科学管理，研究制定科学的管理规范如《药品生产质量管理规范》（简称 GMP）、《药品经营质量管理规范》（简称 GSP）及《中药材生产质量管理规范（试行）》（简称 GAP）指导企业生产、经营活动。药品生产企业自身应依据 GMP 组织生产，药品经营企业应依据 GSP 组织经营，国家对生产、经营企业符合规范的情况组织认证。药学学生对药品生产、经营质量管理的内容应予以掌握，为毕业后从事药学实践打下良好的基础。

（6）药品使用管理：药品使用管理的核心问题是向患者提供优质服务，保证合理用药，提高医疗质量。研究的内容涉及到药房的工作任务、组织机构，药师的职责及其能力，药师与医护人员、病人的关系及信息的沟通与交流，药品的分级管理、经济管理、信息管理以及临床药学和药学服务的管理。随着临床药学、药学服务工作的普及与深入开展，如何运用社会和行为科学的原理和方法，研究在使用药品的过程中，药师、医护人员和病人的心理与行为，研究沟通技术，推动药师和医生、护士的交流，药师和病人的互动，提高用药的依从性是今后药品使用管理的一项重点内容。

（7）药品信息管理：药品信息管理包括对药品信息活动的管理和国家对药品信息的监督管理。从药事管理的角度来讲，主要讨论国家对药品信息的监督管理，以保证药品信息的真实性、准确性、全面性，以完成保障人们用药安全有效，维护人们健康的基本任务。国家对药品信息的监督管理包括药品说明书和标签的管理、药品广告管理、互联网药品信息服务管理、药品管理的计算机信息化。

（8）药品知识产权保护：包括知识产权的性质、特征、专利制度、药品专利的类型、授予专利权的条件，运用专利法律对药品知识产权进行保护，涉及到药品的注册商标保护、专利保护、中药品种保护等内容。

（9）药学技术人员管理：药学技术人员的管理在药事管理中尤为重要。保证药品的质量，首先要有一支依法经过资格认定的药学技术人员队伍，他们要有良好的职业道德和精湛的业务技术水平，优良的药学服务能力。因此，研究药师管理的制度、办法，通过立法的手段实施药师管理是非常必要的。

三、药事管理学的基本理论及培养的基本能力

（一）药事管理学的基本理论

药事管理学是药学科学的一个分支学科，是一门综合性的应用学科，其基本理论主要来源于社会科学，有以下五个方面。

1. 法学（law）　又称法律学，是专门以法律现象及其规律为研究对象的知识和学科的总称，具有科学性、意识形态性、实用性、理论性。法学在药事管理学科中具有特别重要的作用，主要是由于药事管理中所涉及的药品管理法、药师法、麻醉药品和精神药品的国际公约、医药卫生法，以及药师职业道德规范的制定均以法学理论为基础。

2. 管理学（management）　是研究管理活动及其规律和一般方法的科学。其理论和方法对药事管理具有一定的指导意义。在药事管理实际工作中涉及管理对象、管理过程和管理方法等，其核心是对现实药学资源的有效整合。在药事管理过程中可以运用管理学的原理、方法进行分析，探索以最少的经费、时间、精力和物资投入来实现药事组织的目标。

3. 社会学（sociology）　是以人类的社会生活及发展为研究对象，揭示存在于人类各历史阶段的各种社会形态的结构以及发展的过程和规律的学科。药事管理是人类社会中有关药学活动的管理，故有人也将药事管理学称为社会药学或社会与管理药学。此外，药事管理学的许多术语如功能、职业、社会群体、社会制度、社会任务等，以及药事管理研究的方法如社会调查等均来自社会学。因此，有效地利用社会学理论，能够更好地促进药事管理学的发展。

4. 经济学（economics）　是研究社会物质资料的生产、交换、分配与消费等经济关系和经济活动规律及其应用的一门学科。药品同时也是商品，具有商品的一般属性，其生产、经营均应遵循经济规律，药物研制、使用和价格管理都有经济承受能力和效益的问题。用经济学的原理和方法研究药事活动中的经济问题，能以最少的人力、财力和物力取得最好的经济效益及优质药品，在药学服务中尤其重视药物经济学研究，以降低治疗成本，提高药物治疗质量。

5. 卫生管理学（hygiene management）　是研究卫生事业的计划、组织、控制的管理过程和研究预测、决策、用人、领导、指挥、协调等管理活动的一般规律的学科。药事管理学与卫生管理学共同构成卫生事业这一社会大系统，二者关系密切，相辅相成、相互依存。

（二）药事管理学培养的基本能力

1. 科学研究的能力 能查阅文献、收集和整理资料，具有一般药学科研设计、实验、分析、处理数据、总结的能力；能设计调查表格、召集座谈会、个别采访交谈等，具有进行药事活动的调查研究或现场调研的能力；能整理资料，撰写调研报告。

2. 学术交流的能力 通过对该学科知识的学习，能进行口头和书面的学术交流，语言表达清晰、准确、逻辑性强，具有较强的沟通能力，能进行药事管理的课题设计，撰写开题报告、药事管理学论文，并能准确报告论文，具有学术答辩的技能。

3. 自觉执行药事法规的能力 掌握我国药事管理的法律、法规、规章制度，具备药品研制、生产、经营、使用等环节管理和监督的能力，能在药事实践中分析解决实际问题。

4. 药事组织管理的能力 注重素质教育，通过综合学习，具有一定的组织、协调能力，能召开药品学术研究会、药品质量评估会、药品销售座谈会、学习交流研讨会等，为药品监督管理部门提供药品监督管理信息，能组织药品知识和药事管理法规的宣传活动。

第二节 药事管理发展历程

一、国外药事管理的发展历程

19 世纪的美国，由于贸易发展迅速，开设了很多药房、药店。药师既要配方发药，又要经营生意。学习如何开展药房的经营业务以维持药房的生存，被列入当时的学徒式药学教育活动，这是药事管理学科的萌芽。1821 年成立的费城药学院，开始了药学教育，并将“药房业务管理”列为药学教育基本课程；1910 年，美国药学教师联合会首次在药学教育中提出了“商业药学”课程；1916 年，开设了“商业与法律药学”课程，在 1928 年，又将其更名为“药学经济”；1950 年再次更名为“药事管理”，最终将其名定为“药事管理学”，对应的英文为“the discipline of pharmacy administration”。随后几十年中，药事管理学科有了较大的发展，药学各院校相继成立了药事管理教研室，开设了多门课程。据 1993 年美国药学院协会统计，在美国药学院校中 35%开设了经济学、管理学、行为药学、药物流行病学、药学经济与政策、药品市场、药学实践伦理学、药学法律和规范等课程。20 世纪 50 年代以后，药事管理学科在美国高等药学教育中倍受重视，药事管理这门专业不仅招收学士，而且还招收硕士、博士。目前攻读药事管理的硕士、博士研究生占全美药学研究生的 8%左右。在高校，该学科的教师人数与药剂学、药物化学、药理学等学科基本相同。

前苏联将“药事管理学科”称为“药事组织”。1924 年，前苏联在药学教育大会上明确提出“药事组织学”是高、中等药学教育的必修专业课，各药学院校均设置药事组织学教研室。国家设有中央药事科学研究所和地方药事科学研究室（站）。20 世纪 50 年代后在全苏药师进修学校，设有药事组织专业，开设多门专业课程，其课程侧重于药事行政组织机构、规章制度及行政管理方面。

一些欧洲国家及日本称药事管理学为社会药学（social pharmacy）。在药学教育中也开设多门课程，如日本设有：医院药局学、药事关系法规、药业经济、品质管理等课程。

二、我国药事管理的发展历程

我国药事管理学科创建于20世纪30年代，当时只有部分教会学校开设了“药物管理学及药学伦理”“药房管理”等课程。1954年高教部仿前苏联，在颁布的药学专业教学计划中将“药学组织”列为高等药学院（系）药学专业的必修课程和生产实习内容。各高等药学院校于1956年普遍开设了“药事组织”课程。1966年开始了“文化大革命”，由于各种原因，被迫停开此类课程。

（一）国家重视药事管理学科建设

在1984年国家颁布实施《中华人民共和国药品管理法》（以下简称《药品管理法》）后，我国药事管理学科建设得到医药卫生、教育行政主管部门的重视。原卫生部先后在当时的华西医科大学、浙江医科大学以及大连市建立了三个国家级药事管理干部培训中心，在全国建立了七个卫生干部培训中心，对在职医药卫生干部进行现代管理知识和药事管理专业技术培训。

（二）药事管理学课程正式列入我国高等药学教育课程体系

1985年，华西医科大学药学院、北京医科大学药学院、中国药科大学等先后开设“药事管理学”课程。

1987年，国家教委高等教育专业目录中将“药事管理学”列为药学、制药学、中药学、医药企业管理等专业的必修课程。

1988年，李超进主编的《药事管理学》由人民卫生出版社出版发行。

1993年，吴蓬主编的原卫生部规划教材《药事管理学》出版发行，之后该教材得到三次修订。

1995年，山东中医药大学、辽宁中医药大学等10所高等中医药大学合作编写出版了我国第一本供高等中药类专业使用的《药事管理学》教材。之后，各种药事管理学教材陆续出版发行。除此之外，有些院校还自编特色讲义和教材。教材的建设推动了我国药事管理学科的发展。

1996年，中国药科大学首次开设药事管理学本科专业。2002年，北京中医药大学开设“工商管理专业——药事管理（方向）”本科专业。

1994年，我国高等医学院校招收药事管理方向硕士研究生。2000年，沈阳药科大学开始按照药学一级学科招收药事管理方向博士研究生。随后，其他大学也陆续招收了药事管理博士研究生。人才培养促进了我国药事管理学科的发展。

（三）药事管理学术得到发展

1987年，我国创办《中国药事》杂志。

1995年，国家执业药师、执业中药师资格考试将“药事管理与法规”列为四大考试科目之一，并组织专家编写了《药事管理》《中药药事管理》《药事法规汇编》等应试指导性教材。

1996年，中国药学会组建成立药事管理专业委员会（国家二级）学术机构，每年举办全国性药事管理学术交流。各单位和个人申报、主持了多项国家、省级药事管理学科科研课题，发表千余篇论文。这一系列教学、科研学术活动的开展，促使我国药事管理学科进入健康、快速发展的时期。

（四）药事管理学的发展趋势

药事管理学科在发展过程中，同时受到各国政治、经济等多种因素的影响，这种影响也使药事管理学科不断地变化发展。总的发展趋势是：从早期的商业药学（药品经营管理）向药品生产、经营企业的管理发展，继而发展到运用法律、行政手段进行药品质量的监督管理，由此向以保证药品安全有效、合理用药为目的的全面质量管理发展。至今，其向以人为核心，运用社会学、心理学知识，面向患者和用药者的社会与技术服务方向发展。

20世纪，药事管理学科的发展，对药学学科和药学实践做出了重大贡献并开辟了药学新领域。特别是一个国家、一个地区药品管理的有效经验，通过药事管理学科的传播，能迅速地推广到其他国家。药事管理理论与药学实践相结合，提高了药学领域各分支系统自身的水平，活跃了学术气氛，促进了整个药学事业的发展进步。

第三节 研究方法和一般程序

一、药事管理研究方法

加强药事管理学的研究，是丰富、发展和完善本学科的重要途径和任务。药事管理学具有社会科学属性，其研究方法属于社会学研究方法的范畴，研究的是药事活动的各个方面，研究范围很广，研究方法也很多。根据研究目标与问题的性质，可将研究方法分为调查研究、描述性研究、历史研究、发展性研究、实验研究、原因比较研究等。在实际研究中，各类研究方法常有所交叉，但应明确主要是哪种类型的研究并反映其特点。现介绍如下：

1. 调查研究（investigate research） 是药事管理学研究中最常用、最重要的方法，同时也是一种最常用的收集资料的方法。作为研究方法，调查研究是以特定群体为对象，使用问卷、访问等测量工具，收集有关的资料信息，来了解该群体的普遍特征，是收集第一手数据用以描述一个难以直接观察的大总体的最佳方法。调查研究方法虽然准确性低，但较可靠，广泛用于描述性研究、解释性研究和探索性研究。

调查研究分为普查和样本调查两种类型。药事管理研究大多为样本调查。抽样方法是样本调查中的基本步骤，抽样设计对研究结果影响很大。样本大小、抽样方式和判断标准，是样本设计的关键环节。

在调查研究中，问卷是收集调查数据的重要方法，包括自填式问卷、访问调查问卷。设计问卷时，应充分考虑问卷格式、答案格式、后续性问题、问题矩阵、提问顺序、答问指南等方面。邮寄的自填式问卷的回收率对样本的代表性有直接影响，一般来说，50%的回收率是可以用来分析和报告的起码比例。

2. 描述性研究（descriptive research） 旨在描述或说明变相的特质，是对情况或事件进行描述、说明、解释现存条件的性质与特质，弄清情况，掌握事实，了解真相。如药品市场调查，目的是对购买或即将购买的某类、某品种药品的消费倾向进行描述。描述性研究的应用范围很广，收集资料的方法也很多。根据描述对象不同，描述性研究可分为概况研究（如我国药品经营企业现状分析）、个案研究（如某制药厂现状分析）。目前，药事管理学研究大多为描述性研究。

3. 历史研究（historical research）　其主要目的是了解过去事件，明确当前事件的背景，探索其中的因果关系，进而预测未来发展趋势。如探讨我国药品监督管理的起源与发展，探讨世界药事管理学科发展及启示。也可以结合当前药事管理的论题，作历史的追溯与分析。如以药品价格管理为题材，应用历史研究方法，探本溯源，了解其发展背景及发展轨迹，对预测未来可能的发展将有所帮助。

历史研究最主要的工作是历史资料的收集、鉴别、解释。史料的收集与鉴别往往比研究设计更为重要。历史研究的应用价值及结论在普遍性上受到限制，主要是由于其只能在已存的文献、史料中寻找证据。目前，历史研究方法在药事管理中应用不多。

4. 发展性研究（developmental research）　是研究随着时间的演变，事物、群体变化的模式及顺序。如探讨药学教育的发展，了解不同时期药学教育的培养目标、课程设置、教学计划及教学内容，进而归纳其发展模式。发展性研究集中研究在一定时间内的变化和发展，研究变化和成长的模式（方式）、方向、速度、顺序及其影响因素等问题。

发展性研究可分为三类：①纵向发展研究。在此研究中，由于取样问题随着时间演变而较复杂，从而增加了研究难度。由于选择性因素的影响，可能导致研究有倾向性而不客观。由于只用于连续性问题的研究，所以纵向研究需要投入较多人力、财力、物力。②横向发展研究。其研究对象较多，但不能用于研究人类发展。横向研究虽然花经费少、时间短，但由于取样的样本不同，进行比较就非常困难。③发展趋势研究。其易受无法预测的因素影响，一般来说，长期预测往往是猜想，短期预测则比较可靠、有效。

5. 实验研究（experimental research）　是指通过一个或多个实验组，用一个或多个控制处理措施后的结果，与一个或多个未进行处理的对照组进行比较，以研究可能的因果关系。适用于概念和命题相对有限的、定义明确的研究课题以及假设检验课题。如在药学教育方法中可采用此方法来研究。与实验研究相比，药事管理学实验研究与自然科学的实验研究虽然在设计方法上有很多相似之处，但在随机取样、确定自变量、测量结果、条件控制等方面均存在较大的差异，特别是人为因素的影响，使得因果关系的准确度不高，因此其结果为可能的因果关系。另外，药事管理学的实验研究是在社会事件的一般过程中进行的实验研究，而不是在实验室。

6. 原因比较研究（cause - compare research）　是通过观察现在的结果和追溯似乎可能的原因的材料，调查可能的原因和结果的关系。此方法与在控制条件下收集数据的实验方法对比，称为可能的因果关系的研究。原因比较研究的性质是“事后的”，这是指在有关的所有事件已发生后收集材料，调查者随后取一个或多个结果（依赖变量）并通过对过去的追溯去核查材料，找出原因、关系和意义。如假劣药案件，可以通过药品监督管理机构已掌握的材料，研究假劣药案发生的各种原因，并分析比较各种因素之间的关系。

二、药事管理调查研究的一般程序

调查研究的一般程序是指对实际问题进行调查、研究和解答的全过程，分为准备阶段、实施阶段和总结阶段三个步骤。

1. 准备阶段　准备阶段包括确定研究课题、研究设计以及具体组织安排步骤。

(1) 确定研究课题：进行一项调查研究首先必须确定研究课题，即必须说明研究的对象是什么，为什么进行这样的研究，应根据社会的需要来选题。药事管理学研究选题要通过到药厂、医药公司、医院药剂科、药品检验所、药品监督管理部门及广大人群中去调查、了解药学各个领域工作的现状，发现问题，针对工作中存在的尚未解决的实际问题确定研究内容。

研究课题提出来后，必须对它加以评价。评价主要是说明课题研究的意义、价值、可行性以及研究条件等问题。评价一个课题是否值得研究，可根据三个原则来衡量。

1) 需要性原则：该原则体现了科学研究的目的性。有两种需要，一是实际工作中发现的对加强药事管理，提高药品质量，提高服务质量，维护人民健康有直接影响的问题，即社会实践的需要；另一种是出现一些事实与现有理论之间有矛盾的问题，即科学发展的需要。

2) 创造性原则：该原则体现了科学研究的价值，题目应是新颖的、创新的。

3) 科学性原则：该原则体现了科学研究的根据，研究课题必须以客观事实和理论作为依据。对研究课题的主、客观条件要进行可行性论证。主观条件是指研究人员的数量、专业知识、各种技能，有关人力、物力的配备，经费的来源等。客观条件主要是指科学发展的程序，各方面资料的积累，研究方法是否可行等。

(2) 研究设计：为实现研究目的而进行的道路选择和工具准备。包括3个方面：①研究课题的具体化，确定研究的对象即分析单位和研究内容，为方案设计奠定基础；②选择研究方式，如调查研究、实验研究、实地研究、文献研究，根据研究条件、内容、目的以及课题需要加以取舍；③制定收集资料的具体形式，如调查问卷、访谈提纲、抽样方案的设计等。

(3) 组织安排：即对一项研究的具体实施做出安排。首先需要选取或勘探好调查实施的地点，并就相关方面的联系、调查员的挑选与培训、实施过程的人员配置、物资供应、日程等做出具体安排。

2. 实施阶段　根据研究方案抽样、收集资料、整理资料。

(1) 抽样：是从总体中按一定方式选择或抽取样本的过程，它是人们从部分认识整体的关键环节，其基本作用是向人们提供一种实现由部分认识总体的途径和手段。在药品质量检验或监督检查时，常常用到抽样方法。抽样方法分为概率抽样与非概率抽样两大类，前者是依据概率论的基本原理，按照随机原则进行的抽样，可以避免抽样过程中的人为影响，保证样本的客观代表性。非概率抽样则主要是依据研究者的主观意愿判断或是否方便等因素来抽取对象，因而往往有较大的误差，难以保证样本的客观代表性。

(2) 收集资料：选定具体方法收集有关资料，如采用问卷法收集资料。

(3) 整理资料：资料的整理是统计分析的前提，其任务是对收集来的资料进行系统的科学加工，包括校对和简录。校对是对调查来的原始资料进行审查，看有无错误或遗漏，以便及时修正或补充；简录是对原始资料进行编码、登录和汇总，加以科学的分组，使材料系统化，为统计分析奠定基础。

3. 总结阶段 总结阶段是在全面占有调查资料的基础上，对资料进行系统分析和理论分析，进而写出研究报告。

(1) 统计分析：统计分析包括叙述统计（描述统计）和推论统计（统计推断）。统计分析主要依据样本资料计算样本的统计值，找出这些数据的分布特征，计算出一些有代表性的统计数字，包括频数、累积频数、集中趋势、离散程度、相关分析、回归分析等。推论统计是在统计分析的基础上，利用数据所传递的信息，通过局部对全体的情形加以推断，包括区间估计、假设检验等内容。

(2) 理论分析：是在对资料整理汇总统计分析的基础上进行思维加工，从感性认识上升到理性认识。此过程是各种科学认识方法的综合。

(3) 撰写研究报告：研究报告是反映社会研究成果的一种书面报告，它以文字、图表等形式将研究的过程、方法和结果表现出来。其作用与目的是告诉有关读者，作者是如何研究此问题的，取得了哪些结果，这些结果对于认识和解决此问题有哪些理论意义和实际意义等，以便与他人进行交流。

第四节 中药发展与规划

一、中药现代化产业

(一) 中药药事管理概述

我国是一个具有悠久历史的文明古国，应用中药进行预防、治疗、保健、康复已有数千年的历史，为中华民族的繁衍生息做出了巨大贡献。我国宪法规定“发展现代药和传统药”，即足以说明党和国家对中医药的高度重视。

1. 中药的概念 中药（traditional Chinese medicine）是指在中医理论指导下，用于预防、治疗、诊断疾病并具有康复与保健作用的物质，包括中药材、中药饮片和中成药。

中药过去称“官药”，清朝末年，西药输入我国后，为与西药区别，人们将我国传统药物称为中药或传统中药。中药泛指中华民族传统药，除传统中药外，尚包括民族药、民间药以及由境外引进的植物药、动物药及矿物药。所谓民族药，系指我国某些地区少数民族经长期医疗实践的积累，并用少数民族文字记载的药物，在使用上有一定的地域性，如藏药、苗药和蒙药等。

在中医辨证理论的指导下，根据药物的性能，将药物组合在方剂中使用而逐步总结出经验与理论。中药的性能主要包括性味、归经、升降、浮沉和有毒无毒等；功效主要指理气、安神、活血化瘀、通里攻下等。

2. 中药材管理

(1) 中药材的概念：中药材（Chinese crude drug）是指药用植物、动物、矿物的药用部分采收后经产地初加工形成的原料药材。

目前应用广泛的中药材，大多为人工栽培品，少数来源于野生或家养。动物、矿物类药材及人工制成品只占中药材来源的一小部分。

道地药材是指在特定的自然条件下，某地产优质、高产的正品药材。一般都有固定的产地、明确的采集期和讲究的加工方法，其本身具有最合适的有效成分含量、范围和最佳的各成分之间的比例关系，质量和疗效一般说来比较稳定。近年来我国的中药学工作者在政府的重视和支持下，大力建设和发展道地产区，研究道地药材的栽培技术和生态系统，为确保药材原有性能和功效、不断提高其产品质量，做了大量卓有成效的工作，在全国范围内已形成了公认的道地药材产区。

（2）中药材生产：国家在积极推广《中药材生产质量管理规范》（Good Agricultural Practice，GAP）同时，对集中规模化栽培养殖、质量可控并符合 CFDA 规定条件的中药材品种，实行了批准文号管理。同时，国家正在建立和完善中药材的现代质量标准。中药材生产质量管理规范化核心内容和最终目标就是优质高效地生产名优药材。科技部重点支持建设的 60 个中药材品种的规范化种植研究示范基地，已经完成了规范化研究并进入了示范化基地建设阶段。

（3）中药材市场：根据《中华人民共和国药品管理法》（以下简称《药品管理法》）第二十一条和 1994 年“国务院关于进一步加强药品管理工作的紧急通知”等规定，城乡集市贸易市场可以出售自种自采的地产中药材。中药材专业市场禁止销售国家规定限制销售的 27 种毒性中药材和 42 种野生药材，禁止出售中药饮片、中成药、化学原料药及其制剂、抗生素、生化药品、放射性药品、血清疫苗、血液制品和诊断药品等。地方各级人民政府无权审批开办中药材专业市场。《药品管理法》第十九条、第四十六条和第五十三条分别规定：“药品经营企业销售中药材，必须标明产地”“新发现和从国外引种的药材，经国务院药品监督管理部门批准后，方可销售”“发运中药材必须有包装，在每件包装上，必须注明品名、产地、日期、调出单位，并附有质量合格的标志。”

3. 中药饮片管理

（1）中药饮片的定义：中药饮片（Chinese herbal pieces）是指药材经过炮制后可直接用于中医临床或制剂生产使用的处方药品。

中药的性味归经和功效实为中药饮片的属性，只有中药饮片才能真正发挥中药功效，所以中药饮片是中医中药最主要的特色之一。现有文献记载中医方剂数量超过 10 万个，对其中 3.5 万个方剂进行研究，发现积累的大量信息都是通过中药饮片配方来体现的。

（2）中药饮片工业：中药饮片工业从无到有，逐步发展壮大。新中国成立初期，中药铺一般是前店配方，后坊进行饮片加工炮制，生产全是手工操作。1954 年，中央提出试办中药加工部门，到目前为止，全国已有中药饮片生产企业近 2000 家。从 20 世纪 80 年代开始，政府对全国 50 家重点中药饮片生产企业组织技术改造，使之生产条件和技术装备得到明显改善，增加了品种，提高了质量，为中药饮片加工炮制逐步走向规模化、规范化奠定了基础，中药饮片已作为中药商品之一进入了流通领域。饮片市场供应成方率一直稳定在 90%以上。

（3）中药饮片的质量标准：从 20 世纪 50 年代至今，中药饮片经历了单味中药水剂、颗粒型饮片、单味中药浓缩颗粒、单味中药超微饮片等变革。我国政府颁布第一部《药品管理法》后，各省级卫生行政部门根据各地的文化差异和用药习惯，制订了各自辖区的《中药饮片炮制规范》。然而，这些只是对饮片的炮制工艺、中医临床用药起到了一定的规范作用，尚不能全面控制饮片质量。《药品管理法》第十条规定：中药饮片必须按照国家药品标准炮制；国家药品标准没有规定的，必须按照省级药品监督管理部门制订的炮制规范炮制。省级药品监督管理部门制订的炮制规范应当报国务院药品监督管理部门备案。根据中药标准化、现代化的需求，中药饮片质量标准除应符合饮片法定标准外，还应重视制订洁净度、色泽、气味、含水量、灰分含量、片型和破碎度、农药残留限量、重金属限量等指标，必须达到卫生学质量要求。

(4) 中药饮片的生产：根据《药品管理法》第三十一条及关于“实施批准文号管理的中药材、中药饮片品种目录，由国务院药品监督管理部门会同国务院中医药管理部门制定”的规定，国家食品药品监督管理总局与国家中医药管理局正在抓紧组织制订中药饮片的批准文号目录。今后生产中药饮片，除没有实施批准文号管理的中药饮片外，必须经 CFDA 批准取得药品批准文号并在包装上注明。生产中药饮片，应当选用与药品性质相适应的包装材料和容器，中药饮片包装必须印有或贴有标签，标签必须注明品名、规格、产地、生产企业、产品批号、生产日期等。CFDA 还对毒性中药饮片生产实行“统一规划、合理布局、定点生产”的原则。

为实施好中药饮片 GMP 工作，原 SFDA 于 2003 年 1 月 30 日颁发了“中药饮片 GMP 补充规定”，通过认证试点，制订《中药饮片 GMP 认证检查项目》，共 111 项，其中关键项目 18 项，一般项目 93 项。中药饮片生产企业必须达到其检查项目标准，才能符合 GMP 的生产和质量管理要求，才能取得中药饮片《药品 GMP 证书》。按照原 SFDA 的统一安排和要求：①自 2008 年 1 月 1 日起，所有中药饮片生产企业必须在符合 GMP 的条件下生产。届时对未在规定期限内达到 GMP 要求，并取得《药品 GMP 证书》的中药饮片生产企业一律停止生产。②自 2005 年 1 月 1 日起，各省级药品监督管理局，已经开始实施对辖区内中药饮片生产企业的 GMP 认证工作。③为规范中药饮片的生产管理，在企业申报中药饮片认证和核发中药饮片《药品 GMP 证书》时，其认证范围应注明含毒性饮片、直接服用饮片及相应的炮制范围，包括净制、切制、炒制、炙制、煅制、蒸制等。

(5) 中药饮片的购销和调配：《药品管理法》第三十四条规定：“药品生产企业、药品经营企业、医疗机构必须从具有药品生产、经营资格的企业购进药品，购进没有实施批准文号管理的中药材除外。”药品经营企业和医疗机构，继续执行国家中医药管理局 1996 年发布的《药品零售企业中药饮片质量管理办法》和《医疗机构中药饮片质量管理办法（试行)》两个规章。这两个规章对中药饮片从业人员管理、采购管理、检查、保管、调剂等多方面都作了严格的要求。包装不符合规定的中药饮片不得销售。

具有经营毒性中药资格的企业和医疗机构采购毒性中药饮片，必须从持有《毒性中药材的饮片定点生产证》的中药饮片生产企业和具有经营毒性中药资格的批发企业购进，严禁从非法渠道购进。

4. 中成药管理

(1) 中成药的定义：中成药（traditional Chinese medicine preparations）是根据疗效确切、应用广泛的处方、验方或秘方，经药品监督管理部门审批同意，有严格要求的质量标准和生产工艺，批量生产、供应的中药成方制剂。为区别于现代药故称“中成药”。

(2) 中成药的现代化进展：经过半个多世纪特别是改革开放几十年的发展，中成药已经从传统的丸、散、膏、丹剂型扩大到片剂、针剂、浓缩丸、气雾剂等 40 多种剂型

8000多个品种。其中，质量稳定、疗效确切的有4000多个品种。近20年来，国家相继批准了1000余种各类中药新药。其中，大部分是以传统中药汤剂学为基础，吸收当代的化学、生物学等现代科学，采用现代分离、分析技术，结合中医药理论发展起来的。这为建成一个具有相当规模的现代化中药产业奠定了良好的基础。

据不完全统计，我国中成药生产企业超过5000家。20世纪90年代以来，全国兴起了一大批以骨干品种为龙头的大型中药生产企业，特别是2004年通过GMP认证后，中成药生产企业的发展正在走向规模化、品牌化的道路。中成药的产品质量和生产水平不断得到新的提高，阔步向世界一流药品生产企业方向发展。

（3）中成药的研制：《药品管理法》第二十九条规定，研制中成药新药，必须按规定报批有关资料和样品，经批准后方可进行临床试验。完成临床试验并通过审批的新药，由CFDA批准并发给新药证书。进行新药研究要分别执行《药物非临床研究质量管理规范》和《药物临床试验质量管理规范》，严格药品研究的准入条件，使药物研究更加严谨、科学、规范，从源头克服中成药低水平重复的现象。

（4）中成药生产：鉴于中成药生产所用药材的来源和有效成分复杂，有效成分含量差别较大，或有疗效的物质不明确或多种成分综合作用，致使大多数中成药的现行质量标准难以对所有成分进行定性、定量，靠事后检验难以保证其质量。为此，国家一是正在加快制订、完善并实施符合中药特点的过硬的中药质量标准控制体系和能被国际市场接受的质量管理规范，对中成药进行科学、严格的质量控制，促进中药市场国际化；二是明确要求进一步加强对药品生产全过程的质量控制和监督管理。《药品管理法》第十条规定：药品必须按照国家药品标准和国务院药品监督管理部门批准的生产工艺进行生产，生产记录必须完整准确。药品生产企业改变影响药品质量生产工艺的，必须报原批准部门审核批准。众所周知，中药提取工艺过程长而复杂，其中的提取、浓缩、萃取、干燥等每一步都对质量至关重要，因此，为保证中成药的质量，国家食品药品监督管理部门正在考虑制定中药提取物质量管理的相关规范。

（5）中药生产企业：国家注重提高中药生产企业的整体素质。《药品管理法》第九条规定，药品生产企业必须按照《药品生产质量管理规范》组织生产，并对企业是否符合GMP的要求进行认证。CFDA对通过GMP认证的中药生产企业，已经或正在采取一些措施敦促其提高整体素质，加速实现生产自动化的进程，鼓励企业把现代科技（如微粉技术、超临界萃取技术等）运用到中药生产过程中，加大改变中成药“黑、大、粗”传统剂型的力度，尽快实现中成药“三效”（高效、速效、长效）、“三小”（毒性、副反应、用量小）的目标。

5. 中药的进出口管理

（1）中药的进口管理：中药的进口，主要是中药材，必须严格执行CFDA颁布的《进口药材管理办法（试行）》，确保进口药材质量。

1）药材进口的申请与审批：进口药材申请人，应当是中国境内取得《药品生产许可证》或《药品经营许可证》的药品生产企业或药品经营企业。

药材进口申请包括首次进口药材申请和非首次进口药材申请。首次进口申请包括已有法定标准和无法定标准两种。申请人应当按照规定填写《进口药材申请表》，并向CFDA报送有关资料，CFDA收到申报资料后进行形式审查。

2）登记备案：组织药材进口，申请人应当在取得《进口药材批件》后，向CFDA确定的口岸或者边境口岸食品药品监督管理局提出登记备案申请，填写《进口药材报验单》并报送下列资料一式两份：①《进口药材批件》复印件和《进口药材补充申请批件》复印件；②申请人的《药品经营许可证》或者《药品生产许可证》复印件；③原产地证明复印件；④购货合同复印件；⑤装箱单、提运单和货运发票复印件；⑥经其他国家或者地区转口的进口药材，应当同时提交从原产地到各转口地的全部购货合同、装箱单、提运单和货运发票；⑦涉及濒危物种的进出口药材，应当提供进出口双方国家濒危物种进出口管理机构证明文件复印件。上述各类复印件应当加盖申请人公章。

进口列入《进口药品目录》商品编码范围的药材，海关凭CFDA授权部门签发的加盖"×××药品监督管理局药品登记备案专用章的《进口药品通关单》，及其他有关单证办理报关验放手续，发出《进口药材口岸检验通知书》，《进口药品通关单》仅限在该单上注明的口岸海关使用，并实行一批一证制度。

3）口岸检验：CFDA确定的药品检验机构收到《进口药材口岸检验通知书》后，在2日内按照《进口药材抽样规定》，到规定的存货地点进行现场抽样。

根据口岸或者边境口岸食品药品监督管理局提供的登记备案资料，对药材原产地证明原件和药材实际到货情况进行核查。对符合要求的，予以抽样，填写《进口药材抽样记录单》，在《进口药品通关单》上注明"已抽样"字样，并加盖抽样单位的公章；对不符合要求的，不予抽样，并在2日内将《进口药材不予抽样通知书》报送所在地口岸或者边境口岸食品药品监督管理局。

进口药材包装必须适合进口药材的质量要求，方便储存、运输及进口检验。每件包装上，必须注明药材中文名称、批件编号、产地、申请企业名称、出口商名称、到货口岸、质量及加工包装日期等。

（2）中药的出口管理：我国的药品出口管理，根据《药品管理法》有关规定，经过不断的调整和改革，基本上形成了一整套比较适合国情的，与WTO初步接轨的管理规章制度、政策和措施。

1）推行药用植物及制剂进出口绿色标志：中药材农药残留和重金属污染是中药出口的瓶颈。国家通过发布《药用植物及制剂进出口绿色行业标准》（简称《标准》，从2001年7月1日起实施），使用"药用植物及制剂进出口绿色标志"，保护国内市场，促进植物类中药的出口。

该《标准》是我国对外经济贸易活动中，药用植物及制剂进出口的重要质量标准之一，适用于药用植物原料及制剂的进出口品质检验。

该《标准》对进出口药用植物和制剂的范围、术语、引用标准、检测方法、检测规则、包装、标志、运输和贮存等都作了详细的规定。同时，对中药的重金属和砷盐及农药残留的限量指标也作了具体规定（见表1-1，表1-2）。

表1-1 重金属和砷盐的限量指标

a）项目	重金属总量	铅（Pb）	镉（Cd）	汞（Hg）	铜（Cu）	砷（As）
b）限量指标	≤20.0	≤5.0	≤0.3	≤0.2	≤20.0	≤2.0

表 1-2 农药残留限量指标

c) 项目	六六六 (BHC)	DDT	五氯硝基苯 (PCNB)	艾氏剂 (Aldrin)
d) 限量指标	≤0.1	≤0.1	≤0.1	≤0.02

《标准》规定的黄曲霉素含量、微生物限度：黄曲霉素 B_1（Aflatoxin）≤5μg/kg 暂定；微生物限度参照现行《中国药典》执行（注射剂除外）。

进出口产品需按《标准》经指定检验机构检验合格后，方可申请使用“药用植物及制剂进出口绿色标志”产品标签。使用中国“药用植物及制剂进出口绿色标志”应遵照中国医药保健品进出口商会有关规定。

2）经济、药用野生动植物及其产品的出口管理：根据《中华人民共和国野生动植物保护法》和《濒危野生动植物国际贸易公约》的有关规定，凡经营出口经济、药用野生动植物及其产品的，如鹿茸、熊胆、天麻、石斛、云木香、兰花、珊瑚及含豹骨、麝香、犀牛角的药品等，需向中华人民共和国濒危物种进出口管理办公室申报，凭濒管办批准件或允许出口证明书，再予办理检疫、检验、放行。

(3) 建立扩大中医药出口部际联合工作机制，有效地扩大中医药出口，更好地应对国际上阻碍中药出口的一些突发事件。由商务部牵头，会同国家卫生和计划生育委员会、CFDA、国家中医药管理局、中国医药保健品进出口商会，建立了扩大中医药出口部际联合工作机制。其主要职责是：制订与实施鼓励中药出口的政策与措施加强与国外的交流与谈判，推动世界对中医药的承认，更快更好地解决中药出口中遇到的问题。

（二）中药现代化产业

1. 中药现代化产业政策发展进程　经过几千年实践经验的积累和发展，中医药形成了整体观念、辨证施治、复方配伍为特色的理论体系，再加上我国具有丰富的自然资源条件，这使得中药产业成为我国少数具有比较优势的制造产业之一。随着科学技术的进步和中医药事业的发展，我国的中药产业也从改革开放时期的手工作坊式生产模式发展成为当前具备一定规模的现代工业化产业体系，这其中的功劳自然离不开国家产业政策的引导。

1996 年，国家科技部联合国家中医药管理局共同开展了“中药现代化发展战略研究”，该研究以“中药科技产业”为切入点，从此拉开了中药产业现代化发展的序幕。之后十多年的时间里，有关促进中药产业发展的政策措施接连出台，对中药产业的发展产生了重大的影响。

当前，正值我国新一轮医药卫生体制改革（后文简称“新医改”）的关键时期，在 2009 年年初公布的新医改方案中也特别提到了要充分发挥中医药的作用。因此，了解和掌握前一阶段中药产业的发展情况十分必要，有助于我们认清形势、找准方向，不断推进中国特色医药卫生体制建设。

1996 年，在全国卫生工作会议上，中共中央、国务院明确提出了“实现中药和中药生产现代化”的目标，至此“中药现代化”一词由国家主管部门正式提出，中药现代化也由此上升到国家产业政策的高度。原国家科委与国家中医药管理局于 1996 年开展的国家“九五”攻关课题——中药现代化发展战略研究，又明确提出“中药现代化科技产业行动”。同时，针对如何有效地实施该行动计划清楚规定了四大对策：研究开发符合市场需求的现代中药；建立我国中药研究开发体系；形成我国科技先导型中药产业；推动我国中药进入国际医药市场。自从该行动计划实施以来，中药产业化、现代化发展步伐明显加快。

1997年，在《中共中央、国务院关于卫生改革与发展的决定》中进一步明确了“中西医并重”的方针，同时提出“正确处理继承与创新的关系，既要认真继承中医药的特色和优势，又要勇于创新，积极利用科学技术，促进中医药理论与实践的发展，实现中医药现代化”。

1993年，国家科技部又出台了“中药现代化研究与产业化开发”实施方案。此方案在1996年提出的四大对策的基础上又进一步从四个方面提出新的要求：优良中药材品种的现代化、国家化实验研究；建立中药系列标准规范的研究；中药现代化基础研究。此后，全国各省、市相继出台并成立了相应的“中药现代科技产业”发展实施规划和基地。

2002年，原国家经贸委曾组织制定并印发了《中药行业“十五”规划》，其中制定的5个产业发展重点，即建立与完善质量标准体系；推进中药材生产产业化进程；改进中药饮片管理，提高饮片质量；加大创新力度，促进中成药工业发展；并计划投入64亿元实施“创新药物和中药现代化项目”。这充分体现出国家对中药现代化和产业发展的大力支持。

2. 中药现代化产业发展方向　将我国几千年发展积累并最能体现优秀文化的中医药理论和实践与现代科学技术的发展结合起来，使中医药为全人类健康不断做出新贡献，这是中药产业发展的宗旨。现代科技发展和多学科交融为中医药现代化研究提供了有力的保障，当前中医药面临着重大需求和发展机遇，未来中药现代化产业发展方向将主要包括：

(1) 中药产业是大中药产业，是以中药农业为基础、中药工业为主体、中药商业为枢纽、中药知识经济产业为动力的大中药产业。要利用现代科学技术，实施中药现代化科技产业行动，改造和重组我国传统中药产业，在继承的基础上进行中药及其产业的现代化和国际化，建立国际认可和广泛接受的现代中药研究、开发和生产体系，能够极大提高我国中药产品的现代科技含量和市场竞争能力，使其成为我国新的经济增长点，进而推动医药产业向我国支柱型产业方向发展。

(2) 在化学药品研究与开发难度日益增大的情况下，通过建立和完善中药研究开发过程中的一系列标准规范，并争取成为国际公认的传统药物研究开发的标准规范，研制安全有效、质量可控的现代中药，进军国际医药主流市场。

(3) 在现代科学技术飞速发展的今天，努力通过现代科学技术对中医药的科学内涵进行证明和阐述，不断提高中医药的学术水平，拓展自身的生存空间。面对世界天然药物领域的日趋激烈的竞争，在继承的同时进行创新，以获取和保护知识产权。同时，推进中药现代化科技产业行动不断取得成功，对现代科学相关学科的发展将会产生巨大的启迪和促进作用。

(4) 中药产业既是传统产业，又是现代产业。中药产业是大健康产业，除了以药物进入医药主流市场，在中医药理论的指导下发展符合现代发展观、消费观和医疗保健观涵盖的保健品、食品、化妆品等健康用品的中药大健康产业，体现“选择了中医药就选择了一种健康的生活方式”的新理念。

二、中药现代化

中药现代化，就是把传统中药的特色与现代科技相结合，按照国际认可的标准规范，对中药进行研究、开发、生产、管理，为社会服务的过程。因此，中药现代化的程度就是中药的国际化水平的体现，中药的国际化，是以现代医药为主体的国家认同并接受中医药。中医药的故乡是中国，我国应发挥在世界传统医药领域的领先地位，研究、制订出易于被国际认可的药材的种植、饮片的炮制、方剂的有效性与安全的实验，以及临床研究、中成药生产及其质量控制等中药系列标准规范，并使之逐步完善成为世界各国参照的准则。实现国际与中药接轨，而不是中药与国际接轨，以此确立我国传统医药大国的主导地位，最终用安全、有效、规范、质量可控的中药取信于世人。中药全面达到标准化、规范化之时，就是中药实现现代化、国际化之日。

1. 现代化的中药产业　中药现代化，归根到底是中药产业的现代化。现代化中药产业包括四大产业：第一产业是以产业化经营和规范化生产（GAP）为特色的中药农业；第二产业是以统一炮制规范、统一质量标准为特色的中药饮片工业，和以现代化制药技术设备与规范化生产（GMP）为特色的中成药工业；第三产业是适合于市场经济的，以总代理、总经销和连锁经营为特色的中药商业；第四产业是以中药技术创新和信息网络为主要内容的中药知识产业。

2. 中药现代化发展的战略目标　坚持“继承创新、跨越发展”的方针，依靠科技进步和技术创新，实现传统中药产业向现代中药产业的跨越。

（1）构筑国家现代中药创新体系：构筑研究开发体系完整、技术装备先进、人才结构合理、创新能力较强、管理科学规范的现代中药创新体系。

（2）制订和完善现代中药标准和规范：建立和完善中药种植（养殖）、研究开发、生产、销售的标准和规范，保证中药产品安全有效、质量可控。到2020年，建立一批中药提取物及其制剂的质量标准，中药生产和质量管理等主要技术标准。

（3）健全中药现代产业技术体系：发展中药农业，提升中药工业，改造中药商业，培育中药知识产业，促进中药产业链的形成与健康发展；保证中药资源可持续发展，强化合理开发和综合利用；到2020年形成一批拥有自主知识产权的国际知名品牌和国际竞争力较强的优势企业；发展一批集聚效应突出的中药科技产业基地；中医药产品在国内外医药市场的份额显著提高。

（4）开发出一批疗效确切的中药新产品：改进中药传统剂型，加快疗效确切、使用安全、质量可控的中药新产品的开发。到2020年，研制出一批能够进入国际医药保健主流市场的新产品，争取2～3个中药品种进入国际主流市场。

（5）形成具有市场竞争优势的现代中药产业：重点扶持一批拥有自主知识产权、具有国际竞争力的大型企业或跨国集团，形成有利于整体经济增长、区域经济发展和具有市场竞争优势的现代中药产业。大幅度提高中药产品的国际市场份额。

3. 中药现代化的重点任务

（1）创新平台建设

1）构建体现中药特点的研发技术平台，建立中药基础研究、复方药物作用机制、疗效及安全性评价、药理及代谢、药物相互作用、临床研究、制剂与质量控制、工艺、生产装备研制等专业技术平台，提高中药创新能力和研究水平。

2）加强中药国家重点实验室、中药国家工程和技术研究中心建设，建立种植、研究开发、生产有机配合、协调发展的中药产业基地。

3）加强中药研究开发支撑条件平台建设，改善中药研究开发实验条件，提高仪器设备装备水平和实验动物标准，加强信息共享平台建设。

（2）标准化建设

1）中药技术标准研究：以提高中药产品和产业技术水平为目标，按照中药多组分、非线性、多元化、多环节发挥效应的特点，研究建立中药材种质、品种、质量、种植、采集、加工、饮片炮制、提取等技术标准与技术规范，中药疗效与安全性评价标准、中成药生产工艺与装备标准、质量控制标准、中药标准品（对照品）库等。

2）加强符合中药特点的科学、量化的中药质量控制技术研究，提高中成药、中药饮片（包括配方颗粒）、中药新药等的质量控制水平。以中药注射剂为重点，逐步扩大指纹图谱等多种方法在中药质量控制中的应用。

3）大力推行和实施 GAP、GMP、GLP、GCP 和 GSP，规范中药研究、开发、生产和流通过程，不断提高中药行业的标准水平。

（3）基础理论研究

1）加强多学科交叉配合，深入进行中药物质基础、作用机制、方剂配伍规律等研究，积极开展中药基因组学、蛋白组学等研究。

2）重视中医药基础理论的研究与创新，特别是与中药现代化发展密切相关的理论研究，如症候理论、组方理论、药性理论，探索其科学内涵，为中药现代化提供发展源泉。

（4）中药产品创新

1）选择经过长期中医临床应用，证明疗效确切、用药安全，具有特色的经方、验方，系统研究和开发（“二次开发”）中药现代制剂产品。

2）开展以中药为基原的药品、食品、保健品、化妆品和农用、兽用等高附加值的新产品研发；提高中药产品的质量标准和技术水平。发展绿色中药材种植（养殖）业，促进中药材规范化生产，确保中药产业可持续发展；研制适用于中药生产的工程技术及其装备，提高中药制造业水平；加强对中药商业及其流通方式的现代化研究。

3）根据国际市场需求，按照国家药品注册要求，进行针对性新药研究开发，促进中药进入发达国家药品主流市场。

（5）中药产业和优势产业培育

1）以建立现代中药产业链、保障中医药疗效为目标，加快构建中药农业技术体系，加强中药工业关键技术的创新研究，不断提高中药产业和产品创新能力，为市场提供疗效确切、品质优良、安全方便、质量可控的中药产品，为培育健康产业服务。

2）加强中药提取、分离、纯化等关键生产技术的研究和先进适用技术的推广应用，促进中药提取物生产向规范化、标准化、商品化发展，提高企业的核心竞争力，加速现代中药产品产业化进程。

3）加强中药知识产权保护、开发专利产品、注册专用商标、实施品牌战略；逐步改变以原药材和粗加工产品出口为主的局面，扩大中成药出口比例，促进产业结构升级，拓展中药国际市场。

4）以市场机制推进企业兼并重组，逐步形成一批产品新颖、技术先进、装备精良、管理有素、具有开拓精神的中药核心企业和数个中药跨国企业，使企业成为中药现代化的实施主体。

（6）中药资源保护和可持续利用

1）开展中药资源普查，建立野生资源濒危预警机制；保护中药种质和遗传资源，加强优选优育和中药种源研究，防止品种退化，解决品种源头混乱的问题。

2）建立中药数据库和种质资源库，收集中药品种、产地、药效等相关的数据，保存中药材种质资源。

3）加强中药材野生变家种家养和栽培技术研究，实现中药材规范化种植和产业化生产；加强植保技术研究，发展绿色药材。

4）加强中药材新品种培育，开展珍稀濒危中药资源的替代品研究，确保中药可持续性发展。

4. 中药现代化的主要措施

（1）制订中药现代化发展的整体规划：建立高效、协调、有利于推进中药现代化发展的管理机制。

（2）建立多渠道的中药现代化投入体系：国家设立中药现代化发展专项计划，加大对中药现代化科技、产业、人才培养等方面的投入。充分利用创业投资机制等市场化手段，吸引社会资金投入。

（3）加大对中药产业的政策支持：国家将中药产业作为重大战略产业加以发展，支持中药产品结构的战略性调整，支持疗效确切、原创性强的中药大品种的产业化开发，鼓励企业通过采取新技术、新工艺、新设备来提升中药产品的科技含量和市场竞争力。

鼓励中药企业根据国际市场需求，采取多种形式扩大出口，特别是扩大高附加值中药产品的国际市场份额；鼓励中药产品进入国际医药主流市场。中药产品出口按照“科技兴贸”有关政策执行。

推进中药材产业化经营。国家鼓励中药材、中药饮片生产的规模化、集约化，促进中药材基地建设，发展订单农业，保证中药材质量的稳定性。

制订有利于中药现代化发展的价格和税收政策。完善中药注册审评方法，对国家重点支持的中药创新产品，优先纳入国家基本用药目录和医疗保险用药目录。

（4）加强对中药资源及中药知识产权保护管理力度：根据中药现代化发展的新形势，制订《中药资源保护管理条例》。调整保护品种，规范利用野生中药资源的行为，充分体现鼓励药材人工种植、养殖的基本政策。

制订中药行业的知识产权战略，积极应对国际专利竞争。保护中药知识产权，促进中药创新。运用专利制度加速技术产业化。

（5）加速中药现代化人才培养：有计划地培养造就一批中药学术和技术带头人、高级生产管理和经营人才、国际贸易人才、法律人才、实用技术人才及复合型人才。

（6）进一步扩大中药的国际交流与合作：加强与世界各国和地区在传统医药的政策、

法规、标准和规范管理方面的交流，为中药现代化创造外部条件。

（7）充分发挥中药行业协会的作用。

三、中药材保护与发展规划

中药材是中医药事业传承和发展的物质基础，是关系国计民生的战略性资源。2015年中国工业和信息化部、国家中医药管理局等12部委联合制定了《中药材保护和发展规划（2015—2020年）》，这是我国第一个关于中药材保护和发展的国家级专项规划，对我国中药材资源保护和中药材产业发展、中医药事业健康可持续性发展、深化医药卫生体制改革、保障人民用药安全等方面具有十分重要的意义和作用。

（一）发展形势

1. 中药材保护和发展具有扎实的基础　国家一贯重视中药材的保护和发展，在各方面的共同努力下，中药材生产研究应用专业队伍初步建立，生产技术不断进步，标准体系逐步完善，市场监管不断加强，50余种濒危野生中药材实现了种植养殖或替代，200余种常用大宗中药材实现了规模化种植养殖，基本满足了中医药临床用药、中药产业和健康服务业快速发展的需要。

2. 中药材保护和发展具备有利条件　随着全民健康意识不断增强，食品药品安全特别是中药材质量问题受到全社会高度关注，中药材在中医药事业和健康服务业发展中的基础地位更加突出。大力推进生态文明建设及相关配套政策的实施，对中药材资源保护和绿色生产提出了新的更高要求。现代农业技术、生物技术、信息技术的快速发展和应用，为创新中药材生产和流通方式提供了有力的科技支撑。全面深化农村土地制度和集体林权制度改革，为中药材规模化生产、集约化经营创造了更大的发展空间。

3. 中药材保护和发展仍然面临严峻挑战　一方面，由于土地资源减少、生态环境恶化，部分野生中药材资源流失、枯竭，中药材供应短缺问题日益突出。另一方面，中药材生产技术相对落后，重产量轻质量，滥用化肥、农药、生长调节剂现象较为普遍，导致中药材品质下降，影响中药质量和临床疗效，损害了中医药信誉。此外，中药材生产经营管理较为粗放，供需信息交流不畅，价格起伏过大，也阻碍了中药产业健康发展。

（二）指导思想、基本原则和发展目标

1. 指导思想　以邓小平理论、“三个代表”重要思想、科学发展观为指导，深入贯彻党的十八大和十八届二中、三中、四中全会精神，按照“四个全面”战略布局，坚持以发展促保护、以保护谋发展、依靠科技支撑，科学发展中药材种植养殖，保护野生中药材资源，推动生产流通现代化和信息化，努力实现中药材优质安全、供应充足、价格平稳，促进中药产业持续健康发展，满足人民群众日益增长的健康需求。

2. 基本原则

（1）坚持市场主导与政府引导相结合。以市场为导向，整合社会资源，突出企业在中药材保护和发展中的主体作用。发挥政府规划引导、政策激励和组织协调作用，营造规范有序的市场竞争环境。

（2）坚持资源保护与产业发展相结合。大力推动传统技术挖掘、科技创新和专业应

用，促进中药材科学种植养殖，切实加强中药材资源保护，减少对野生中药材资源的依赖，实现中药产业持续发展与生态环境保护相协调。

(3) 坚持提高产量与提升质量相结合。强化质量优先意识，完善中药材标准体系，提高中药材生产规范化、规模化、产业化水平，确保中药材市场供应和质量。

3. 发展目标　到 2020 年，中药材资源保护与监测体系基本完善，濒危中药材供需矛盾有效缓解，常用中药材生产稳步发展；中药材科技水平大幅提升，质量持续提高；中药材现代生产流通体系初步建成，产品供应充足，市场价格稳定，中药材保护和发展水平显著提高。具体指标为：

(1) 中药材资源监测站点和技术信息服务网络覆盖 80%以上的县级中药材产区；

(2) 100 种《中华人民共和国药典》收载的野生中药材实现种植养殖；

(3) 种植养殖中药材产量年均增长 10%；

(4) 中药生产企业使用产地确定的中药材原料比例达到 50%，百强中药生产企业主要中药材原料基地化率达到 60%；

(5) 流通环节中药材规范化集中仓储率达到 70%；

(6) 100 种中药材质量标准显著提高；

(7) 全国中药材质量监督抽检覆盖率达到 100%。

(三) 主要任务

为实现发展目标，《规划》明确了七项主要任务：

1. 实施野生中药材资源保护工程　开展第四次全国中药资源普查。在全国中药资源普查试点工作基础上，开展第四次全国中药资源普查工作，摸清中药资源家底。

建立全国中药资源动态监测网络。建立覆盖全国中药材主要产区的资源监测网络，掌握资源动态变化，及时提供预警信息。

建立中药种质资源保护体系。建设濒危野生药用动植物保护区、药用动植物园、药用动植物种质资源库，保护药用种质资源及生物多样性。

2. 实施优质中药材生产工程　建设濒危稀缺中药材种植养殖基地。重点针对资源紧缺、濒危野生中药材，按照相关物种采种规范，加快人工繁育，降低对野生资源的依赖程度。

建设大宗优质中药材生产基地。建设常用大宗中药材规范化、规模化、产业化基地，鼓励野生抚育和利用山地、林地、荒地、沙漠建设中药材种植养殖生态基地，保障中成药大品种和中药饮片的原料供应。

建设中药材良种繁育基地。推广使用优良品种，推动制定中药材种子种苗标准，在适宜产区开展标准化、规模化、产业化的种子种苗繁育，从源头保证优质中药材生产。建设中药材良种繁育基地。推广使用优良品种，推动制订中药材种子种苗标准。

发展中药材产区经济。推进中药材产地初加工标准化、规模化、集约化，鼓励中药生产企业向中药材产地延伸产业链，开展趁鲜切制和精深加工。提高中药材资源综合利用水平，发展中药材绿色循环经济。突出区域特色，打造品牌中药材。

3. 实施中药材技术创新行动　强化中药材基础研究。开展中药材生长发育特性、药效成分形成及其与环境条件的关联性研究，深入分析中药材道地性成因，完善中药材生产的基础理论，指导中药材科学生产。

继承创新传统中药材生产技术。挖掘和继承道地中药材生产和产地加工技术，结合现代农业生物技术创新提升，形成优质中药材标准化生产和产地加工技术规范，加大在适宜地区推广应用的力度。

突破濒危稀缺中药材繁育技术。综合运用传统繁育方法与现代生物技术，突破一批濒危稀缺中药材的繁育瓶颈，支撑濒危稀缺中药材种植养殖基地建设。

发展中药材现代化生产技术。选育优良品种，研发病虫草害绿色防治技术，发展中药材精准作业、生态种植养殖、机械化生产和现代加工等技术，提升中药材现代化生产水平。

促进中药材综合开发利用。充分发挥中药现代化科技产业基地优势，加强协同创新，积极开展中药材功效的科学内涵研究，为开发相关健康产品提供技术支撑。

4. 实施中药材生产组织创新工程　培育现代中药材生产企业。支持发达地区资本、技术、市场等资源与中药材产区自然禀赋、劳动力等优势有机结合，输入现代生产要素和经营模式，发展中药材产业化生产经营，推动现代中药材生产企业逐步成为市场供应主体。

推进中药材基地共建共享。支持中药生产流通企业、中药材生产企业强强联合，因地制宜，共建跨省（区、市）的集中连片中药材生产基地。

提高中药材生产组织化水平。推动专业大户、家庭农场、合作社发展，实现中药材从分散生产向组织化生产转变。支持中药企业和社会资本积极参与、联合发展，进一步优化组织结构，提高产业化水平。

5. 构建中药材质量保障体系　提高和完善中药材标准。结合药品标准提高及《中华人民共和国药典》编制工作，规范中药材名称和基原，完善中药材性状、鉴别、检查、含量测定等项目，建立较完善的中药材外源性有害残留物限量标准，健全以药效为核心的中药材质量整体控制模式，提升中药材质量控制水平。完善相关配套措施，提高中药材经营、仓储、养护、运输等流通环节质量保障水平。

建立覆盖主要中药材品种的全过程追溯体系。建立中药材从种植养殖、加工、收购、储存、运输、销售到使用全过程追溯体系，实现来源可查、去向可追、责任可究。推动中药生产企业使用源头明确的中药材原料。

完善中药材质量检验检测体系。加强药品检验机构人才队伍、设备、设施建设，加大对中药材专业市场经销的中药材、中药生产企业使用的原料中药材、中药饮片的抽样检验力度，鼓励第三方检验检测机构发展。

6. 构建中药材生产服务体系　建设生产技术服务网络。发挥农业技术推广体系作用，依托科研机构，构建全国性中药材生产技术服务网络，加强中药材生产先进适用技术转化和推广应用，促进中药材基地建设整体水平提高。

建设生产信息服务平台。建设全国性中药材生产信息采集网络，提供全面、准确、及时的中药材生产信息及趋势预测，促进产需有效衔接，防止生产大起大落和价格暴涨暴跌。

加强中药材供应保障。依托中药生产流通企业和中药材生产企业，完善国家中药材应急储备，确保应对重大灾情、疫情及突发事件的用药需求。

7. 构建中药材现代流通体系　完善中药材流通行业规范。完善常用中药材商品规格等级，建立中药材包装、仓储、养护、运输行业标准，为中药材流通健康发展夯实基础。

建设中药材现代物流体系。规划和建设现代化中药材仓储物流中心，配套建设电子商务交易平台及现代物流配送系统，引导产销双方无缝对接，推进中药材流通体系标准化、现代化发展，初步形成从中药材种植养殖到中药材初加工、包装、仓储和运输一体化的现代物流体系。

学习小结

1. 学习内容

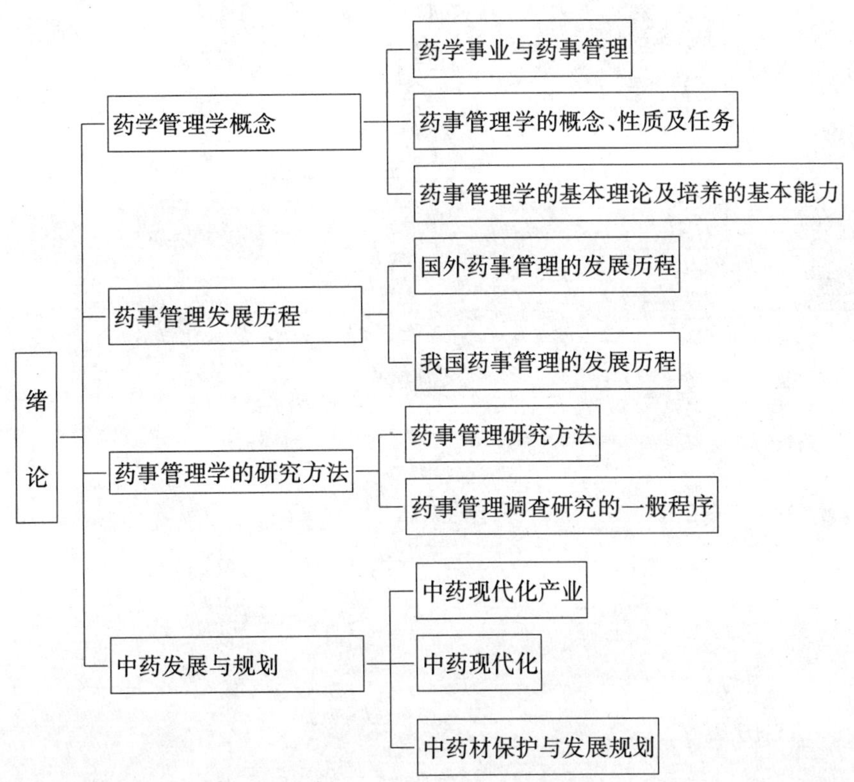

2. 学习方法

本章要结合药事管理学的发展，重点理解药事、药事管理及药事管理学的概念、性质及三者相互间联系等内容。尤其对于药事管理学的研究方法及一般程序应结合实际加以掌握。对于中药相关专业的学生还应对中药相关概念有更深入的理解。结合中药产业的现状及未来，对中药现代化理论体系及内涵在中药管理活动中的应用，加以理解与掌握，为后续的学习及以后的实际工作打基础。

复习思考题

1. 简述药事、药事管理、药事管理学之间的关系。

2. 简述药事管理学科的研究内容。
3. 简述药事管理研究的方法。
4. 简述药事管理调查研究的一般程序。
5. 简述中药现代化的概念及发展的战略目标。

（谢　明　裴志东）

第二章 药品监督管理与药品管理制度

学习目的

通过本章的学习，使同学们对药品定义、分类、标准及监督管理有一定的认识，对国家实施的基本药物制度、药品分类管理以及药品标识物的管理措施等药物政策有一个整体的认识，为今后从事药品管理活动奠定基础。

学习要点

药品的界定与质量特性；国家药品标准；药品监督管理机构及职责；国家基本药物制度的主要内容；基本医疗保险药品目录与定点零售药店的管理；非处方药和处方药分类管理的规定；药品说明书和标签的管理规定。

第一节 药品概述

一、药品的概念

《药品管理法》规定，药品（drug）是指“用于预防、治疗、诊断人的疾病，有目的地调节人的生理机能并规定有适应证或者功能主治、用法和用量的物质，包括中药材、中药饮片、中成药、化学原料药及其制剂、抗生素、生化药品、放射性药品、血清、疫苗、血液制品和诊断药品等。”此定义规定了药品具有特定的内涵和外延。

(1) 药品特指人用药品，不包括兽药与农药。

(2) 药品的使用目的、方法有严格规定：使用目的是用于预防、治疗、诊断人的疾病，有目的地调节人的生理机能，使用方法要求必须遵循规定的适应证或者功能主治、用法和用量。

(3) 药品不单指药物成品或者药物制剂，也包括原料药物和中药材。虽然原料药必须经过加工制成某种制剂，大部分中药材亦需加工制成中药饮片才能供临床应用，原料也没有规定用于治疗疾病的方法、用量，但在我国《药品管理法》中，也将其作为药品管理。

(4)《药品管理法》界定的药品包括诊断药品：诊断药品包括体内使用的诊断药品和按药品管理的用于血源筛查的体外诊断试剂和采用放射性核素标记的体外诊断试剂。其他更多的体外诊断试剂在我国是按医疗器械进行管理的。

二、药品的分类

药品的法定范围大致分为三类：①中药，包括中药材、中药饮片、中成药；②化学药，包括化学原料药及其制剂、抗生素；③生物药，包括血清、疫苗、血液制品。对定义中所涉及的生化药品，由于在我国药品注册分类中，只有中药、化学药品、生物制品的分类，没有生化药品的注册类别，因此实际操作中对生化药品的报批通常根据药品制造中更多依赖生物技术或化学技术来决定按生物制品还是按化学药品审批。

三、药品的质量特性及特殊性

1. 药品的质量特性主要表现在四个方面

（1）有效性：药品的有效性是指在规定的适应证、用法和用量条件下，能满足预防、治疗、诊断人的疾病，有目的地调节人的生理机能的要求。有效性是药品的固有特性。我国对药品的有效性按在人体达到所规定的效应程度分为“痊愈”“显效”“有效”。国际上有的采用“完全缓解”“部分缓解”“稳定”来区别。

（2）安全性：药品的安全性是指按规定的适应证和用法、用量使用药品后，人体产生毒副作用的程度。只有在衡量有效性大于毒副作用，或可解除、缓解毒副作用的情况下才能使用某种药品。如果某种物质对一些疾病治疗有效，但是对人体致畸、致癌、甚至致死，那么该物质就不能成为药品。

（3）稳定性：药品的稳定性是指在规定的条件下保持其有效性和安全性的能力。所谓规定的条件是指在规定的有效期内，以及生产、贮存、运输和使用条件。

（4）均一性：药品的均一性是指药物制剂的每一单位产品都符合有效性、安全性的规定要求。药物制剂的单位产品，如一片药、一支注射剂、一包冲剂、一瓶糖浆剂等。

2. 药品的特殊性表现在以下四个方面

（1）专属性：药品的专属性表现在对症治疗，患什么病用什么药。处方药必须在医生的检查、诊断、指导下合理使用；非处方药由患者根据病情自我判断，合理地选择药品，并按照药品说明书使用。

（2）两重性：药品的两重性是指药品一方面具有防病治病的作用，另一方面也具有不良反应。管理有方，用之得当，可以治病救人，造福人类；若管理不当，使用不善，则会致病，危害人体健康，甚至危及生命安全。

（3）质量的重要性：《药品管理法》规定：“药品必须符合国家药品标准。”也就是说，法定的国家药品标准是保证药品质量和划分药品合格与不合格的唯一依据。此外，药品质量的重要性还反映在国家推行 GAP、GLP、GCP、GMP 及 GSP 等质量管理制度，以规范药品的研制、生产、流通、使用行为，实行严格的质量管理，确保药品质量。

（4）时限性：人们只有防病治病时才需要用药，但药品生产、经营部门平时就应有适当数量的药品储备。只能药等病，不能病等药。有些药品虽然用量少、有效期短，即使无利可图，也必须保证生产、供应和适当储备，以备临床急需。

第二节　药品标准

一、药品标准概述

药品标准（drug standard）是指国家对药品的质量、规格、检验方法等所作的技术规定，是药品研制、生产、经营、使用、检验和管理部门共同遵循的法定依据。

国家药品标准包括国家药品监督管理部门颁布的《中华人民共和国药典》（以下简称《中国药典》）和药品标准，以及国家药品监督管理部门批准的药品注册标准，其内容一般包含药品质量指标、生产工艺和检验方法等相关的技术指导原则和规范。

此外，《药品管理法》规定，中药饮片必须按照国家药品标准炮制；国家药品标准没有规定的，必须按照省级药品监督管理部门制定的炮制规范炮制。

二、国家药品标准的分类

药品标准主要包括国家药品标准和地方药品标准。《药品管理法》规定，国务院药品监督管理部门颁布的《中国药典》和药品标准为国家药品标准。目前在我国使用的除了国家药品标准，还有地方药品标准。

（一）国家药品标准

1.《中华人民共和国药典》　简称《中国药典》（pharmacopoeia of the people's republic of China，ChP)。《中国药典》是由药典委员会主持编写，经国家药品监督管理部门批准并颁布。《中国药典》是国家药品标准的核心，是具有法律地位的药品标准，拥有最高的权威性。《中国药典》于1953年出版第1版以后，相继于1963年、1977年分别再版。从1985年起，每五年修订颁布新版药典。2015年版《中国药典》，由国家食品药品监督管理总局于2015年6月5日正式颁布，于2015年12月1日起执行。

2015年版《中国药典》共分为四部出版，一部为中药，二部为化学药品，三部为生物制品，四部为通则与药用辅料。该版《中国药典》收载药品品种共计5608种，基本覆盖了我国临床常用必备药品，全面覆盖国家基本药物目录和国家医疗保险药品目录。新版药典的颁布标志着我国制药水平、用药水平以及监管水平的全面提升，将促进药品质量的整体提高，对于保障公众用药安全有效意义重大。

其特点为：

(1)《中国药典》是国家药品标准的组成部分，是国家药品标准体系的核心。

(2) 2015年版《中国药典》进一步扩大药品品种的收载和修订，共收载品种5608种。一部收载品种2598种，其中新增品种440种。二部收载品种2603种，其中新增品种492种。三部收载品种137种，其中新增品种13种、修订品种105种。首次将2010年版《中国药典》附录整合为通则，并与药用辅料单独成卷作为2015年版《中国药典》四部。四部收载通则总数317个，其中制剂通则38个、检测方法240个、指导原则30个、标准物质和试液试药相关通则9个；药用辅料收载270种，其中新增137种、修订97种。

(3) 2015年版《中国药典》的颁布标志着中国的药品标准水平再上一个新台阶。主要体现在五个方面：一是2015年版《中国药典》对凡例、通则、总则进行了全面增修订，整体提升质量控制的要求。二是进一步扩大了先进、成熟检测技术的应用，重点加强对药品安全性和有效性的控制要求，药典标准的科学性、先进性、规范性进一步加强。三是通过科学遴选品种、提升检测能力、严格限度规定、完善技术指导原则等措施，使药典标准的引领作用和技术导向作用显著加强。四是药用辅料标准的收载品种大幅增加，辅料的质量控制水平和安全性有较大提升。五是完善了药典标准体系的建设，加强质量全程管理的理念，强化了《中国药典》在国家药品标准中的核心地位。

(4) 为全面提升我国药品质量的整体水平，2015年版《中国药典》将重点发挥四个方面的作用：一是发挥维护公众健康，保障用药安全有效的“防护墙”作用；二是发挥引领产业结构调整和产品质量升级的“导航仪”作用；三是发挥提升企业竞争力的“助推器”作用；四是发挥中国制药实现质量硬承诺、通向国际化道路的“彩虹桥”作用。

2. 局（部）颁药品标准　局（部）颁药品标准，是指未列入《中国药典》而由国家药品监督管理总局（或原卫生部）批准并颁布实施的药品标准。它和《中国药典》同属国家药品标准，有准药典的性质，具有法律约束力。局（部）颁标准收载的品种有中成药、化学药品与制剂、抗生素药品、生化药品等。

3. 注册标准　药品注册标准是国家药品监督管理部门批准给特定申请人的药品标准，对于申请人及接受申请人技术转让生产该药品的药品生产企业来说是法定的、强制性标准。药品注册标准不得低于《中国药典》的规定。

（二）地方药品标准

目前，我国的地方药品标准是指由各省、直辖市、自治区药品监督管理部门颁布并实施的中药饮片炮制规范和医疗机构制剂标准，在本行政辖区内具有指导意义和法律约束力。

1. 中药饮片炮制规范　《药品管理法》规定，中药饮片必须按照国家药品标准炮制。目前，我国国家药品监督管理部门只对部分中药材和中药饮片品种制定了国家药品标准。对于国家药品标准中没有规定的品种，必须按照省、直辖市、自治区药品监督管理部门制定的中药饮片炮制规范炮制。各省级药品监督管理部门制定、修订的中药饮片炮制规范必须上报国家药品监督管理部门备案。

2. 医疗机构制剂标准　我国医疗机构制剂的质量标准尚未实行国家统一管理，目前医疗机构制剂的质量标准由各省级药品监督管理部门制定和审核批准。

三、药品标准的管理

（一）药品标准的制定与颁布

《中国药典》的制定按立项、起草、复核、公示、批准、颁布等环节进行。

载入《中国药典》的药品标准，是国家对同品种药品质量的最基本的要求，该药品的研制、生产、经营、使用、监督及检验等活动的标准均不得低于《中国药典》的要求。药品标准的载入应当按照《中国药典》的收载原则进行。

（二）药品标准的修订与废止

《中国药典》一般每5年修订一次。根据药品标准管理的需要，需增补本的，原则上每年一版。新版的《中国药典》颁布实施后，原版《中国药典》载入的及增补本的药品标准同时作废。

四、中药标准化

（一）中医药标准化实施概况

为加快中医药走向世界，促进中医药事业可持续发展，更好地为人民健康服务，我国在加强中医药行业规范管理和中医药标准化方面做了大量工作。在《中医药标准化发展规划（2006—2010年）》中，也提出了全面实施中医药标准化战略，充分发挥标准化在中医药事业发展中的技术支撑和基础保障作用，提高中医药学术水平，增强技术创新能力。加强符合中药特点的科学、量化的中药质量控制技术研究，提高中成药、中药饮片（包括配方颗粒）、中药新药等的质量控制水平，该规划的目标已在2015年版《中国药典》中得到充分体现。2011年出台的《我国国民经济和社会发展十二五规划纲要》首次将“支持中医药事业发展”单列一节，提出要加强中药资源保护、研究开发和合理利用，推进质量认证和标准建设。

（二）2015年版《中国药典》中药质量标准特点

2015年版《中国药典》中药质量标准进一步提高，与2010年版相比主要表现在进一步明确质量检测指标：

1. 在二氧化硫残留方面　根据中药材产地传统加工的实际情况，参考对食品和农副产品规定的二氧化硫限量标准，分别制定了中药材二氧化硫限量标准。

2. 在重金属及有害元素方面　根据常用中药材重金属及有害元素含量研究的结果，对部分海洋来源的中药材增加了限量检查，包括牡蛎、珍珠、蛤壳、昆布/海带等4种药材，分别规定了铅、镉、砷、汞、铜的限量标准。

3. 在农药残留方面　进一步加强大宗、栽培、病虫害易于发生的中药材的农药残留控制。

4. 在黄曲霉毒素方面　对产地加工、贮藏过程中易于霉变的果实类、种子类、动物类及少数其他类中药材制定了黄曲霉素的限量标准。

上述中药安全性相关质量标准的提升，将有效地遏制中药材种植中滥用农药、产地加工和贮藏中滥用硫黄熏蒸，以及中药材和饮片贮藏过程中的霉变和变质等问题。以此为导向，不仅能够有效地提高中药材和饮片临床使用的安全性，而且能够整体提升中药材和饮片的质量，促进我国中药产业健康发展。

另外，在中药标准化建设方面，国家还加强了中药材规范化种植和中药饮片炮制规范研究，大力推行和实施GAP、GLP、GCP、GMP及GSP，对中药的研制、生产、流通、使用等过程加强规范化管理，不断提高中药行业的标准化水平。

第三节　药品监督管理

一、药品监督管理概述

药品监督管理是药事管理的主要内容，国家通过制定药品监督管理的法律法规，建立药品监督管理的机构和体制，对药品依法实施监督管理。

（一）药品监督管理的概念

药品监督管理（supervision and management of drug）是指各级药品监督管理机构依据法律法规，对药品的研制、生产、经营、使用等环节进行监督与检查，以保证药品质量，保障人体用药安全有效，维护公众身体健康和用药的合法权益。同时，保证药事管理法律法规的贯彻实施，规范药品的研制、生产、经营和使用的行为与秩序，保障企业、单位及个人从事药品领域活动的合法权益，促进健康发展。对违反药事管理法律法规的行为，依据法定的程序和方式追究其法律责任。

（二）药品监督管理的原则

1. 依法实施监督管理原则　依法实施监督管理是依法治国方针在药品监督管理中的体现，是国家药品监督管理的最基本原则。包含三个方面的含义：一是任何药品监督管理行为必须具有法律、法规依据；二是在药品管理法律、法规规定的权限内实施监督管理；三是适用药品管理法律、法规准确无误。

2. 遵守法定程序原则　根据行政法治原则，药品监督管理行为合法有效的要件包括实体合法和程序合法两个方面。实体合法要件是指药品监督管理部门处理药事活动要符合药事管理法律、法规规定的原则和精神，事实清楚、适用法律正确；程序合法要件是指药品监督管理的时限、步骤以及方式方法符合药品监督管理法律、法规的规定和要求。如果药品监督管理的程序不合法，无论其行政处理的决定是否正确，都会因程序不合法而导致药品监督管理部门在行政诉讼中败诉。

3. 以事实为依据，以法律为准绳原则　药品监督管理部门在监督管理过程中必须一切从实际出发，尊重客观事实，以客观存在的事实为依据，决不能凭主观想象。

（三）药品监督管理的分类

1. 按照药品监督管理的过程，可以分为预防性药品监督管理和一般性药品监督管理

预防性药品监督管理是指药品监督管理部门为防止危害后果的发生，依据药品监督管理法律、法规的规定，对药品的研制、生产、经营和使用等事项进行事前审批、验收或审核等监督管理活动，主要包括开办药品生产企业、药品经营企业的审批，GLP、GMP和GSP等的认证，委托生产审批，药品注册审批等；一般性药品监督管理是指药品监督管理部门定期或不定期地对辖区内发生的药品的研制、生产、流通、使用活动等进行监督检查，以保证药事管理法律、法规得到正确地贯彻、实施，维护公众用药安全、有效。这种监督属于事中监督，如监督抽验、发布药品质量公告、不良反应监测、GMP跟踪检查和飞行检查等。

2. 按照药品监督管理的行为方式，可以分为依职权的药品监督管理和依申请的药品监督管理　依职权的药品监督管理是药品监督管理的主要行为方式，是指药品监督管理部门根据法律、法规的授权，对药品的研制、生产、流通、使用活动是否遵守药事管理法律、法规的规定进行监督管理，发现问题及时采取措施，发现违法行为及时纠正和处理，维护药品管理法律、法规的正确实施，保证公众用药安全、有效；依申请的药品监督管理是药品监督管理部门只在管理相对人提出申请的情况下，才能依法采取的药品监督管理行为，例如，药品生产许可证、药品经营许可证的审批，药品注册的审批，GMP和GSP等的认证等。对于管理相对人的申请，药品监督管理部门必须在法律、法规规定的期限内实施相应的管理行为，并对相对人的申请作出正式答复。药品监督管理部门如未按法律、法规规定的期限答复的，即构成违法，要承担相应的法律责任。

二、药品监督管理的主要行政手段

根据法律法规的规定，药品监督管理部门行使以下监督管理职权。

（一）监督检查

各级药品监督管理部门有权按照法律法规的规定，对药品的研制、生产、流通、使用等全过程进行监督检查，接受监督检查的单位不得拒绝和隐瞒，应当主动配合。接受

监督检查时，应当向药品监督管理部门提供真实情况，如研制资料、原始记录、生产记录、购销记录、处方登记等。

药品监督管理部门除了一般性监督检查，还应当对通过 GMP、GSP 认证的药品生产企业、药品经营企业进行认证后的跟踪检查，对企业贯彻执行 GMP、GSP 的情况实施动态监督管理。

（二）发布药品质量公告

药品质量公告是药品监督管理中的一项重要内容。从保障人民用药安全有效，对药品实行严格规范管理的角度出发，药品质量公告的重点是公告不符合国家药品质量标准的药品。2003 年 2 月，原国家食品药品监督管理局发布了《药品质量监督抽验管理规定》，就药品质量公告作了以下规定：药品质量公告由国家和省（区、市）药品监督管理部门定期发布。国家药品质量公告每年至少 4 期，每季度至少 1 期。省（区、市）药品质量公告每年至少 2 期，每半年至少 1 期。国家药品质量公告公布国家药品质量监督抽验结果。省（区、市）药品质量公告公布本省（区、市）药品质量监督抽验结果。省（区、市）药品质量公告，应当及时通过国家药品监督管理部门网站向社会公布，并在发布后 5 个工作日内报国家药品监督管理部门备案。公告不当的，必须在原公告范围内予以更正。

（三）采取行政强制措施与实施行政处罚

行政强制措施是对紧急情况的控制，目的在于防止可能存在质量问题的药品在社会上扩散，防止能够证明可能存在违法行为的证据的转移和灭失，不带有惩罚性，不属于行政处罚。药品监督管理部门对有证据证明可能危害公众健康的药品及有关材料可以采取查封、扣押的行政强制措施，并在 7 日内作出行政处理决定；药品需要检验的，必须自检验报告书发出之日起 15 日内作出行政处理决定。

药品监督管理部门实施查封、扣押的行政强制措施以后，有两种可能的后果，一种是经过进一步的调查，证明先前怀疑的药品和有关材料不存在危险或违法行为，应当及时解除行政强制措施，恢复正常的药品生产、经营秩序和药品使用秩序。另一种是经过进一步的调查，证明确实存在危害人体健康的药品和违法行为，依法作出正式的行政处罚决定或行政处理决定。依法实施行政处罚是药品监督管理部门的法定职责之一。实施处罚时，要遵守《行政处罚法》规定的依法处罚原则，在其法定的职权范围内，以法律法规为依据，依照法定程序，在法定的处罚种类和处罚幅度内合理裁量和实施处罚。并且坚持处罚与教育相结合的原则，教育公众、法人或其他组织自觉遵守药事管理法律法规。公众、法人或其他组织享有陈述权、申辩权，对处罚不服的，有权依法申请行政复议或者提起行政诉讼。药品监督管理部门不得因陈述和申辩加重处罚。

（四）对药品不良反应危害采取必要的控制措施

药品监督管理部门应当组织药品不良反应的监测和上市后的药品再评价工作，对疗效不确切、不良反应大或者其他原因危害人体健康的药品，国家和省级药品监督管理部门可以采取停止生产、销售、使用的紧急控制措施，并应当于 5 日内组织鉴定，自鉴定结论作出之日起 15 日内依法作出行政处理决定。对已确认发生严重不良反应的药品应采取停止生产、销售和使用的紧急控制措施，防止该药品使用范围和损害继续扩大；同时，药品监督管理部门在采取紧急控制措施期间，可以组织有关专家进行鉴定，以便进一步作出行政处理决定。

行政处理决定包括以下两种情况：①经过权衡利弊，以最大可能保证用药者安全为前提，在可控制的条件下继续使用该药品。例如，采取修改说明书、调整用法用量、增加注意事项和给以特别警示等措施后，即可撤销对该药品的紧急控制措施；②经过鉴定后认为继续使用该药品不能保证用药者安全的，或者有其他更安全的同类药品可以取代的，由国家药品监督管理部门依法撤销该药品的注册批准文号或者进口药品注册证书；已经生产或进口的药品，由当地药品监督管理部门监督销毁或处理。

三、药品质量监督检验

药品质量监督检验是国家药品检验机构按照药品标准，对需要进行质量监督的药品进行抽样、检查和验证并发出质量检验报告的药物分析活动，是药品质量监督的重要组成部分。药品质量监督必须采用检验手段，检验的目的是为了监督。如果检验技术不可靠，检验数据不真实，必然造成药品质量监督工作的失误和不公正。因此必须加强药品质量监督检验的管理。

（一）药品质量监督检验的性质

国家为了对药品的质量进行监督，必须采用监督检验的方式。药品监督检验与药品生产检验、药品验收检验的性质不同，药品监督检验具有以下性质：①公正性：药品质量监督检验属于第三方检验，不涉及买卖双方的经济利益，不以营利为目的，因此具有公正性；②权威性：药品监督检验是代表国家对研制、生产、经营和使用的药品质量进行检验，具有比生产企业的生产检验或经营企业等的验收检验更高的权威性；③仲裁性：药品监督检验是根据国家相关的药事法律法规的规定进行的检验，检验结果具有法定意义，在法律上具有仲裁性。

（二）药品质量监督检验机构

根据《药品管理法》及其他有关规定，各级药品检验机构是执行国家对药品监督检验的法定性专业机构。国家依法设置的药品检验机构分为四级：①中国食品药品检定研究院；②省级药品检验所；③地市级药品检验所；④县级药品检验所。各级药品检验机构受同级药品监督管理主管部门领导，享受同级药品监督管理主管部门直属事业单位的待遇，业务技术接受上一级药品检验所指导。

（三）药品质量监督检验的类型

药品质量监督检验根据其目的和处理方法不同，可分为抽查检验、委托检验、注册检验、进出口检验、国家检定、复验等类型。

1. 抽查检验　简称药品抽验，是由药品监督管理部门设置或者确定的药品检验机构，根据药品监督管理计划，依法对生产、经营、使用单位的药品质量进行的检验。抽验分为计划抽验和日常监督抽验。计划抽验分为国家和省（区、市）两级，包括为保证辖区用药安全按计划对辖区内生产、经营、使用药品单位所进行的监督抽验和为掌握、了解辖区药品质量总体状况进行的评价性抽验等。日常监督抽验是药品监督管理部门在日常药品监督管理活动中，为保证辖区人民群众用药安全而对监督检查中发现的质量可疑药品所进行的有针对性的抽验。评价性抽验应给出药品质量分析报告，报告和日常监督抽验结果由国家和省级药品监督管理部门定期发布在药品质量公告上。国家药品检验以评价性抽验为主，省级药品检验以日常监督抽验为主。按照《药品质量监督抽验管理规定》，抽查检验是一种强制性检验，不收取费用，所需费用由财政列支。

2. 委托检验　行政、司法等部门涉案样品的送验或药品生产企业、经营企业和医疗机构因不具备检验技术和检验条件而委托药检所的检验均属于委托检验。

3. 注册检验　包括样品检验和药品标准复核。样品检验是指药品检验所按照申请人申报或国家食品药品监督管理总局核定的药品标准，对样品进行的检验；药品标准复核是指药品检验所对申报的药品标准中检验方法的可行性、科学性，以及设定的项目和指标能否控制药品质量等进行的实验室检验和审核工作。药品注册检验由中国食品药品检定研究院或省、自治区、直辖市药品检验所承担。进口药品的注册检验由中国食品药品检定研究院组织实施。药品检验所进行新药标准复核时，除进行样品检验外，还应当根据药物的研究数据、国内外同类产品的药品标准和国家有关要求，对药物的药品标准、检验项目等提出复核意见。承担注册检验的药品检验机构应当在规定的时限内完成检验，出具药品注册检验报告，上报国家药品监督管理部门。

4. 进出口药品检验　按照《药品进口管理办法》及相关规定，对法律规定必须检验的进口药品品种进行检验，国家设立口岸药品检验所，由口岸药品检验所检验。检验合格的，发放进口药品通关单，由海关放行。

5. 国家检定　又称指定检验，是指由国家法律或药品监督管理部门规定的某些药品，如首次在中国销售的药品和药品监督管理部门规定的生物制品等，在销售前或进口时必须经过药品监督管理部门指定的药品检验机构检验，合格的才准予销售或进口。国家检定不同于抽查性检验，是对一些存在安全隐患需要加强管理的品种上市前实施的检验行为。而抽查性检验是对已上市销售的药品进行监督检验。

6. 复验　是指药品被抽检者对药品检验机构的检验结果有异议而向药品检验机构提出要求复核的检验。根据规定，当事人对检验结果有异议的，可以自收到药品检验结果7日内，向原药品检验机构或者上一级药品监督管理部门设置或确定的药品检验机构申请复验，也可以直接向中国食品药品检定研究院申请复验。除此以外的其他药品检验机构不得受理复验申请。复验是公正判定、裁决有质量争议的药品，保护当事人的正当权益的举措，也是法制监督的重要组成部分。

四、药品监督管理体制

药品监督管理体制是指一定社会制度下药品监督管理系统的机构设置、职责划分及其相应关系的制度，即采取怎样的组织形式以及如何将这些组织形式结合成为一个合理的有机系统，并以怎样的手段、方法来实现监督管理的任务和目的。具体来说，药品监督管理体制是规定中央、地方、部门在各自方面的管理范围、职责权限、利益及其相互关系的准则。核心是药品监督管理机构的设置、职责分配以及各级构建的相互协调，其强弱直接影响到管理的效率和效能，在整个管理中起着决定性作用。目前，我国药品监督管理体制主要由药品监督管理机构和药品监督管理技术支撑机构组成。

（一）药品监督管理机构

1. 国家食品药品监督管理总局　2013年3月，根据十二届全国人大一次会议通过的国务院机构改革和职能转变方案，将国务院食品安全委员会办公室职能、国家食品药品监督管理局职能、国家质量监督检验检疫总局中的生产环节食品安全监督管理职能、国家工商行政管理总局中的流通环节食品安全监督管理职能整合到一起，组建国家食品药品监督管理总局（China food and drug administration，简称 CFDA），并加挂国务院食品安全委员会办公室铭牌。内设 20 个管理机构，其中负责药品监督管理的机构有综合司（政，策研究室）、法制司、药品化妆品注册管理司（中药民族药监管司）、药品化妆品监管司、稽查局、应急管理司、科技和标准司等。主要机构设置见图 2-1。

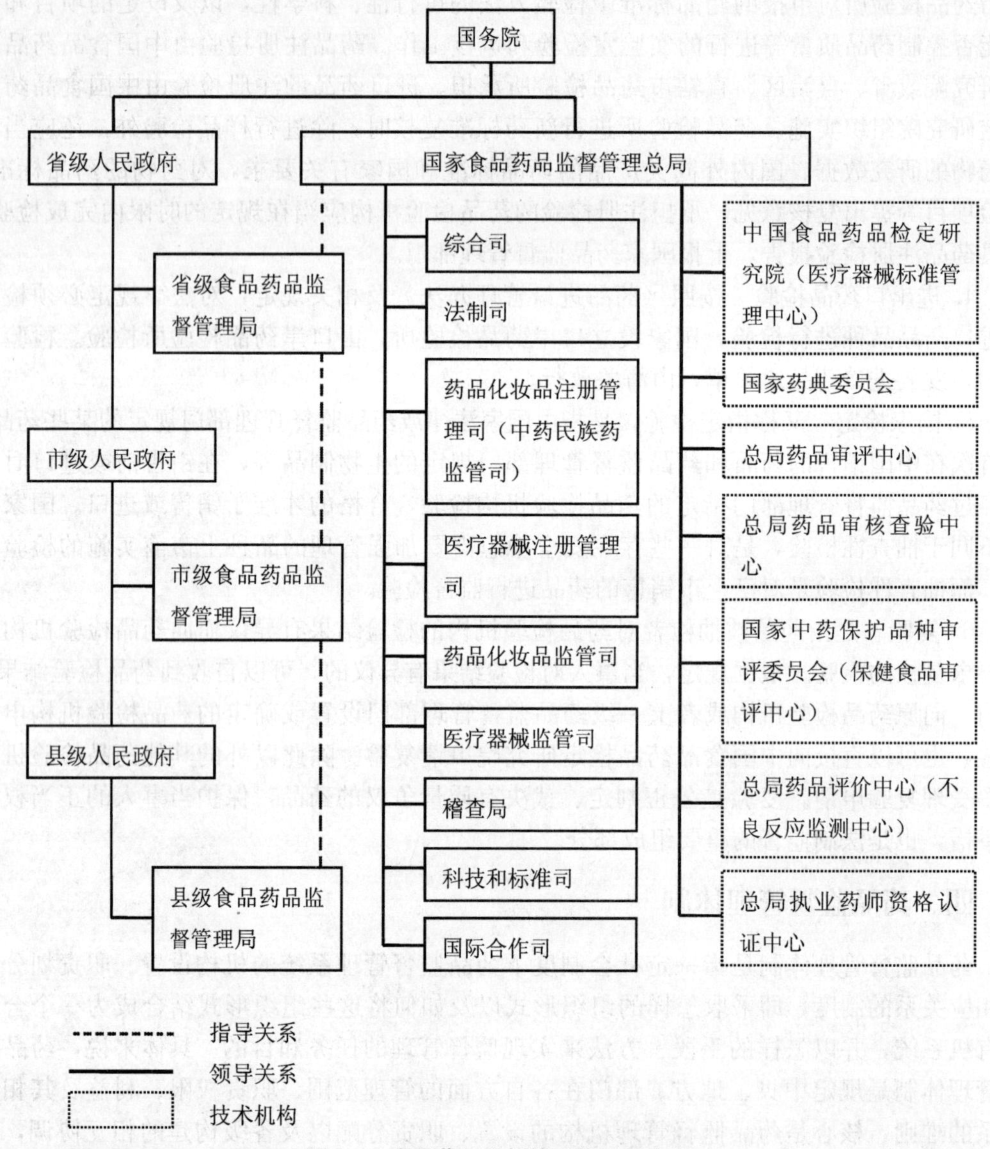

图 2-1　我国药品监督管理体系示意图

主要职责是：

(1) 负责起草食品（含食品添加剂、保健食品，下同）安全、药品（含中药、民族药，下同）、医疗器械、化妆品监督管理的法律法规草案，拟订政策规划，制定部门规章，推动建立落实食品安全企业主体责任、地方人民政府负总责的机制，建立食品药品重大信息直报制度，并组织实施和监督检查，着力防范区域性、系统性食品药品安全风险。

（2）负责制定食品行政许可的实施办法并监督实施。建立食品安全隐患排查治理机制，制定全国食品安全检查年度计划、重大整顿治理方案并组织落实。负责建立食品安全信息统一公布制度，公布重大食品安全信息。参与制定食品安全风险监测计划、食品安全标准，根据食品安全风险监测计划开展食品安全风险监测工作。

（3）负责组织制定、公布国家药典等药品和医疗器械标准、分类管理制度并监督实施。负责制定药品和医疗器械研制、生产、经营、使用质量管理规范并监督实施。负责药品、医疗器械注册并监督检查。建立药品不良反应、医疗器械不良事件监测体系，并开展监测和处置工作。拟订并完善执业药师资格准入制度，指导监督执业药师注册工作。参与制定国家基本药物目录，配合实施国家基本药物制度。制定化妆品监督管理办法并监督实施。

（4）负责制定食品、药品、医疗器械、化妆品监督管理的稽查制度并组织实施，组织查处重大违法行为。建立问题产品召回和处置制度并监督实施。

（5）负责食品药品安全事故应急体系建设，组织和指导食品药品安全事故应急处置和调查处理工作，监督事故查处落实情况。

（6）负责制定食品药品安全科技发展规划并组织实施，推动食品药品检验检测体系、电子监管追溯体系和信息化建设。

（7）负责开展食品药品安全宣传、教育培训、国际交流与合作。推进诚信体系建设。

（8）指导地方食品药品监督管理工作，规范行政执法行为，完善行政执法与刑事司法衔接机制。

（9）承担国务院食品安全委员会日常工作。负责食品安全监督管理综合协调，推动健全协调联动机制。督促检查省级人民政府履行食品安全监督管理职责并负责考核评价。

（10）承办国务院以及国务院食品安全委员会交办的其他事项。

2. 地方食品药品监督管理局　2013年4月国务院发布《关于地方改革完善食品药品监督管理体制的指导意见》（国发【2013】18号），要求加快推进地方食品药品监督管理体制改革，原则上参照国务院整合食品药品监督管理职能和机构的模式，结合本地实际，将原食品安全办、原食品药品监管部门、工商行政管理部门、质量技术监督部门的食品安全监管和药品管理职能进行整合，组建各级食品药品监督管理机构，在本辖区对食品药品实行统一监管。地方各级食品药品监督管理机构领导由同级地方党委管理，业务上接受上级主管部门的指导。

3. 药品管理工作相关部门

（1）国家卫生和计划生育委员会：内设规划与信息司、法制司、药物政策与基本药物制度司、医政医管局等分别负责相关药品管理工作。

（2）国家中医药管理局：负责指导民族药物的发掘、整理、总结和提高工作，负责中药资源普查，促进中药资源的保护、开发和合理应用，参与国家基本药物制度建设。

（3）国家发展与改革委员会：负责监测和管理药品宏观经济，制定医药行业发展规划等工作。

（4）国家工商行政管理总局：负责药品生产、经营企业的工商登记、注册，查处无营业执照生产、经营药品的行为，监管药品广告，处罚发布违法药品广告和药品流通中各种不正当竞争、损害消费者利益等行为。

(5) 人力资源与社会保障部：统筹建立覆盖城乡的社会保障体系，组织拟定定点医院、药店的医疗保险服务和生育保险服务管理、结算办法及支付范围等工作。

(6) 工业和信息化部：负责拟订高技术产业中涉及生物医药的规划、政策和标准并组织实施，承担中药材生产扶持项目管理、国家药品储备管理工作，同时配合药品监督管理部门承担对互联网药品信息服务、互联网药品交易的监管。

(7) 商务部：药品流通行业主管部门。负责研究拟订药品流通行业发展的规划、政策和相关标准，推进药品流通行业结构调整，指导药品流通企业改革，推动现代药品流通方式的发展。

(8) 海关总署：负责药品进出口口岸的设置，药品进口与出口的监管、统计与分析。

(9) 公安部：负责涉药刑事案件的受理和立案侦查，协同药品监督管理部门打击违法制售假药、劣药的行为以及违法生产、销售和使用麻醉药品、精神药品等的犯罪行为。

(二) 药品监督管理技术支撑机构

1. 中国食品药品检定研究院（医疗器械标准管理中心）　原为中国药品生物制品检定所，于2010年9月更名为中国食品药品检定研究院，是国家检验药品、医疗器械、化妆品、保健食品、餐饮服务食品等质量的法定机构。主要承担药品的注册审批检验及其他药品质量检验；生物制品批签发相关工作；负责药品国家标准物质的研究、制备、标定、分发和管理工作；生产用菌毒种、细胞株的检定工作，承担医用标准菌毒种、细胞株的收集、鉴定、保存、分发和管理工作；承担对药品广告、互联网药品信息服务的技术监督工作；承担全国食品药品监管系统检验检测机构的业务指导、规划和统计等相关工作；承担严重药品不良反应或事件原因的实验研究等。

2. 国家药典委员会　主要承担《中国药典》及其增补本的编制与修订工作；组织制定和修订国家药品标准以及药用辅料、直接接触药品的包装材料和容器的技术要求与质量标准；负责《中国药典》和国家药品标准的宣传培训、技术咨询及相关丛书的编辑、出版和发行；负责药品标准信息化建设等。

3. 国家食品药品监督管理总局药品审评中心　主要承担对申请注册的药品进行技术审评，组织开展相关的综合审评工作；负责制定药品审评规范并组织实施；组织开展相关业务咨询服务及学术交流，组织开展药品审评相关的国际交流与合作等。

4. 国家食品药品监督管理总局食品药品审核查验中心　主要承担制定药品审核查验工作的技术规范和管理制度，参与制定药品相关质量管理规范及指导原则等技术文件；组织开展药品注册现场核查相关工作及开展药物研究、药品生产质量管理规范相关的合规性核查和有因核查；承担相关国家核查员的聘任、考核、培训等日常管理工作，指导地方核查员队伍建设等。

5. 国家中药品种保护审评委员会（国家食品药品监督管理总局保健食品审评中心）主要负责组织制订中药品种保护、保健食品、化妆品审评相关的技术标准和规范；负责组织国家中药品种保护的技术审评工作。负责对申请注册的保健食品、化妆品进行技术审评，承担保健食品、化妆品备案的相关技术工作。组织开展技术审评中有关问题的核查工作等。

6. 国家食品药品监督管理总局药品评价中心（国家药品不良反应监测中心）　主要负

责组织制订药品不良反应、医疗器械不良事件监测与再评价以及药物滥用、化妆品不良反应监测的技术标准和规范；组织开展药品不良反应、医疗器械不良事件、药物滥用、化妆品不良反应监测工作；开展药品、医疗器械的安全性再评价工作；参与拟订、调整国家基本药物目录、非处方药目录等。

7. 国家食品药品监督管理总局执业药师资格认证中心　主要承担执业药师资格准入制度及执业药师队伍发展战略研究，参与拟订完善执业药师资格准入标准并组织实施；承担执业药师资格考试相关工作，组织开展执业药师资格考试命题审题工作，编写考试大纲和应试指南；负责执业药师资格考试命题审题专家库、考试题库的建设和管理；组织制订执业药师认证注册工作标准和规范并监督实施。承担执业药师认证注册管理工作等。

第四节　国家基本药物制度与医疗保障用药管理

一、国家基本药物制度

国家基本药物制度是国家药物政策的核心，是药品供应保障体系的基础。我国政府非常重视基本药物制度的建立。1979 年，我国开始参加世界卫生组织（world health organization，WHO）基本药物行动计划，原卫生部组织制定《国家基本药物目录》。1982 年，原卫生部会同国家医药管理局制定了我国第一个《国家基本药物目录》（西药部分）。1992 年，原卫生部颁布了《制定国家基本药物工作方案》，成立国家基本药物领导小组，将实施国家基本药物与医疗制度改革相结合。1997 年，《中共中央、国务院关于卫生改革与发展的决定》进一步提出“对纳入国家基本药物目录和质优价廉的药品，制定鼓励生产流通的政策”。2006 年，《中共中央关于构建社会主义和谐社会若干重大问题的决定》再次提出“建立国家基本药物制度，整顿药品生产和流通秩序，保证群众基本用药”。2009 年 1 月，《中共中央、国务院关于深化医药卫生体制改革意见》（以下简称“改革意见”）提出初步建立国家基本药物制度，并从目录制定、生产供应、价格、规范使用、报销等方面进行详细规定。2009 年 8 月，我国原卫生部、发改委、工信部、监察部、财政部、人社部、商务部、原药监局、中医药局等 9 部委联合发布了“关于印发《关于建立国家基本药物制度的实施意见》的通知”（以下简称“实施意见”）和《国家基本药物目录管理办法（暂行）》进一步明确基本药物及其制度的概念、国家基本药物工作委员会职责和促进国家基本药物制度推行的相关措施。2015 年 4 月，在评估调研基本药物目录实施情况的基础上，9 部委修订并出台了《国家基本药物目录管理办法》。

（一）国家基本药物制度的概念

国家基本药物制度是对基本药物的遴选、生产、流通、使用、定价、报销、监测评价等环节实施有效管理的制度，与公共卫生、医疗服务、医疗保障体系相衔接。

（二）基本药物的概念

基本药物的概念在实践中不断发展和完善。自 20 世纪 70 年代以来，WHO 对基本药物的概念进行了多次修正。1977 年，WHO 提出基本药物是最重要的、基本的、不可缺少的、满足人们必需的药品。2002 年，基本药物的概念有了巨大发展，WHO 提出“基本药物是满足人们基本的健康需要，根据公共卫生的现状、有效性和安全性，以及成本-效果比较的证据所遴选的药品”。

我国基本药物的概念也伴随着国家基本药物制度的逐渐完善在发生变化。1992 年，国家基本药物领导小组提出国家基本药物是从我国目前临床应用的各类药物中经过科学评价而遴选出的在同类药品中具有代表性的药品，其特点是疗效肯定、不良反应小、质量稳定、价格合理、使用方便等。2009 年，“实施意见”明确规定基本药物是适应基本医疗卫生需求，剂型适宜，价格合理，能够保障供应，公众可公平获得的药品。

（三）国家基本药物目录

国家基本药物目录是国家基本药物制度的核心和基础。1975 年，WHO 首次提出基本药物理念，1977 年公布了第 1 版《基本药物示范目录》（essential drugs list，EDL），截至 2015 年已发布了第 19 版，平均每 2 年调整一次。自 1982 年我国发布了第一个《国家基本药物目录》后，从 1996 年至 2004 年，每 2 年调整一次目录。2009 年，我国启动了新一轮医疗卫生体制改革，并将国家基本药物制度作为保障人民用药的重要基础。以下关于基本药物的介绍以《关于建立国家基本药物制度的实施意见》为主。

1. 国家基本药物目录的构成　国家基本药物目录中的药品包括化学药品、生物制品、中成药。化学药品和生物制品主要依据临床药理学分类，中成药主要依据功能分类。化学药品和生物制品名称采用中文通用名称和英文国际非专利药名中表达的化学成分的部分，剂型单列；中成药采用药品通用名称。

2. 国家基本药物目录的遴选原则　国家基本药物遴选按照防治必需、安全有效、价格合理、使用方便、中西药并重、基本保障、临床首选和基层能够配备的原则，结合我国用药特点，参照国际经验，合理确定品种（剂型）和数量。国家基本药物目录的制定应当与基本公共卫生服务体系、基本医疗服务体系、基本医疗保障体系相衔接。国家卫生和计划生育委员会会同有关部门起草国家基本药物目录遴选工作方案和具体的遴选原则，经国家基本药物工作委员会审核后组织实施。

3. 不纳入国家基本药物目录的药品范围　国家基本药物目录中的药品应当是《中国药典》收载的，国家药品监督管理部门、国家卫生和计划生育委员会公布药品标准的品种。除急救、抢救用药外，独家生产品种纳入国家基本药物目录应当经过单独论证。以下药品不得纳入目录遴选范围：①含有国家濒危野生动植物药材的；②主要用于滋补保健作用，易滥用的；③非临床治疗首选的；④因严重不良反应，国家药品监督管理部门明确规定暂停生产、销售或使用的；⑤违背国家法律、法规，或不符合伦理要求的；⑥国家基本药物工作委员会规定的其他情况。

4. 国家基本药物工作委员会　国家基本药物工作委员会负责协调、解决、制定和实施国家基本药物制度过程中各个环节的相关政策问题，确定国家基本药物制度框架，确定国家基本药物目录遴选和调整的原则、范围、程序和工作方案，审核国家基本药物目录，各有关部门在职责范围内做好国家基本药物遴选调整工作。委员会由国家卫生计生委、国家发展改革委、工业和信息化部、财政部、人力资源与社会保障部、商务部、国家食品药品监管总局、国家中医药局、总后勤部卫生部组成。办公室设在国家卫生计生委，承担国家基本药物工作委员会的日常工作。按照国家基本药物工作委员会确定的原则，国家卫生计生委负责组织建立国家基本药物专家库，报国家基本药物工作委员会审核。专家库主要由医学、药学、药物经济学、医疗保险管理、卫生管理和价格管理等方面专家组成，负责国家基本药物的咨询和评审工作。

5. 制定国家基本药物目录的程序　制定国家基本药物目录的程序：①从国家基本药物专家库中，随机抽取专家成立目录咨询专家组和目录评审专家组，咨询专家不参加目录评审工作，评审专家不参加目录制订的咨询工作；②咨询专家组根据循证医学、药物经济学对纳入遴选范围的药品进行技术评价，提出遴选意见，形成备选目录；③评审专家组对备选目录进行审核投票，形成目录初稿；④将目录初稿征求有关部门意见，修改完善后形成送审稿；⑤送审稿经国家基本药物工作委员会审核后，授权国家卫生计生委发布。

6. 国家基本药物目录的调整　国家基本药物目录遴选调整应当坚持科学、公正、公开、透明。建立健全循证医学、药物经济学评价标准和工作机制，科学合理地制定目录。广泛听取社会各界的意见和建议，接受社会监督。鼓励科研机构、医药企业、社会团体等开展国家基本药物循证医学、药物经济学评价工作。国家基本药物目录在保持数量相对稳定的基础上，实行动态管理，原则上3年调整一次。必要时，经国家基本药物工作委员会审核同意，可适时组织调整。

调整的品种和数量应当根据以下因素确定：①我国基本医疗卫生需求和基本医疗保障水平变化；②我国疾病谱变化；③药品不良反应监测评价；④国家基本药物应用情况监测和评估；⑤已上市药品循证医学、药物经济学评价；⑥国家基本药物工作委员会规定的其他情况。其中，调出国家基本药物目录的品种应具有以下情形：①药品标准被取消的；②国家药品监督管理部门撤销其药品批准证明文件的；③发生严重不良反应的；④根据药物经济学评价，可被风险效益比或成本效益比更优的品种所替代的；⑤国家基本药物工作委员会认为应当调出的其他情形。我国历版国家基本药物目录见表2-1。

表2-1　我国历版国家基本药物目录

发布（调整）时间	西药（包括化学药品和生物制品）	中成药	总计
1982年	278种	—	278种
1996年	699种	1699种	2398种
1998年	740种	1333种	2073种
2000年	770种	1249种	2019种
2002年	759种	1242种	2001种
2004年	773种	1260种	2033种
2009年	205种	102种	307种
2012年	317种	203种	520种

（备注：2009版和2012版还包含中药饮片，中药饮片的基本药物管理暂按国务院有关部门关于中药饮片定价、采购、配送、使用和基本医疗保险给付等政策规定执行。）

（四）基本药物的生产、流通管理

在政府宏观调控下充分发挥市场机制作用，规范基本药物的生产流通，完善医药产业政策和行业发展规划，推动医药企业提高自主创新能力和医药产业结构优化升级，发展药品现代物流和连锁经营，促进药品生产企业、流通企业的整合。

1. 招标采购　政府举办的医疗卫生机构使用的基本药物，由省级人民政府指定以政府为主导的药品集中采购相关机构按《招标投标法》和《政府采购法》的有关规定，实行省级集中网上公开招标采购。药品招标采购要坚持“质量优先、价格合理”的原则，坚持全国统一市场，不同地区、不同所有制企业平等参与、公平竞争。充分依托现有资源，逐步形成全国基本药物集中采购信息网络。参与投标的基本药物生产、经营企业资格条件由各地结合企业的产品质量、服务和保障能力制定。由招标选择的药品生产企业、具有现代物流能力的药品经营企业或具备条件的其他企业统一配送。药品配送费用经招标确定。其他医疗机构和零售药店基本药物采购方式由各地确定。

2. 定点生产　完善国家药品储备制度，确保临床必需、不可替代、用量不确定、企业不常生产的基本药物生产供应。对用量小、临床必需的基本药物可通过招标采取定点生产等方式确保供应，对定点生产品种各地不再单独进行基本药物招标。截至 2015 年，国家工业和信息化部确定了去乙酰毛花苷注射液、盐酸洛贝林注射液、盐酸多巴酚丁胺注射液、甲巯咪唑片四个品种的定点生产。

3. 购销合同　加强基本药物购销合同管理。生产企业、经营企业和医疗卫生机构按照《合同法》等规定，根据集中采购结果签订合同，履行药品购销合同规定的责任和义务。合同中应明确品种、规格、数量、价格、回款时间、履约方式、违约责任等内容。各级卫生行政部门要会同有关部门督促检查。

（五）基本药物的价格管理

国家发展与改革委员会制定基本药物全国零售指导价格。制定零售指导价格要加强成本调查监审和招标价格等市场购销价格及配送费用的监测，在保持生产企业合理盈利的基础上，压缩不合理营销费用。在国家零售指导价格规定的幅度内，省级人民政府根据招标形成的统一采购价格、配送费用及药品加成政策确定本地区政府举办的医疗卫生机构基本药物具体零售价格。基本药物零售指导价格原则上按药品通用名称制定公布，不区分具体生产经营企业。实行基本药物制度的县（市、区），政府举办的基层医疗卫生机构配备使用的基本药物实行零差率销售。

（六）基本药物的使用管理

政府举办的基层医疗卫生机构全部配备和使用国家基本药物。在建立国家基本药物制度的初期，政府举办的基层医疗卫生机构确需配备、使用非目录药品，暂由省级人民政府统一确定，并报国家基本药物工作委员会备案。配备使用的非目录药品执行国家基本药物制度相关政策和规定。其他各类医疗机构也要将基本药物作为首选药物并达到一定使用比例，具体使用比例由卫生行政部门确定。

医疗机构要按照国家基本药物临床应用指南和基本药物处方集，加强合理用药管理，确保规范使用基本药物。政府举办的基层医疗卫生机构增加使用非目录药品品种数量，应坚持防治必需、结合当地财政承受能力和基本医疗保障水平从严掌握。具体品种由省级卫生行政部门会同发展改革（价格）、工业和信息化、财政、人力资源社会保障、食品药品监管、中医药等部门组织专家论证，从国家基本医疗保险药品目录（甲类）范围内选择，确因地方特殊疾病治疗必需的，也可从目录（乙类）中选择。增加药品应是多家企业生产品种。民族自治区内政府举办的基层医疗卫生机构配备使用国家基本药物目录以外的民族药，由自治区人民政府制定相应管理办法。

（七）基本药物的报销

基本药物全部纳入基本医疗保障药品报销目录，报销比例明显高于非基本药物。

（八）基本药物的监测评价

加强基本药物质量安全监管。完善基本药物生产、配送质量规范，对基本药物定期进行质量抽检，并向社会及时公布抽检结果。加强和完善基本药物不良反应监测，建立健全药品安全预警和应急处置机制，完善药品召回管理制度，保证用药安全。

加强基本药物制度绩效评估。统筹利用现有资源，完善基本药物采购、配送、使用、价格和报销信息管理系统，充分发挥行政监督、技术监督和社会监督的作用，对基本药物制度实施情况进行绩效评估，发布监测评估报告等相关信息，促进基本药物制度不断完善。

二、医疗保障用药管理

为减少人们因疾病所致的医疗费用产生的经济负担、降低疾病风险，我国通过立法，强制性地推行由国家、单位和个人共同缴费的社会医疗保险制度。目前我国社会医疗保险制度主要包括城镇职工基本医疗保险制度、城镇居民基本医疗保险制度和新型农村合作医疗制度。

（一）医疗保险目录药品

1. 城镇职工基本医疗保险目录药品　1999年，人力资源和社会保障部会同财政部、原卫生部等七部委联合下发《城镇职工基本医疗保险用药范围管理暂行办法》，建立了城镇职工医疗保险制度。随后人力资源和社会保障部于2000年制定了第1版《国家基本医疗保险药品目录》。2005年进行了第一次修订，2009年将险种适用范围也扩大到工伤保险和生育保险，颁发了2009年版《国家基本医疗保险、工伤保险和生育保险药品目录》（简称《医疗保险药品目录》）。2009版国家医保目录，共有西药和中成药品种2151个。西药部分共有药品1164个，中成药部分共有药品987个。

根据基本医疗保险支付药品费用的范围和标准，结合我国各地的经济发展程度和医疗费用支出水平，《医疗保险药品目录》中药品目录分为甲类目录和乙类目录。甲类目录药品是临床治疗必须，使用广泛，疗效好，同类药物中价格低的药物，在全国范围内一致，各地医疗保险行政管理部门不得调整。在疾病诊治过程中，患者使用甲类目录药品产生的费用全部纳入医疗保险支付基数。2009年，将《国家基本药物目录》的药品全部纳入《医疗保险药品目录》甲类目录。乙类目录药品是可供临床治疗选择，疗效好，在同类药物中比甲类目录药品价格高的药物，各地可根据当地经济水平和用药习惯，进行适当调整，但增减药品之和控制在15%。使用乙类目录药品产生的费用先由参保人自付一定比例费用后，再纳入医疗保险支付基数按各地规定报销比例给予支付。

2. 城镇居民基本医疗保险目录药品　城镇居民基本医疗保险用药范围在国家和省（区、市）《基本医疗保险和工伤保险药品目录》的基础上，进行适当调整、合理确定。把国家《基本医疗保险和工伤保险药品目录》甲类目录药品全部纳入城镇居民基本医疗保险基金的支付范围。国家根据儿童用药的特点，按照“临床必需、安全有效、价格合理、使用方便、兼顾中西药”的原则，适当增加儿童用药的品种及剂型。

3. 新型农村合作医疗目录药品　由于我国区域经济发展不平衡，各地新农合筹资水平、医疗服务能力、农民经济承受能力差异较大，各省（区、市）结合实际，调整和制订全省（区、市）统一的新农合报销药物目录，不能简单套用城镇职工医疗保险报销药品目录。新农合报销药物目录分为县（及以上）、乡、村三级，分别供县（及以上）、乡、村级新农合定点医疗机构参照使用。

县级（及以上）新农合报销药物目录要包含全部国家基本药物目录，并能基本满足诊治疑难重症的需要；乡级新农合报销药物目录以国家基本药物目录（基层部分）为主体，可根据当地突出健康需求和新农合基金支付能力适当增加，增加的药品从本省（区、市）县级（及以上）新农合报销药物目录内选择。农村基层医疗卫生机构的药品配备使用，按《关于建立国家基本药物制度的实施意见》执行。村级新农合报销药物目录使用国家基本药物目录（基层部分），如地方根据实际确需增加民族药或地方特殊疾病用药，经省级卫生行政部门批准，可适当增加相应药物品种。

（二）定点零售药店

为规范医疗保险制度的实施，有效控制医疗费用增长，城镇居民基本医疗保险和城镇职工医疗保险实行定点医疗机构和定点零售药店管理。定点零售药店，是指经统筹地区劳动保障行政部门审查，并经社会保险经办机构确定的，为城镇职工基本医疗保险参保人员提供处方外配服务的零售药店。处方外配是指参保人员持定点医疗机构处方，在定点零售药店购药的行为。外配处方必须由定点医疗机构医师开具，有医师签名和定点医疗机构盖章。处方要有药师审核签字，并保存2年以上备查。

为保证基本医疗保险用药的品种和质量，引入竞争机制，合理控制药品服务成本，方便参保人员就医后购药和便于管理，定点零售药店应具有以下条件：①持有《药品经营许可证》和《营业执照》，经药品监督管理部门年检合格；②遵守《药品管理法》及有关法规，有健全和完善的药品质量保证制度，能确保供药安全、有效和服务质量；③严格执行国家、省（自治区、直辖市）规定的药品价格政策，经物价部门监督检查合格；④具备及时供应基本医疗保险用药、24小时提供服务的能力；⑤能保证营业时间内至少有1名药师在岗，营业人员需经地级以上药品监督管理部门培训合格；⑥严格执行城镇职工基本医疗保险制度有关政策规定，有规范的内部管理制度，配备必要的管理人员和设备。

第五节　药品分类管理制度

一、药品分类管理概况

（一）药品分类管理的发展历程

20世纪50～60年代，出于用药安全和对毒性、成瘾性药品销售及使用进行管理的需要，西方发达国家已开始将药品分为处方药和非处方药两类，即实行药品分类管理制度。20世纪80年代初，WHO开始向其他国家推行这一管理模式。目前，已有100多个国家和地区对药品实行了分类管理。

我国在实行药品分类管理以前，医院药房销售的药品都需要处方，而社会药店除了对麻醉药品、精神药品、医疗用毒性药品、放射性药品和戒毒药品的销售有特殊限制外，包括抗生素、注射剂、大输液等在内的其他药品基本处于自由销售状态，使得药品滥用、群体耐药性增加等现象无法得到有效限制，消费者用药存在严重的安全隐患。为了防止药品滥用、保障用药安全，自1995年我国开始探索药品分类管理工作，1997年1月《中共中央、国务院关于卫生改革与发展的决定》提出了国家建立和完善药品分类管理制度；1999年下半年开始药品分类管理试点工作，并先后颁布了《处方药与非处方药分类管理办法（试行）》（2000年1月施行）和《处方药与非处方药流通管理暂行规定》《药品流通监督管理办法（暂行）》等对处方药和非处方药生产、流通和使用等作出了详细要求；2001年修订的《药品管理法》规定国家对药品实行处方药和非处方药分类管理制度。2011年《中国非处方药行业发展蓝皮书》显示从2000年至2010年，我国正式施行药品分类管理的十年间，非处方药（OTC）市场有了快速的发展。我国的药品分类管理制度逐步走向完善，药品分类管理工作正在有计划、有步骤的推行。

（二）药品分类管理基本概念

1. 药品分类管理　药品分类管理是国际通行的管理办法。它是根据药品的安全性，依其品种、规格、适应证、剂量及给药途径等的不同，将药品分为处方药和非处方药，并作出相应的生产、经营、使用、广告等方面的管理规定。

2. 处方药　处方药（prescription drugs）是指凭执业医师或执业助理医师的处方方可购买、调配和使用的药品。处方药一般有如下特点：①患者难以正确掌握其使用剂量和使用方法；②患者自身难以完成给药，无法达到治疗目的。因此，患者只有就诊后，由医生开具处方，并在医务人员的指导、监控下使用，才能保证用药的安全和有效。新药和列入国家特殊管理的药品基本都是处方药。

3. 非处方药　非处方药（over-the-counter drugs，OTC drugs）是指由国家药品监督管理部门公布的，不需要凭执业医师或执业助理医师处方，消费者自行判断、购买和使用的药品。根据药品的安全性又将非处方药分为甲、乙两类。甲类非处方药必须在具有《药品经营许可证》的药品零售企业出售；乙类非处方药经审批后，可以在其他商业企业（商场、超市、宾馆等）经营。非处方药主要有以下特点：①安全性高，正常使用时无严重不良反应或其他严重的有害的相互作用；②疗效确切，使用时患者可以觉察治疗效果；③在规定条件下质量稳定；④使用方便，使用时不需要医务人员的指导、监控和操作，可由患者自行选用。

处方药和非处方药不是药品本质的属性，只是管理上的界定。无论是处方药还是非处方药，都是药品监督管理部门批准的合法药品。非处方药也是药品，具有药品的各种属性，虽然安全性较高，但并非绝对的“保险药”。

（三）药品分类管理的目的及意义

实行处方药与非处方药分类管理的目的在于一方面有效地加强对处方药的监督管理，防止消费者因自我行为不当导致滥用药物和危害健康；另一方面，通过规范对非处方药的管理，引导消费者科学、合理地进行自我保健。

其意义主要表现在：

（1）保证公众用药安全有效、方便及时：一方面对安全性大的药品实行非处方药管理，有利于增强人们的自我药疗、自我保健意识；另一方面对不适于自我药疗的品种实行处方管理，在医师的监督下使用，有利于减少药品滥用，提高医疗质量。

(2) 合理分配医疗资源，降低医疗费用：政府可依照药品分类情况，按照医疗费用“大病统筹，小病自负”的原则规定报销和不可报销的药品品种。消费者随着生活水平的提高，自我保健、自我药疗意识也不断增强，“大病去医院，小病进药店”的观念日益深入人心，自我判断、购买和使用非处方药大大节约了诊疗费用和治疗时间。

二、药品分类管理的具体措施

目前，关于药品分类管理主要依据《非处方药专有标识管理规定》(暂行)、《处方药与非处方药分类管理办法》(试行)、《处方药与非处方药流通管理暂行规定》及《关于开展处方药与非处方药转换评价工作的通知》。此外，2007 年颁布的《药品流通监督管理办法》也作了相关的具体规定。

(一) 目录管理

1. 非处方药　国家药品监督管理部门组织遴选和公布非处方药目录，并对目录中的药品进行监测和评价，根据临床安全信息，对目录中存在不安全隐患或不适宜按非处方药管理的品种进行调整，及时转换为处方药后按处方药管理。

非处方药目录的遴选原则主要有：

(1) 应用安全：药品不会导致严重的不良反应，如致畸、致癌、致出生缺陷、致死、危及生命以及导致住院等；不产生药物依赖性；无潜在毒性不易引起蓄积中毒；不良反应发生率低甚至程度轻微，有的基本无不良反应。中成药还要求组方合理，无不良相互作用，处方中无“十八反”“十九畏”，重金属限量不超过国内或国外公认标准。

(2) 疗效确切：药品的适应证或功能主治明确，临床作用确切、效果好，不需经常调整剂量，连续使用不引起耐药性。

(3) 质量稳定：药品质量可控，在规定条件下性质稳定。

(4) 使用方便：用药时不需做特殊检查和试验，以口服、外用、吸入等剂型为主。

2. 处方药　我国目前没有制定处方药目录，但规定了零售药店不得经营的 9 大类药品种类和必须凭处方销售的 10 大类药品种类。具体为：

零售药店不得经营的 9 大类药品种类为：①麻醉药品；②第一类精神药品；③放射性药品；④终止妊娠药品；⑤蛋白同化制剂；⑥肽类激素（胰岛素除外）；⑦药品类易制毒化学品；⑧疫苗；⑨我国法律法规规定的其他药品零售企业不得经营的药品。

零售药店必须凭处方销售的 10 大类药品种类为：①注射剂；②医疗用毒性药品；③第二类精神药品；④九大不得经营的药品以外其他按兴奋剂管理的药品；⑤精神障碍治疗药（抗精神病、抗焦虑、抗躁狂、抗抑郁药）；⑥抗病毒药（逆转录酶抑制剂和蛋白酶抑制剂）；⑦肿瘤治疗药；⑧含麻醉药品的复方口服液和曲马多制剂；⑨未列入非处方药目录的抗菌药和激素；⑩其他必须凭处方销售的药品。

(二) 专有标识管理

1. 非处方药　非处方药的包装和说明书上必须印有规定的非处方药专有标识，未印有专有标识的非处方药一律不准出厂。我国非处方药专有标识图案为椭圆形背景下三个英文字母“OTC”，这也是国际上对非处方药的习惯称谓。非处方药专有标识的图案分为红色和绿色，红色用于甲类非处方药，绿色用于乙类非处方药和用作指南性标识。使用非处方药专有标识时，药品的使用说明书和大包装可以单色印刷，标签和其他包装必须按国家药品监督管理部门公布的色标要求印刷。单色印刷时，标识下方必须标示“甲类”或“乙类”字样。专有标识和标签、说明书必须一体化印刷，其大小可根据实际需要设定，但必须醒目、清晰，并按照规定的坐标比例（30∶14）使用。具体标识图案见第六节。

2. 处方药　我国实行特殊管理的药品（麻醉药品、精神药品、医疗用毒性药品和放射性药品）一般属于处方药，其标签和说明书上必须印有规定的标识。

（三）生产、批发管理

处方药和非处方药生产、批发企业必须具有《药品生产许可证》《药品经营许可证》，必须按有关规定向具有合法经营资格的药品零售企业和医疗机构销售，并按规定保存销售记录备查。生产企业必须将相应的警示语或忠告语醒目地印制在药品包装或药品说明书上，其忠告语分别为“凭医师处方销售、购买和使用”和“请仔细阅读药品使用说明书并按说明使用或在药师指导下购买和使用”。

每个销售基本单元包装必须附有说明书。非处方药标签和说明书的文字表述应当科学、规范、准确，容易理解，便于患者自行判断、选择和使用。说明书的内容应按相关规定印刷。

药品生产、批发企业不得以任何方式直接向病患者推荐、销售处方药。

（四）零售管理

1. 零售药店

（1）销售处方药的零售药店必须配备执业药师审核处方，《药品经营许可证》、执业药师或药师证书应悬挂在醒目、易见的地方。执业药师或药师应佩戴标明其姓名、技术职称等内容的胸卡。执业药师或药师不在岗时，应当挂牌告知，并停止销售处方药和甲类非处方药。

（2）处方药、非处方药应当分柜摆放。不得采用有奖销售、附赠药品或礼品等方式销售处方药。

（3）处方药不得采用开架自选的销售方式，必须凭执业医师或执业助理医师的处方销售、购买和使用。执业药师或药师必须对医师处方进行审核、签字后，依据处方正确调配、销售药品。处方必须留存2年以上备查。

2. 普通商业企业

（1）普通商业企业不得销售处方药和甲类非处方药。在药品零售网点不足的地区，符合条件的普通商业企业经地市级以上药品监督管理部门审查、批准、登记，颁发乙类非处方药准销标志，可以销售乙类非处方药。其销售人员和相关管理人员须经专业培训，由省级以上药品监督管理部门或其授权的药品监督管理部门考核、合格后持证上岗。

（2）普通商业企业必须从具有《药品经营许可证》《药品生产许可证》的药品批发、生产企业采购乙类非处方药，并按规定保存采购记录备查。

（3）连锁超市销售的乙类非处方药必须由连锁总部统一从合法供应渠道和供应商采购、配送，分店不得单独采购。总部必须配备与经营药品和经营规模相适应的仓储条件，至少配备1名药师以上技术职称的药学技术人员，负责进货质量验收及日常质量管理工作。

（五）广告管理

处方药只允许在国务院卫生行政部门和国家药品监督管理部门共同指定的医学、药学专业刊物上介绍，不得在大众传播媒介进行广告宣传。

仅宣传非处方药药品名称（包括通用名、商品名）的无须经过审查批准，宣传除药品名称以外的内容的必须申请广告批准文号。非处方药经批准可在大众媒介上进行广告宣传，但不得在儿童类节目或刊物上发布广告。

三、“双跨”药品的管理

1.“双跨”药品的界定　有些药品根据其适应证、剂量和疗程的不同，既可以作为处方药，又可以作为非处方药，这种具有双重身份的药品就是“双跨”药品。这类药品的部分适应证适合患者自我判断和自我药疗。于是，在限适应证、限剂量、限规格、限疗程的规定下，将此部分作为 OTC，而患者难以判断的部分则仍作为处方药。

目前我国公布的“双跨”药有 2300 多个品种，包括化学药物约 300 种，中药 2000 多种。其中以消化系统和解热镇痛类药物居多。

2. 管理要求

（1）包装、标签和说明书：由于“双跨”药品既能按处方药管理又能按非处方药管理，因此必须分别使用处方药和非处方药两种标签和说明书，包装颜色也应有明显区别。国家规定为非处方药部分的，必须按照国家公布的 OTC 使用说明书、标签、包装、专有标识进行审核登记、生产上市；而原处方药部分仍按原批准使用的说明书、标签、包装生产和使用，仍作为处方药品。

（2）商品名称：“双跨”药品不论是作为处方药还是非处方药，应当有相同的商品名，且其商品名不得扩大或暗示作为处方药或非处方药的疗效。

（3）销售与广告管理：“双跨”品种的销售和广告分别按照处方药与非处方药进行管理，在药品零售企业陈列药品时，对“双跨”品种应该按专有标识对药品进行分柜摆放。

四、处方药与非处方药转换评价

国家药品监督管理部门对非处方药目录实行动态管理。

（一）处方药转换评价为非处方药

不得申请将处方药转换评价为非处方药的情形有：①监测期内的药品；②用于急救和其他患者不适于自我治疗疾病的药品，如用于肿瘤、青光眼、消化道溃疡、精神病、糖尿病、肝病、肾病、前列腺疾病、免疫性疾病、心脑血管疾病、性传播疾病等的治疗药品；③消费者不便自我使用的药物剂型，如注射剂、埋植剂等剂型；④用药期间需要专业人员进行医学监护或指导的药品；⑤需要在特殊条件下保存的药品；⑥作用于全身的抗菌药、激素（避孕药除外）；⑦含毒性中药材且不能证明其安全性的药品；⑧原料药、药用辅料、中药材及饮片；⑨国家规定的麻醉药品、精神药品、医疗用毒性药品和放射性药品及其他特殊管理的药品；⑩其他不符合非处方药要求的药品。

（二）非处方药转换评价为处方药

国家药品监督管理部门负责组织对已批准为非处方药品种的监测和评价工作，对存在安全隐患或不适宜按非处方药管理的药品转换为处方药，按处方药管理。

第六节　药包材、药品标识物与广告管理

一、药包材管理

（一）药包材概述

药品生产企业生产的药品和医疗机构配制的制剂所使用的直接接触药品的包装材料和容器，简称“药包材”。为了加强药包材的质量管理，《药品管理法》《中华人民共和国药品管理法实施条例》及2004年7月国家药品监督管理部门颁布的《直接接触药品的包装材料和容器管理办法》（局令第13号），对药包材的质量与管理作出了具体规定。要求药包材必须符合药用要求，符合保障人体健康、安全的标准。药包材的组成配方、原辅料及生产工艺必须与所包装的药品相适应。具体要求包括：①必须按法定标准生产，不符合法定标准的药包材不得生产、销售、使用；②必须无毒，与药品不发生化学作用，不发生组分脱落或迁移至药品当中，必须保证和方便患者安全用药；③必须按照国家对保障人体健康、安全的强制性标准的要求进行使用，不符合强制性国家标准的不得使用等。

（二）药包材标准与注册

1. 药包材标准　药包材国家标准是指国家为了保证药包材质量、确保药包材的质量可控性而制定的质量标准、检验方法等技术要求，是我国药品生产企业使用药包材、药包材生产企业生产药包材和药品监督管理部门检验药包材的法定依据。生产、进口和使用药包材，必须符合药包材国家标准。药包材国家标准由国家药品监督管理部门组织国家药典委员会制定和修订，并由国家药品监督管理部门颁布实施。

2. 药包材注册

（1）国家药品监督管理部门制定注册药包材产品目录，并对目录中的产品实行注册管理。

（2）对于不能确保药品质量的药包材，国家药品监督管理部门公布淘汰的药包材产品目录。

（3）药包材实施注册制度，生产、进口和使用药包材必须注册，未经注册的药包材不得生产、销售、经营和使用。从2001年12月1日起，申请新药、仿制药注册时，申报单位应按规定提供选用药包材的《药包材注册证》或《进口药包材注册证》的复印件、质量标准及稳定性研究资料，在申报药品时一并审批。

二、药品标识物管理

（一）概述

药品包装、标签和说明书统称药品标识物。包装分为内包装和外包装，直接接触药品的包装为内包装，内包装以外的包装统称外包装。标签是指印在或贴在包装上的文字说明。药品说明书是指药品生产企业印制并提供的，包含药理学、毒理学、药效学、医学等药品安全性、有效性重要科学数据和结论的，用以指导临床正确使用药品的技术性

资料。药品标识物主要起着传递药品信息，指导医生、药师、患者合理用药以及保护药品，维护药品正常生产、流通与使用的功能。

为了规范药品说明书和标签的管理，根据《药品管理法》和《药品管理法实施条例》，我国制定了《药品说明书和标签管理规定》（局令第 24 号），并于 2006 年 3 月发布了《关于进一步规范药品名称管理的通知》，对中华人民共和国境内上市销售药品的说明书和标签作出了详细的规定。

（二）标识物管理的总体原则

（1）药品说明书和标签由国家药品监督管理部门予以核准。

（2）供上市销售的最小包装必须附有说明书。包装必须按照规定印有或者贴有标签，不得夹带其他任何介绍或者宣传产品、企业的文字、音像及其他资料。

（3）中华人民共和国境内销售、使用的药品，标识物文字以中文为主并使用规范化汉字。

（4）标志及文字说明，字迹应清晰易辨，标示清楚醒目，不得有印字脱落或粘贴不牢等现象，并不得用粘贴、剪切的方式进行修改或补充。非处方药专有标识应与内外包装一体化印刷，醒目、清晰，并按规定的坐标比例使用，并与处方药严格区别开来。

（5）药品名称必须符合国家药品监督管理部门公布的药品通用名称和商品名称的命名原则，并与药品批准证明文件的相应内容一致。必须使用通用名称，除新的化学结构、新的活性成分的药物，以及持有化合物专利的药品外，其他品种一律不得使用商品名称，商品名称不得有夸大宣传、暗示疗效作用。禁止使用未经注册的商标以及其他未经国家药品监督管理部门批准的药品名称。同一药品生产企业生产的同一药品，成分相同但剂型或规格不同的，应当使用同一商品名称。

（6）同一企业，同一药品的相同规格品种，其包装、标签的格式及颜色必须一致，不得使用不同的商标。同一企业的相同品种如有不同规格，其最小销售单元的包装、标签应明显区别或规格项应明显标注。

（7）发运中药材必须有包装。在每件包装上，必须注明品名、产地、日期、调出单位，并附有质量合格的标志。

（三）药品说明书的管理

药品说明书是新药研究的产物，是新药审批的重要资料，经审核批准的说明书是药品的法定文件，生产和经营企业不得自行更改。药品说明书所标明的适应证或功能主治超出规定范围的，按假药论处。

1. 药品说明书的内容

（1）药品说明书应包含药品安全性、有效性的重要科学数据、结论和信息，用以指导药品使用者安全、有效、合理地使用药品。

（2）药品说明书对疾病名称、药学专业名词、药品名称、临床检验名称和结果的表述，应当采用国家统一颁布或规范的专用词汇，度量衡单位应当符合国家标准的规定。

（3）应当列出全部活性成分或者组方中的全部中药药味。注射剂和非处方药还应当列出所用的全部辅料名称。

（4）药品生产企业应当主动跟踪药品上市后的安全性、有效性情况，需要对药品说明书进行修改的，应当及时提出申请。

（5）药品说明书获准修改后，药品生产企业应当将修改的内容立即通知相关药品经营企业、使用单位及其他部门，并按要求及时使用修改后的说明书和标签。

（6）药品说明书应当充分包含药品不良反应信息，详细注明药品不良反应。根据药品不良反应监测、药品再评价结果等信息，国务院药品监督管理部门也可以要求药品生产企业修改药品说明书。药品生产企业未根据药品上市后的安全性、有效性情况及时修改说明书或者未将药品不良反应在说明书中充分说明的，由此引起的不良后果由该生产企业承担。

另外，国家药品监督管理部门对化学药品非处方药、中成药非处方药、化学药品和治疗用生物制品、中药天然药物处方药和放射性药品等药品说明书的具体格式及内容作出了规定。化学药品和治疗用生物制品说明书格式如图 2-2，中药、天然药物处方药说明书格式如图 2-3。

核准日期（批准药品注册时间）
修改日期（按历次修改的时间顺序逐行书写）

特殊药品、外用药品标识位置

×××（通用名）说明书

请仔细阅读说明书并在医师指导下使用

警示语位置

【药品名称】（drug name）
通用名称：（generic name）
商品名称：（brand name）
英文名称：（English name）
汉语拼音：
【成分】（ingredients）
化学名称：（chemical name）
化学结构式：（chemical structure）
分子式：（molecular formula）
分子量：（molecular weight）
【性状】（description）
【适应证】（indication）
【规格】（strength）
【用法用量】（usage and dosage）
【不良反应】（ADR）
【禁忌】（contraindications）
【注意事项】（note）
【孕妇及哺乳期妇女用药】（use in pregnancy and lactation）
【儿童用药】（use in children）
【老年用药】（use in elderly patient）
【药物相互作用】（drug interaction）
【药物过量】（over dosage）
【临床试验】（clinical trial）
【药理毒理】（pharmacology and toxicology）
【药代动力学】（pharmacokinetics）
【贮藏】（storage）
【包装】（package）
【有效期】（validity date）
【执行标准】
【批准文号】（drug approval number）
【生产企业】（manufacture）

图 2-2　化学药品和治疗用生物制品说明书格式

核准日期和修改日期

特殊药品、外用药品标识位置

×××说明书

请仔细阅读说明书并在医师指导下使用

警示语（位置）

【药品名称】
通用名称：
汉语拼音：
【成分】
【性状】
【功能主治】/【适应证】
【规格】
【用法用量】
【不良反应】
【禁忌】
【注意事项】
【孕妇及哺乳期妇女用药】
【儿童用药】
【老年用药】
【药物相互作用】
【临床试验】
【药理毒理】
【药代动力学】
【贮藏】
【包装】
【有效期】
【执行标准】
【批准文号】
【生产企业】

图 2-3 中药、天然药物处方药说明书格式

2. 说明书的书写

（1）专有标识：麻醉药品、精神药品、医疗用毒性药品、放射性药品等特殊管理的药品、外用药品、非处方药在说明书的右上角印有符合规定的标识。说明书可单色印刷。

（2）警示语的标注：警示语指对药品严重不良反应及潜在的安全性问题的警告，还可以包括药品禁忌、注意事项及剂量过量等需提示用药人群特别注意的事项，有该方面内容的，应当在说明书标题下以醒目的黑体字注明。

（3）药品说明书核准日期和修改日期应当在说明书中醒目标示。

（四）标签的管理

1. 标签内容

（1）药品标签应以说明书为依据，内容不得超出说明书的范围，不得印有暗示疗效、误导使用和不适当宣传产品的文字和标识。不得印刷“××省专销、原装正品、进口原料、驰名商标、专科药品、××监制、××总经销、××总代理”；不得印刷“印刷企业、印刷批次”等与药品使用无关的字样。

（2）内标签应当包含药品通用名称、适应证或者功能主治、规格、用法用量、生产日期、产品批号、有效期、生产企业等内容。因包装尺寸过小无法全部标明上述内容的，至少应当标注药品通用名称、规格、产品批号、有效期等内容。如中药蜜丸的蜡壳至少须标注药品名称。

（3）外标签应当注明药品通用名称、成分、性状、适应证或者功能主治、规格、用法用量、不良反应、禁忌、注意事项、储藏、生产日期、产品批号、有效期、批准文号、生产企业等内容。适应证或者功能主治、用法用量、不良反应、禁忌、注意事项不能全部注明的，应当标出主要内容并注明“详见说明书”字样。

（4）用于运输、贮藏的包装标签，至少应当注明药品通用名称、规格、贮藏、生产日期、产品批号、有效期、批准文号、生产企业，也可以根据需要注明包装数量、运输注意事项或者其他标记等必要内容。

（5）原料药的标签应当注明药品名称、贮藏、生产日期、产品批号、有效期、执行标准、批准文号、生产企业，同时还需注明包装数量以及运输注意事项等必要内容。

（6）中药饮片的包装标签须注明品名、规格、产地、生产企业、产品批号、生产日期，实行批准文号管理的中药饮片还必须注明批准文号。

（7）同一药品生产企业生产的同一药品，药品规格和包装规格均相同的，其标签的内容、格式及颜色必须一致；药品规格或者包装规格不同的，其标签应当明显区别或者规格项明显标注。同一药品生产企业生产的同一药品，分别按处方药与非处方药管理的，两者的包装颜色应当明显区别。

（8）对贮藏有特殊要求的药品，应当在标签的醒目位置注明。

少数品种因特殊情况如设备技术等原因，其内标签印制通用名称、规格、生产批号和有效期确有困难的，药品生产企业可向国家药品监督管理部门提出申请，同意后方可减少标注内容。

2. 药品名称的表达方式

（1）药品通用名称：药品通用名称应当显著、突出，其字体、字号和颜色必须一致，并符合以下要求：①对于横版标签，必须在上三分之一范围内显著位置标出；对于竖版标签，必须在右三分之一范围内显著位置标出；②不得选用草书、篆书等不易识别的字体，不得使用斜体、中空、阴影等形式对字体进行修饰；③字体颜色应当使用黑色或者白色，与相应的浅色或者深色背景形成强烈反差；④除因包装尺寸的限制而无法同行书写的，不得分行书写。

（2）药品商品名称：药品商品名称不得与通用名称同行书写，其字体和颜色不得比通用名称更突出和显著，其字体以单字面积计不得大于通用名称所用字体的二分之一。

（3）注册商标：药品标签使用注册商标的，应当印刷在药品标签的边角，含文字的，其字体以单字面积计不得大于通用名称所用字体的四分之一。

3. 有效期的表达方法　药品标签中的有效期应当按照年、月、日的顺序标注，年份用四位数字表示，月、日各用两位数表示。其具体标注格式为“有效期至××××年××月”或者“有效期至××××年××月××日”；也可以用数字和其他符号表示为“有效期至××××.××.”或者“有效期至××××/××/××”等。预防用生物制品有效期的标注按照国家食品药品监督管理总局批准的注册标准执行，治疗用生物制品有效期的标注自分装日期计算，其他药品有效期的标注自生产日期计算。有效期若标注到日，应当为起算日期对应年月日的前一天，若标注到月，应当为起算月份对应年月的前一月。因为包装尺寸或技术设备等原因，有效期确难以标为“有效期至某年某月”的，可以标注有效期实际期限。如“有效期24个月”。

4. 专有标识　非处方药、外用药以及我国实行特殊管理的处方药品，其标签和说明书上必须印有规定的标识。各类药品的专有标识见图2-4。

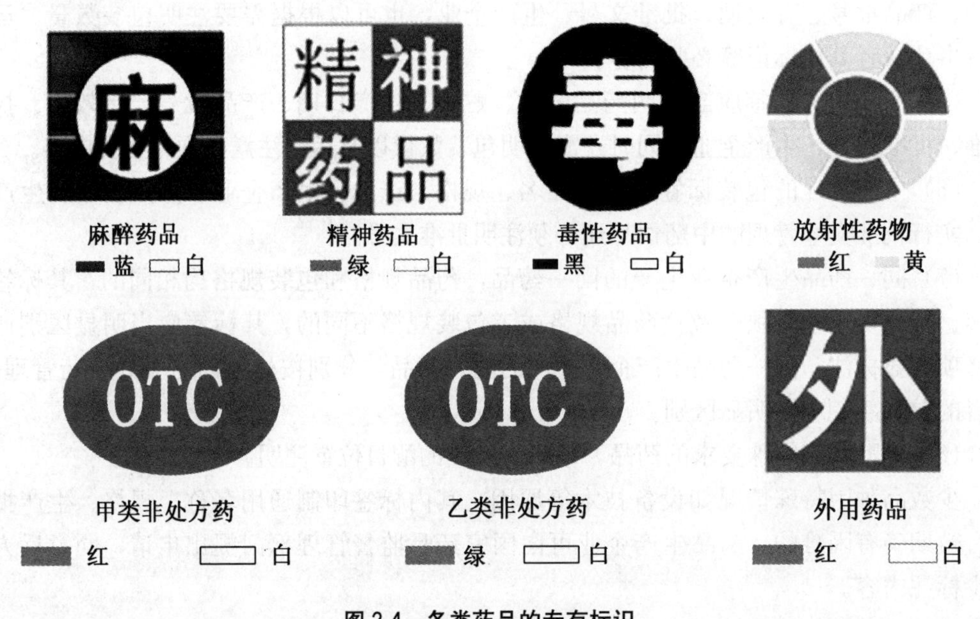

图2-4　各类药品的专有标识

三、药品广告管理

（一）概述

药品广告是药品生产或经营者通过一定的媒介和形式推销药品的信息。《药品管理法》及《药品管理法实施条例》对药品广告作出了明确的规定。为加强药品广告的合法性和真实性管理，国家工商行政管理部门和国家药品监督管理部门分别于2007年发布了《药品广告审查发布标准》和《药品广告审查办法》，主要管理内容如下。

（二）药品广告的审批

根据规定，申请发布药品广告，必须向药品生产企业所在地的省级药品监督管理部门提出申请。申请发布进口药品广告，必须向进口药品代理机构所在地的省级药品监督管理部门提出申请。药品广告须经省（自治区、直辖市）药品监督管理部门批准，并发给药品广告批准文号；未取得药品广告批准文号的，不得发布。药品广告批准文号格式为“X药广审（视，或声、文）第0000000000号”。其中“X”为各省、自治区、直辖市的简称。“0”为由十位数字组成，前六位代表审查年月，后4位代表广告批准序号。“视”“声”“文”代表用于广告媒介形式的分类代号。药品广告批准文号有效期1年。有效期满后继续发布的，应当在期满前两个月向原药品广告审查机关重新提出申请。在药品生产企业所在地和进口药品代理机构所在地以外的省（自治区、直辖市）发布药品广告的，发布广告的企业应当在发布前向发布地省级药品监督管理部门备案。

（三）药品广告的内容与发布

1. 药品广告的内容要求

（1）对药品广告内容的原则性规定：①药品广告内容必须真实、合法，以国家药品监督管理部门批准的说明书为准。②药品广告必须标明药品的通用名称、药品生产批准文号、禁忌证、忠告语、药品广告批准文号、药品生产企业名称及广告主名称。处方药广告的忠告语是“本广告仅供医学药学专业人士阅读”，非处方药广告的忠告语是“请按药品说明书或在药师的指导下购买和使用”。③只出现药品名称的药品广告，必须标明药品的通用名称和药品广告批准文号，不得单独使用商品名称，也不得使用未经批准作为商品名称使用的文字型商标。

（2）对广告内容的禁止性规定：药品广告不得含有虚假的内容，即不得以广告形式对所推销的药品进行欺骗性宣传，从而对患者产生误导。药品广告不得有下列内容：①含有不科学的表示功效的断言或者保证的。②说明治愈率或者有效率的。③与其他药品的功效和安全性比较的。④利用国家机关、医药科研单位、学术机构、医疗机构或者专家、医生、药师和患者的名义和形象作证明的。⑤法律、行政法规禁止的其他内容。

2. 不得发布广告的药品　麻醉药品、精神药品、医疗用毒性药品、放射性药品、医疗机构配制的制剂、军队特需药品，以及国家药品监督管理部门明令停止或禁止生产、销售、使用和试生产的药品不得发布广告。非药品不得有涉及药品的宣传。

（四）药品广告的检查与监督

我国药品广告的监督由药品监督管理部门和工商行政管理部门共同行使，省级药品监督管理部门为药品广告审查机关，县以上工商行政管理部门为广告监督管理机关。省级药品监督管理部门应当对其批准的药品广告进行检查，对于违反规定的广告，应当向广告监督管理机关通报并提出处理建议，广告监督管理机关应当依法作出处理。

学习小结

1. 学习内容

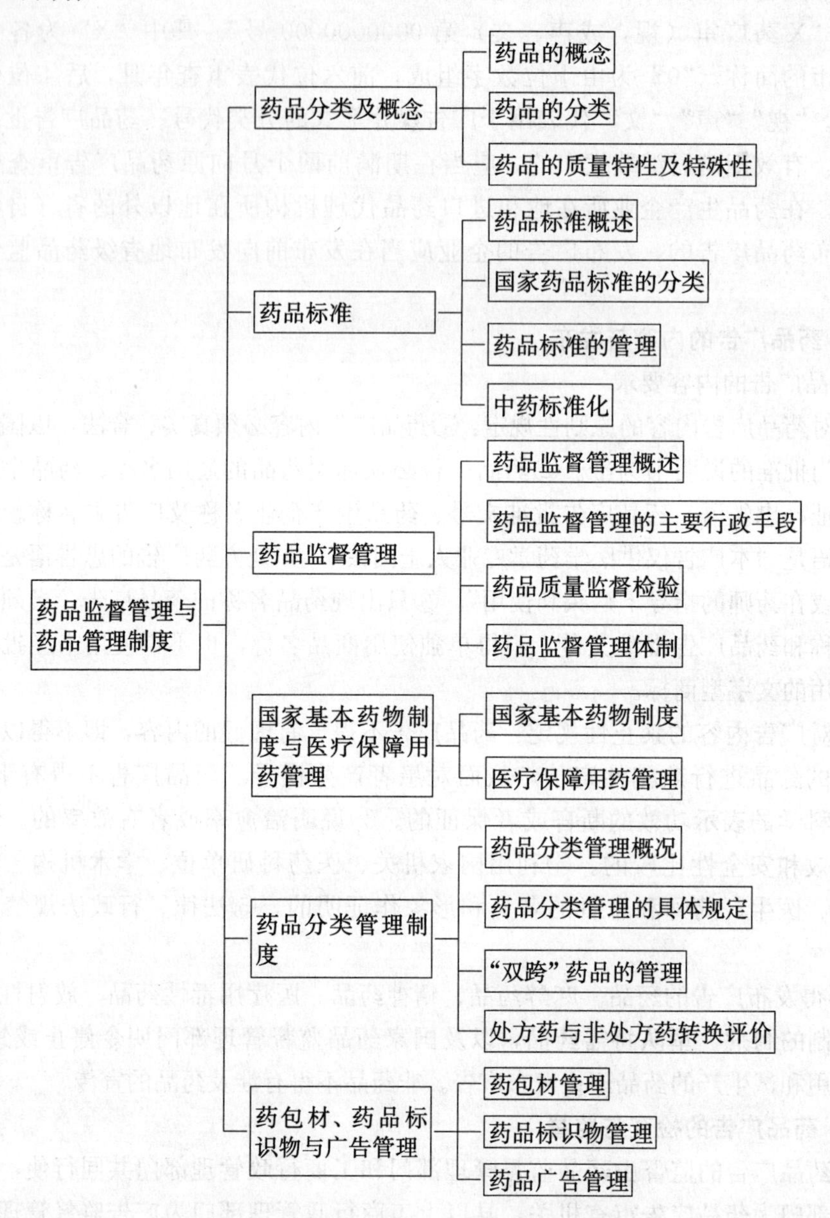

2. 学习方法

本章主要包括六个部分，第一，药品与药品分类。药品的定义、分类和质量特性是本章学习的基础，建议同学掌握。第二，药品标准。由于药品监督管理以药品标准为依据，因此必须掌握药品标准方面的知识。第三，药品监督管理。建议查阅国家药品监督部门的网站，掌握药品监督管理机构与职责等。第四，国家基本药物制度与医疗保障用药。建议从定义出发，重点掌握国家基本药物目录管理、生产管理、流通管理、使用管理和费用保障等方面的具体规定，以及基本医疗保险药品目录与定点零售药店的管理规定。第五，药品分类管理制度。建议掌握处方药与非处方药的定义、分类依据和分类管理的具体规定等内容。第六，药包材、药品标识物管理。建议掌握药包材管理的要点，药品说明书和标签的具体管理规定，以及药品广告的审批和发布要求等知识。

复习思考题

1. 何谓药品？药品的质量特性有哪些？
2. 我国的药品标准主要包括哪些？药品质量监督检验的性质和类型是什么？
3. 我国的药品监督管理机构的主要职能有哪些？
4. 处方药与非处方药分类依据是什么？主要的管理规定有哪些？
5. 国家基本药物生产、经营、使用的监督管理措施有哪些？
6. 我国对药品说明书和标签的具体管理规定是什么？

（李小翚　裴志东）

第三章 药师与职业道德

学习目的

通过本章的学习，使同学们初步掌握药师及执业药师的定义，熟悉药师的类型、执业药师职业道德准则，了解药师的主要职责及职业道德，为今后从事药学实践及服务奠定基础。

学习要点

药师的定义及类型；执业药师的定义；执业药师考试、注册等管理制度；药学职业道德准则。

第一节 药师与中国执业药师制度

一、药师的定义、类别及其职责

药师是医药卫生保健体系中不可或缺的重要组成部分，是保障人们用药合理、安全、有效的关键人员，因此大多数国家都通过立法对药师的资格、药师的职责和权利进行了规范。

（一）药师的定义

在古代，“师”是人们对有一技之长的人的尊称，“药师”最早是人们对专门从事调配、售卖药品的人员的一种称谓。从公元8世纪到21世纪，药师的称谓一直沿用了下来，但随着药学的发展，这一社会角色，已从最初的行业技艺人员，逐渐演变成为现代的职业技术人员。现代社会的药师，是一种关系人们身体健康和生命安全的重要职业。从事这一职业的人，接受过高等药学教育，经过有关部门的考核合格，取得资格，遵循药事法规和职业道德规范，在药学的各个领域从事与药品的生产、经营、使用、科研、检验和管理有关的实践活动。

药师（pharmacist）的定义有狭义与广义之分：广义的药师是指受过高等药学专业教育，经有关部门考核合格后取得资格，从事药学专业技术工作的个人；狭义的药师是指药学专业技术职称系列中的药师（中药师），属于初级职称。

（二）药师的类别

1. 根据专业可分为　西药师、中药师、临床药师。
2. 根据技术职称可分为　主任药师、副主任药师、主管药师、药师。
3. 根据工作领域可分为　科研领域药师、流通领域药师、医疗机构药师等。
4. 根据是否依法注册可分为　药师、执业药师。

（三）药师的职责

无论处于何种药学工作岗位，药师的根本职责都是一样的，即保证所提供药品和药学服务的质量。同时，分布于不同领域的药师，通过发挥不同的岗位功能，履行作为药师的根本职责。

1. 科研领域药师的职责　科研领域药师主要是指医药科研机构、高等医药院校以及药品生产企业新药研发部门中从事新产品、新工艺研究开发工作的药师。科研部门药师仅占药师群体的极少数，但却是推动医药科技水平进步的主要力量。科研部门的药师与其他领域专业科技人员合作，承担药物研究开发的主要任务，主要包括以下几方面：

（1）分析新产品开发方向和前景。

（2）设计、筛选和制备新产品。

（3）通过临床前和临床研究，确定新产品质量，尤其是有效性和安全性。

（4）研究确定新药质量标准。

2. 药品生产企业药师的职责　生产企业药师主要指药品生产企业中直接从事药品生产和质量管理的药师。生产部门药师的主要任务是与其他专业技术人员协作，保证和提高药品质量，主要包括以下几方面：

（1）依据市场需求，制定生产计划，保证药品供应。

（2）保证药品质量：按照《药品管理法》《药品生产质量管理规范》及相关法律规定，制定药品生产操作规程及其他质量控制制度及文件，并严格实施，保证生产合格药品。其次，依据药品标准，检验原料、中间品、半成品、成品，杜绝不合格产品流入下道工序或进入药品市场。

（3）追踪药品上市后的使用信息，及时、妥善处理药品不良反应事件。

3. 流通领域药师的职责　流通领域药师包括药品生产企业市场和销售部门的药师以及在药品经营企业从事药品批发或零售工作的药师。流通领域药师的主要职责包括：

（1）构建药品流通渠道，沟通药品供需环节。

（2）合理储运药品，保持药品在流通过程中的质量。

（3）保持药品流通渠道规范有序，杜绝假、劣药品进入市场。

（4）与医疗专业人员沟通、交流，传递药品信息。

4. 医疗机构药师的职责

（1）调配处方：根据医生处方调配发药是医疗机构药师最常见的日常工作之一。一般来说，调配发药包括以下5个步骤：收方（包括从病人手中接受处方或从病房医护人员处接受处方等）、审查处方、调配处方、复核、发药（包括发给患者或病房护士、交代服用方法或注意事项、答复询问等）。

（2）药品管理：负责药品采购供应、使用与管理药品。

（3）提供专业意见：提供用药信息与药学咨询服务，向公众宣传合理用药知识。

（4）参与临床药学：

1）参与临床药物治疗：开展药学查房，为患者提供药学专业技术服务；参加病例讨论和疑难、危重患者的医疗救治，协同医师做好药物使用遴选，对临床药物治疗提出意见或调整建议，与医师共同对药物治疗负责。

2）开展药物临床应用监测：开展药品质量监测，药品严重不良反应和药品损害的收集、整理、报告等工作，促进药物合理使用。

3）结合临床药物治疗实践，进行药学临床应用研究；开展药物利用评价和药物临床应用研究。

4）参与新药临床试验和新药上市后安全性与有效性监测。

5. 社会药房药师的职责

(1) 供应药品：根据消费者的疾病及意愿供应非处方药，根据医生处方供应处方药。

(2) 指导患者合理用药：药师除了为患者提供销售服务外，还应主动与患者交流，帮助患者分析病因病症，指导其合理选药、用药。

(3) 向患者提供健康保健知识。

(4) 药品管理：协助药店店长把好药品质量关，一切以药品质量为先，参与药品质量验收及分类管理等。

二、中国执业药师制度

1994年3月，人事部、国家医药管理局颁布了《执业药师资格制度暂行规定》，1995年7月，人事部、国家中医药管理局颁布了《执业中药师资格制度暂行规定》，从此我国开始实施执业药师资格制度。1999年4月，人事部、原国家药品监督管理局下发了《人事部、国家药品监督管理局关于修订印发〈执业药师资格制度暂行规定〉和〈执业药师资格考试实施办法〉的通知》，对原有考试管理办法进行了修订，明确执业药师、中药师统称为执业药师。人事部和原国家药品监督管理局共同负责全国执业药师资格制度的政策制定、组织协调、资格考试、注册登记和监督管理工作。

（一）执业药师的定义

执业药师（licensed pharmacist）是指经全国统一考试合格，取得《执业药师资格证书》并经注册登记，在药品生产、经营、使用单位中执业的药学技术人员。

（二）执业药师考试

执业药师资格考试实行全国统一大纲、统一命题、统一组织的考试制度。CFDA负责组织拟定考试科目和考试大纲、编写培训教材、建立试题库及考试命题工作。

1. 考试科目及时间　执业药师资格考试科目包括：药学（中药学）专业知识（一）、药学（中药学）专业知识（二）、药事管理与法规、药学（中药学）综合知识与技能。执业药师资格考试一般每年举行一次，日期为每年10月。考试分四个半天进行，每个科目考试时间为两个半小时。

2. 考试条件要求　凡中华人民共和国公民和获准在我国境内就业的其他国籍的人员具备以下条件之一者，均可申请参加执业药师资格考试：

(1) 取得药学、中药学或相关专业中专学历，从事药学或中药学专业工作满七年。

(2) 取得药学、中药学或相关专业大专学历，从事药学或中药学专业工作满五年。

(3) 取得药学、中药学或相关专业大学本科学历，从事药学或中药学专业工作满三年。

(4) 取得药学、中药学或相关专业第二学士学位、研究生班毕业或取得硕士学位，从事药学或中药学专业工作满一年。

(5) 取得药学、中药学或相关专业博士学位。

按照国家有关规定评聘为高级专业技术职务，并具备下列条件之一者，可免试药学（或中药学）专业知识（一）、药学（或中药学）专业知识（二）两个科目，只参加药事管理与法规、综合知识与技能两个科目的考试。

（1）中药学徒、药学或中药学专业中专毕业，连续从事药学或中药学专业工作满20年。

（2）取得药学、中药学专业或相关专业大专以上学历，连续从事药学或中药学专业工作满15年。

以两年为一个周期，参加全部科目考试的人员须在连续两个考试年度内通过全部科目的考试。参加免试部分科目的人员须在一个考试年度内通过应试科目。

3. 资格证的颁发　执业药师资格考试合格者，由各省、自治区、直辖市人事（职改）部门颁发人事部统一印制的、人事部与CFDA用印的中华人民共和国《执业药师资格证书》，该证书在全国范围内有效。

（三）执业药师的注册

执业药师资格实行注册制度。取得《执业药师资格证书》者，须按规定向所在省（区、市）食品药品监督管理局申请注册。经注册后，方可按照注册的执业类别（药学类、中药学类）、执业范围（药品生产、药品经营、药品使用）从事相应的执业活动。未经注册者，不得以执业药师身份执业。

CFDA为全国执业药师资格注册的管理机构，各省、自治区、直辖市药品监督管理局为注册机构。人事部及各省、自治区、直辖市人事（职改）部门对执业药师注册工作有监督、检查的责任。

1. 申请注册的条件　申请注册者，必须同时具备下列条件：

（1）取得《执业药师资格证书》。

（2）遵纪守法，遵守药师职业道德。

（3）身体健康，能坚持在执业药师岗位工作。

（4）经所在单位考核同意。

2. 注册证的颁发　经批准注册者，由各省、自治区、直辖市食品药品监督管理局在《执业药师资格证书》中的注册情况栏内加盖注册专用印章，同时发给CFDA统一印制的中华人民共和国《执业药师注册证》，并报CFDA备案。

3. 变更注册　执业药师只能在一个省、自治区、直辖市注册，若需变更执业地区、执业范围应及时办理变更注册手续。

4. 再注册　执业药师注册有效期为三年，有效期满前三个月，持证者须到注册机构办理再次注册手续。再次注册者须有参加继续教育的证明。

5. 注销注册　执业药师有下列情形之一的，由所在单位向注册机构办理注销注册手续：

（1）死亡或被宣告失踪的。

（2）受刑事处罚的。

（3）受取消执业资格处分的。

（4）因健康或其他原因不能或不宜从事执业药师业务的。

凡注销注册的，由所在省（区、市）的注册机构向CFDA备案，并由CFDA定期公告。

（四）执业药师的职责

1. 执业药师必须遵守职业道德，忠于职守，以对药品质量负责、保证人民用药安全有效为基本准则。

2. 执业药师必须严格执行《药品管理法》及国家有关药品研究、生产、经营、使用的各项法规及政策。执业药师对违反《药品管理法》及有关法规的行为或决定，有责任提出劝告、制止、拒绝执行并向上级报告。

3. 执业药师在执业范围内负责对药品质量的监督和管理，参与制定、实施药品全面质量管理及对本单位违反规定的处理。

4. 执业药师负责处方的审核及监督调配，提供用药咨询与信息，指导合理用药，开展治疗药物的监测及药品疗效的评价等临床药学工作。

（五）执业药师的继续教育

执业药师必须接受继续教育，需努力钻研业务，不断更新知识，掌握最新医药信息，保持较高的专业水平。

CFDA负责制定执业药师继续教育管理办法，组织拟定、审批继续教育内容。各省、自治区、直辖市食品药品监督管理局负责本地区执业药师继续教育的实施工作。CFDA批准的执业药师培训机构承担执业药师的继续教育工作。

执业药师实行继续教育登记制度。CFDA统一印制《执业药师继续教育登记证书》，执业药师接受继续教育经考核合格后，由培训机构在证书上登记盖章，并以此作为再次注册的依据。

第二节　药学职业道德

一、药学职业道德的特点与作用

（一）职业与职业道德

职业是人们由于特定的社会分工而长期从事的，具有专门业务和特定职责，并以此作为主要生活来源的社会活动。职业道德与社会职业是紧密联系的，职业道德是在职业活动中所应遵循、具有自身职业特征的行为准则，是社会道德原则和规范在职业生活中的补充和具体表现。职业道德既是本行业人员在职业活动中的行为要求，同时又是本行业对社会所承担的道德责任和义务。

（二）药学职业道德的定义

药学职业道德是调整药学工作人员与患者等服务对象之间关系、药学工作人员与社会之间关系和药学工作人员同仁之间关系的行为准则、规范的总和。药学职业道德是职业道德的一种，是一般社会道德在医药领域中的特殊表现，是从事药学科研、生产、经营、使用、教育和管理等的医药工作者的职业道德。

（三）药学职业道德的特点

药学工作直接关系着人民的健康和患者的安危，药学工作人员的服务质量与患者的健康和生命息息相关。因此，药学职业道德作为一种特殊的职业道德，除了具有一般职业道德的特点（爱岗敬业，诚实守信，办事公道，服务群众，奉献社会）之外，还具有自身的特点。高尚的药学职业道德要求药学工作人员具有扎实的药学知识与技能，在药学工作中全心全意为患者服务。同时，药学工作人员还应当具有对社会、对公众、对患者健康的高度责任感和献身精神；关心患者，热忱服务；一视同仁，平等对待；语言亲切，态度和蔼；尊重人格，保护隐私。

（四）药学职业道德的作用

1. 激励 药学职业道德可激励药学工作人员提升对药学职业的认识及职业情感的养成，锻炼职业意志，树立职业理想，形成良好的职业行为和习惯。

2. 促进 药学职业道德在协调医药行业内部关系，完成和树立医药行业新风貌方面有着直接的促进作用。

3. 调节 医药领域涉及工业、农业、商业、行政等诸多方面的外部关系，以及医药行业内部的各种关系，难免会发生某种利害冲突和意见分歧。药学职业道德则可以在思想上、感情上、作风上和行为等方面起到能动的调节作用。

4. 约束 药学职业道德原则和规范都严格地要求药学工作人员在履行自己的职业任务时，应顾大局、讲原则、守信用、公平竞争、诚实待人、廉洁奉公，对于各种歪风邪气有显著的约束作用。

5. 督促和启迪 医药行业需要道德觉悟和专业才能的辩证统一，方能做好本职工作。专业才能是搞好药品生产、经营和药学服务的基础，道德觉悟则是搞好药品生产和医药服务的动力。

二、药学职业道德的基本原则及规范

（一）药学职业道德的基本原则

药学职业道德的基本原则是调整药学工作人员与患者之间、药学工作人员与社会之间、药学工作人员相互之间的关系必须遵循的根本指导原则。药学职业道德的基本原则被概括为“提高药品质量，保证药品安全有效，实行社会主义人道主义，全心全意地为人民健康服务”。

1. 提高药品质量，保证药品安全有效 药品是防病治病，与疾病斗争的武器，药品质量优劣直接关系人民群众的健康，甚至生命安全。所以，药品的研发、生产、流通和使用等全过程，都要有明确而严格的质量监控制度，并对药学人员进行职业道德教育。药学工作人员要不断提高药品质量，以满足人们群众防病治病的需要，因此，还应认识到药品质量也是药品生产企业或药品经营企业繁荣发达的关键。

2. 实行社会主义的人道主义 人道主义是古今中外药学职业道德传统的精华所在，它的核心是尊重人的生命，一视同仁地治愈人的疾病，保障患者身体及心理健康，关心和同情病人的心理与道德观念，从各方面提供和保证优质的药学服务。

3. 全心全意地为人民健康服务 药学职业道德原则要求药学人员应以病人为本，把救死扶伤、防病治病的需要作为一切工作的出发点，不怕劳苦，不计较个人得失，努力做好工作，主动热情地为病人提供有关药学方面的各种服务，对业务技术精益求精，刻苦钻研，不断充实自己，做一名真正“毫不利己、专门利人”全心全意为人民服务的药学人员。

在药学实践过程中，药学工作人员全心全意为人民服务必须处理好如下三个方面的关系：正确处理医药人员与服务对象的关系；正确处理个人利益与集体利益的关系；正确处理德与术的关系。

（二）药学职业道德规范

1. 药学职业道德规范的含义　药学职业道德规范是指药学工作人员在药学工作中应遵守的道德规则和道德标准，是社会对药学工作人员行为基本要求的概括。它是药学职业道德基本原则的具体表现、展开和补充，用以指导人们的言行，协调药学领域中的各种人际关系。药学职业道德规范是判断药学人员行为是非、善恶的标准，是药学人员在药事实践中形成的一定道德关系的反映和概括，也是调整药学人员道德关系和道德规范行为的准则。

2. 药学职业道德规范的具体内容　药学人员的职业活动涉及人民生命健康和生存质量，并逐步形成各种控制与制约，这些控制与制约一部分形成法律、法规，一部分形成药学人员群体共同遵守的行为准则，这种“遵守”主要是自觉地、不断地自我调整来实现的。药学职业道德规范是调整和正确处理药学人员与服务对象之间、药学人员与社会之间以及药学人员之间关系的准则，是药学人员人际关系中的道德要求。

（1）药学工作人员对服务对象的职业道德规范

1）仁爱救人，文明服务：药学工作人员对服务对象一定要有仁爱之心，同情、体贴患者疾苦，对患者及服务对象负责。药学工作就是直接或间接为人们健康服务，服务必须以病人为本，药学领域的一切工作都应始终把病人利益放在首位，时时处处为病人的健康着想，这种高尚的道德观集中体现在保证药品质量、及时满足需要和药品的安全性、有效性、经济性，真诚地全心全意热情主动为病人服务。

2）严谨治学，理明术精：药学工作人员要以科学的“求真”态度对待药学实践活动，任何马虎或弄虚作假的行为不仅会有损科学的尊严，还有可能危害人们的生命健康，造成极为严重的后果。

3）济世为怀，清廉正派：药学工作者在工作中应当坚持原则，抵制各种诱惑，一心一意只为患者的健康服务，做老实事，当老实人，不能利用自身在专业上的优势欺诈患者，谋取私利，这是做一个有良好药学职业道德的人的最低要求。

（2）药学工作人员对社会的职业道德规范

1）坚持公益原则，维护人类健康：药学工作人员在实践中运用自己掌握的知识和技能为患者、服务对象工作的同时，还肩负着对社会公共利益的维护责任。药学工作人员应坚持做到对服务对象负责与对社会负责的高度统一。坚持社会效益和经济效益并重，这是药学职业道德的基本要求。在药品生产、经营、使用活动中既要十分重视合理的经济效益，更要重视社会效益，两者相辅相成，互相促进。

2）宣传医药知识，承担保健职责：药物的应用不仅在于治疗疾病，还特别强调了预防疾病发生的作用。提高人口质量和生命质量已成为医药人员的社会职责，因此，要求医药人员必须自觉向社会宣传医药知识，实现社会公众的合理用药。

（3）药学工作者同仁间的职业道德规范：做好药学工作，发展药学事业，不但要正确处理药学人员与社会、服务对象或病人的关系，同时还应正确处理药学人员之间关系。它包括药学学科各行业之间，同行业之间同级药学人员之间、上下级药学人员的关系，要提倡取长补短、互相学习的良好风气，为发展药学事业而共同奋斗。

1）谦虚谨慎，团结协作：药学工作者要孜孜不倦地钻研业务知识，以谦虚谨慎的态度向同仁学习。同时，谦虚也是团结协作的基础，现代药学已经分化出众多的学科，现代药学工作的开展已经离不开各学科之间的精诚合作，唯有互相支持、紧密合作才能促进药学事业的长足发展。

2）勇于探索创新，献身医药事业：解除人类疾病之痛苦，不断满足广大人民群众日益增长的对健康的需求，不断在科学发展的道路上探索新理论、新技术、新产品是药学工作人员的使命和职责。在科研过程中要全身心地献身于药学科学事业，追求至善至美的境界。

三、药学领域的职业道德要求

（一）药学科研的职业道德要求

药学科研直接涉及人的生命，在研究目的、方法和手段的选择，实验方法的采用，实验的结果及成果应用等方面，都与参与研究的各方面利益密切相关。因此，药学科研的道德要求是药学研究实践中各种利益矛盾的原则、规范的总和。

药学科研的道德要求

（1）忠诚事业，献身药学：忠诚事业，献身药学这是药学科研道德最基本的要求，也是从事药学科研人员在长期的认识、探索过程中形成的一种良好的动机。它体现了药学工作者对人类健康事业的强烈责任感，对药学事业的执着追求和不畏艰难，拼搏奋斗的高贵品质，以及为了药学事业甘愿牺牲个人利益的崇高思想境界。

（2）实事求是，一丝不苟：医药科研要揭示人体生命现象的本质，探寻增进人类健康、战胜疾病的途径与方法，因此，在药学研究中，忠于客观事实，坚持实事求是是每个科研工作者必备的思想品质之一。具体应做到：选题时认真做好可行性论证，量力而行；严格按照科研设计要求，踏踏实实的完成全部研究计划；全面地观察事实，如实地记录每一项科研数据和实验结果，敢于修正错误，坚持真理；对于实验中获得的各种数据、原始材料等，应作出符合实际的总结概括和科学的结论；报道科研成果应实事求是。

（3）尊重同仁，团结协作：现代药学也已经分化出众多的分支学科，具有更广阔的范围和内涵，药学工作离不开各学科和部门之间的精诚合作，这是科研活动方式和科学发展的客观要求。在药学科研合作中，应尊重他人的研究成果，实事求是地对待合作者的贡献，正确处理与合作者的关系，正确评价他人的科学成果；应遵循平等、互利、自愿的原则，集体主义原则，贡献和分配相统一的原则；同时，尊重前人和他人在与自己同一科研领域所付出的劳动和所获得的成果，不能窃为己有。

（4）以德为先，尊重生命：药学科研中的人体试验，动物实验，安乐死药物和基因药物等特殊药物的研究都有可能包含着对人体或动物的某种伤害或潜在危险，因此，从事以上药物研究的工作者都需要遵循一定的道德准则，必须坚持以维护受试者利益为前提，严格遵循人体试验或动物实验的道德规范。

（二）药品生产的职业道德要求

药品生产过程是药品质量形成过程的主要组成部分，是药品质量能否符合预期标准的关键。在生产过程中，药品质量受到人员、机器设备、原辅材料及包装材料、工艺方法、生产环境及管理等多方面因素的影响，而药品生产过程中对药品质量影响最为能动和关键的从业人员的行为规范与约束力需要"道德"这一特殊的规范体系。因此，道德公约，社会舆论，职业道德规范是所有药品生产从业人员行为不可缺少的调节工具。

药品生产的道德要求

(1) 保证生产，社会效益与经济效益并重：药品生产企业要急患者所急，想患者之所想，保证药品的生产和供应，及时为临床和社会提供数量充足的合格药品。

(2) 质量第一，自觉遵守规范：药品具有防病治病和调节人体功能的特殊性，客观上决定了其质量的至关重要性。在药品生产过程中应树立"质量第一"的观念与意识，这是药品生产企业及药品生产人员道德中必不可少的主要成分。药品质量关系到人们生命安全，为保证药品质量，药品生产的全过程必须遵守和执行《药品生产质量管理规范》(GMP)，这既是法律责任，也是道德的根本要求。

(3) 保护环境，保护药品生产者的健康：药品生产的过程中通常会产生废气、废渣及废液。"三废"的处理既影响药品本身的质量又直接关系到环境质量，最终关系到人民群众的健康。因此，环境保护是药品生产企业不可推卸的社会责任，药品生产企业及生产人员应以民众健康为重，保护环境，促进可持续发展，科学合理的处理"三废"。此外，药品生产，尤其是从事高毒性、强污染性及高致敏性等某些有特殊要求的药品生产，往往会对生产操作者的身体健康产生危害。因此，药品生产企业应采取必要的防护措施，保证药品生产者的健康及安全，这既是药品生产者的合法权益，也是药品生产的道德要求。

(4) 规范包装，如实宣传：药品包装应具备保护药物，便于存储和运输，便于使用等功能。药品包装所附说明书应实事求是，并将相应的警示或忠告语印制在药品包装或说明书上。夸大宣传药品的作用、过度包装或只顾经济利益采用劣质包装等行为都是不道德的，也是违法的。

(5) 依法促销，诚信推广：药品广告应严格遵守广告法和有关政策规定，并坚持用社会公共道德和药学职业道德规范来制约广告行为。所有药品的促销策略必须真实合法、准确可信，促销宣传资料应有科学依据。企业可为医师或药师提供专业的药学资料，但不能以经济或物质利益促销。药品广告不得含有不科学的表示功效的断言或者保证，不得利用国家机关、医药科研单位、学术机构或者专家、学者、医师、患者的名义和形象作证明。

中药材生产过程中的道德要求

(1) 中药材生产中的道德要求：中药材的生产环境直接影响中药材的质量。"三废"及农药的不合理使用均会导致中药材污染，进而影响消费者生命健康。因此，在中药材生产中应注意对空气、土壤、水源等环境质量的控制，采用最小有效剂量并选用高效、低毒、低残留农药，以降低农药残留和重金属污染，保护生态环境。同时应注意药用动物的养殖中不得添加激素、类激素等添加剂，饲料及添加剂应无污染。

(2) 中药材采收中的道德要求：中药材有效成分的含量高低会随其不同的入药部位及不同的生产周期而异，因此，应根据产品质量及植物单位面积产量或动物养殖数量，并参考传统采收经验等因素确定适宜的采收时间（包括采收期、采收年限）和方法。道地药材应按传统方法进行加工，如有改动，应提供充分实验数据，不得影响药材质量。

同时，野生或半野生药用动植物的采集应坚持“最大持续产量”原则，应有计划地进行野生抚育、轮采与封育，以利生物的繁衍与资源的更新。只顾经济效益，重产量、轻药效的采收行为，既影响中药材的质量又使有限的社会资源遭到浪费，是极其不道德的行为。

（3）中药材贮藏中的道德要求：中药材的贮藏条件直接影响到中药材的质量。因此，中药材贮藏过程中，必须按各中药材的贮藏要求，严格贮藏条件，这既是确保中药材质量的技术要求，也是中药材贮藏的道德要求。

（三）药品经营的职业道德要求

药品经营是实现药品为消费者服务的中间环节，药品经营应遵循自愿、平等、公平、诚实信用的原则。加强药品经营道德建设对于保证药品质量，改善服务态度，提高服务质量，保护消费者生命安全，促进合理用药具有十分重要的意义。

药品经营的道德要求

（1）规范采购，维护质量：采购供应的目的是为了满足人民防病治病的需要，为此，在药品采购供应中的职业道德尤为重要。确保药品质量，是采购供应的灵魂与核心。药品采购人员在全面审核供货商合法性的基础上，有选择地与质量优信誉好的企业订立采购合同，在必要时，进行深入细致的现场考察。采购的药品要逐一验收，并有完备的验收记录。在库药品应按规定存储，按要求设置温、湿度与色标管理，药品仓库应当具备冷藏、避光、通风、防火、防鼠的设备和措施，并准确发货。

（2）做好安全储运的道德要求：药品运输和储存是药品流通领域的一个重要环节，根据每类药品的性质正确储运对保证药品的质量十分重要，药学职业道德要求药品储运工作做到严谨准确、安全迅速、文明装卸、认真负责。

（3）热情周到，服务客户：药品销售包括生产企业向经营企业的销售，经营企业向医疗机构药房、社会药店向病人的配发或销售。销售人员的道德品质对人民防病治病和用药安全有直接影响。销售工作做到认真负责，主动热情，服务周到，实事求是，讲究信誉，依法销售，这是销售工作的道德原则。

（4）指导用药，做好药学服务：药品零售企业应严格自觉地按照药品分类管理的规定，耐心向患者进行用药指导，若条件许可，可建立私密空间的咨询室或咨询台。同时，注意收集并记录药品不良反应，并按规定上报，做到时时把消费者的利益放在首位。

（四）医院药学的职业道德要求

医院药学既是临床医学的重要组成部分，又是药学研究的新领域。医疗机构药学部门的主要工作包括调剂、制剂、药品供应、药品质量管理、经济管理、药学服务及药品信息管理等。随着现代医药卫生事业的发展，医院药学工作模式已由单纯供应型逐渐向技术服务型转变。

医院药学的道德要求

（1）规范进药，质量第一：医院药品采购要坚持质量第一的原则，按照国家有关规定，从合法有证的单位采购药品，确保药品经营单位的合法性是保证采购药品质量的第一步，也是关键一步。对采购的药品应严格验收制度，检查药品合格证、包装、标签与说明书等，确认药品的合法性。

（2）准确调配，耐心服务：医院调剂人员接方后，应认真仔细审查处方内容，保证准确无误调剂药品。发现有错误处方、不规范处方或有配伍禁忌的处方时，调剂人员要及时请医生更正。如有缺药，不可擅自选药替代。调剂人员发药时要耐心向患者讲明服用方法及注意事项等，语言应通俗易懂，语气亲切。

(3) 指导合理用药，维护患者利益：医疗机构药师应始终以患者为本，维护患者的利益，真诚主动地为患者提供药学服务；以精湛的专业知识参与临床药学实践，帮助临床医师正确选择药品，指导患者合理用药，解除患者痛苦，维护患者利益。

四、中国执业药师职业道德准则

（一）救死扶伤，不辱使命

执业药师应当将患者及公众的身体健康和生命安全放在首位，以自己的专业知识、技能和良知，尽心、尽职、尽责为患者及公众提供高质量的药品和药学服务。

执业药师应当以救死扶伤、实行人道主义为己任，时刻为患者着想，竭尽全力为患者解除病痛。在患者和公众生命安全存在危险的紧急情况下，为了患者及公众的利益，执业药师应当提供必要的药学服务和救助措施。

（二）尊重患者，一视同仁

执业药师应当尊重患者或消费者的价值观、知情权、自主权、隐私权，对待患者或消费者应不分年龄、性别、民族、信仰、职业、地位、贫富，一律平等相待。

执业药师在岗期间应按规定着装，佩戴全国统一的执业药师徽记和标明其姓名和执业药师称谓等内容的胸卡，同时，《执业药师注册证》应当悬挂在所执业的药店或药房中醒目易见的地方。执业药师应当言语、举止文明礼貌，热心、耐心、平等对待患者，不得有任何歧视性或其他不道德的行为；应当尊重患者隐私，对在执业过程中知晓的患者隐私，不得无故泄露；应当满足患者的用药咨询需求，提供专业、真实、准确、全面的药学信息，不得在药学专业服务的项目、内容、费用等方面欺骗患者，除非确有正当合法的理由，否则不得拒绝为患者调配处方、提供药品或药学服务。

（三）依法执业，质量第一

执业药师应当遵守药品管理法律、法规，恪守职业道德，依法独立执业，确保药品质量和药学服务质量，科学指导用药，保证公众用药安全、有效、经济、合理。

执业药师应按规定进行注册，参加继续教育，并依法执行药学服务业务；应在合法的药品零售企业、医疗机构从事合法的药学技术活动；不得在执业场所以外从事经营性药品零售业务；不得将自己的《执业药师资格证书》《执业药师注册证》、胸卡交于其他人或机构使用；不得在药品零售企业、医疗机构只挂名而不现场执业；不得同意或授意他人使用自己的名义向公众推销药品或提供药学服务；应当在职在岗，不得同时在两个或两个以上执业范围和执业地区执业，暂时离开执业场所并没有其他执业药师替代时，应当有执业药师暂时离开、暂停关键药学服务业务的告示。

执业药师应当了解药品的性质、功能主治或适应证、作用机制、不良反应、禁忌、药物相互作用、储藏条件及注意事项；应当向患者准确解释药品说明书，并详尽回答患者的用药疑问；应当客观地告知患者使用药品可能出现的不良反应，不得夸大药品的疗效，也不得故意对可能出现的用药风险做不恰当的表述或做虚假承诺。

执业药师应当凭医师处方调配、销售处方药，应对医师处方进行审核，确认处方的合法性与合理性，并签字后依据处方正确调配、销售药品，对处方不得擅自超越法律授权更改或代用，对有配伍、使用禁忌，超剂量的处方，应当拒绝调配、销售，必要时，经处方医师更正或者重新签字，方可调配、销售。执业药师对于患者提出的乙类非处方药选择、使用等问题，以及其他有关药品和健康方面的问题，应当给予热情、耐心、准确、完整地解答。对于病因不明或用药后可能掩盖病情、延误治疗或加重病情的患者，执业药师应向其提出寻求医师诊断、治疗的建议。对于儿童、孕妇、老人等特殊人群使用的药品，或者具有禁忌、严重不良反应或服用不当可能影响疗效甚至危及患者健康和生命安全的药品，在交付药品时，执业药师应当要求患者严格按照药品使用说明书的规定使用药品，并给予明确的口头提醒。

执业药师应当管理所执业机构的药品质量和药学服务质量，依法组织制定、修订并监督实施能够有效保证药品质量和药学服务质量的管理规章和制度；应当依法购进、贮藏药品，保证药品购进渠道、储藏条件合法，保证购进、储藏药品的质量。

执业药师不得调配、推销、分发质量不合格、不符合购进药品验收规定或过期、回收的药品给患者；不应当接受自己不能办理的药学业务，但在紧急情况下为了患者及公众的利益必须提供的药学服务和救助措施除外。执业药师因执业过错给所在执业单位造成损失的，应当依法承担相应的责任。

执业药师应当谨慎保管配药记录，保证其不丢失或毁损，便于查阅；应当恪守独立执业、履行职责的原则，拒绝任何明显危害患者生命安全或身体健康、违反法律或社会伦理道德的购药要求；应当指导、监督和管理其药学技术助理或药学实习生的处方药调配、销售或服务过程；应当关注药品不良反应并注意收集药品不良反应信息，自觉严格执行药品不良反应报告制度。

（四）进德修业，珍视声誉

执业药师应当积极主动接受继续教育，不断学习新知识、新技术，完善和扩充专业知识，关注与执业活动相关的法律法规的变化，加强道德修养，提高专业水平和执业能力；知荣明耻，正直清廉，自觉抵制不道德行为和违法行为，努力维护职业声誉；应当积极参加社会公益活动，深入社区和乡村为城乡居民提供广泛的药品和药学服务，大力宣传和普及安全用药知识和保健知识。

执业药师应当遵守行业竞争规范，公平竞争，自觉维护执业秩序，维护执业药师的职业荣誉和社会形象，不得有下列行为：

1. 以贬低同行的专业能力和水平等方式招揽业务。
2. 以提供或承诺提供回扣等方式承揽业务。
3. 利用新闻媒介或其他手段提供虚假信息或夸大自己的专业能力。
4. 在胸卡上印有各种学术、学历、职称、社会职务以及所获荣誉等。
5. 私自收取回扣、礼物等不正当收入。

执业药师不得并抵制采用有奖销售、附赠药品或礼品销售等销售方式向公众促销药品，干扰、误导购药者的购药行为；不得以牟取自身利益或所在执业单位及其他单位的利益为目的，利用自己的职业声誉和影响以任何形式向公众进行误导性或欺骗性的药品及药学、医疗服务宣传和推荐；不得与药品生产、经营企业及其业务人员、医疗机构及其医师、护理人员等执业相关人员共谋不合法利益，不得利用执业药师身份开展或参与不合法的商业活动；对涉及药学领域内任何成员的不道德或不诚实的行为以及败坏职业荣誉的行为应当进行揭露和抵制。

（五）尊重同仁，密切协作

执业药师应当与同仁和医护人员相互理解，相互信任，以诚相待，密切配合，建立和谐的工作关系，共同为药学事业的发展和人类的健康奉献力量。

执业药师应当尊重同行，同业互助，公平竞争，共同提高执业水平，不应诋毁、损害其他执业药师的威信和声誉；应当加强与医护人员、患者之间的联系，保持良好的沟通、交流与合作，积极参与用药方案的制订、修订过程，提供专业、负责的药学支持；发生责任事故时应分清自己的责任，不得相互推诿。

学习小结

1. 学习内容

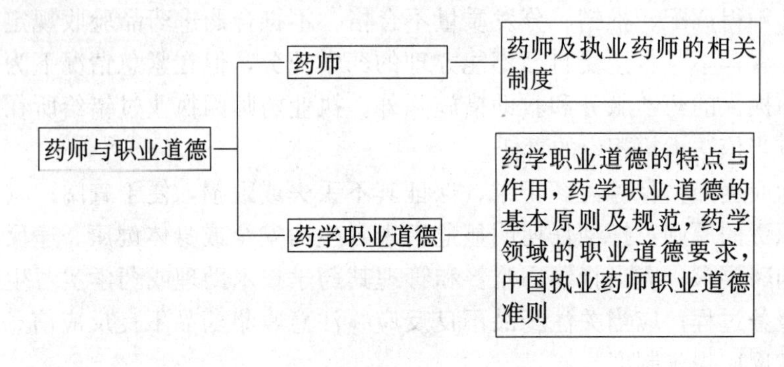

2. 学习方法

本章的学习要注意药师与执业药师的区别及执业药师考试的有关要求。其次了解到在医药行业这一关系民众生命健康的特殊行业中，药学职业道德的重要性及药学各领域对职业道德的要求。

复习思考题

1. 请谈谈药师在不同药事领域的职责。
2. 何谓执业药师？请简述参加执业药师资格考试须满足的条件。
3. 请简述我国药学执业道德规范的具体内容。

（林津晶）

第四章 药品管理立法与中药相关法规

学习目的

通过本章的学习，使同学们在明确药品管理立法相关概念的基础上，了解我国药事管理立法的发展历程和药事管理法律体系的内容，全面掌握我国《药品管理法》及《药品管理法实施条例》的主要内容，特别熟悉我国中药管理法律体系的组成部分及其内容，从而为后续章节的学习奠定整体和宏观基础。

学习要点

药品管理法和药事管理法的概念；我国主要药事管理法律法规；药品生产企业和经营企业的管理规定；医疗机构药剂管理规定；药品管理的规定；假药、劣药的概念和禁止性规定；药品广告管理的规定；违反《药品管理法》及《药品管理法实施条例》应承担的法律责任；中药管理法律体系的组成部分及主要内容。

药品管理立法是药品管理的重要手段，也是一个国家药事管理水平提高的重要标志。本章重点介绍我国以《药品管理法》为核心的药品管理法律法规体系，同时梳理并总结中药管理法律体系的组成部分及其主要内容。

第一节 药品管理立法的概念

一、药品管理法的概念

（一）法的概念

法是由国家制定和认可，反映统治阶级意志，规定人们的权利和义务并由国家强制力保证其实施，具有普遍约束力的社会规范体系。在社会管理领域，法就是通过对人们行为的规范，进而对社会关系进行调整，达到对社会关系和社会秩序的有效控制。

（二）药品管理法与药品管理立法

药品管理法是以药品监督管理为中心，调整药品研制、生产、流通、使用、广告等活动中产生的社会关系的法律规范的总称。

药品管理立法（legislation of pharmacy administration），则是指由特定的国家机关，依据法定的权限和程序，制定、认可、修改、补充和废止药品管理法律规范的活动。药品管理立法既强调立法活动的过程，同时也包含其立法过程的结果，药品管理立法有时可代指药品法律、法规、规章及其他规范性文件的总称，与药品管理法同义。

（三）药品管理法与药事管理法

药品管理法（drug administration law）有广义和狭义之分，广义的药品管理法是指调整药品监督管理、保证药品质量，保障人体用药安全，维护人民身体健康和用药合法权益活动中产生的各种社会关系的法律规范的总称，实践中，广义的药品管理法经常与药事管理法通用，因为药事管理法以药品管理法为核心，药品管理法是药事管理法律体系的基本法；狭义的药事管理法则仅指1984年第六届全国人大常委会第七次会议通过、2001年重新修订的《中华人民共和国药品管理法》(以下简称《药品管理法》)。

药事管理法（pharmacy administration law）则是指由国家制定或认可，并由国家强制力保证实施的，调整与药事相关的各种行为与社会关系的法律规范的总称。药事管理法的含义广泛，主要是指药事管理法律体系（the legal system of pharmacy administration)，包括药事管理的法律、行政法规、规章等规范性法律文件；同时也与具体的药事管理法律如药品管理法等相区别。

二、药事管理法的渊源

法的渊源也称为法的形式，是指法的外部表现形态。任何法都有一定的表现形式，例如以成文法形式表现或以判例法形式表现，以法律形式表现或以行政法规形式表现。我国法的渊源主要是以宪法为核心的各种制定法，包括宪法、法律、行政法规、地方性法规、自治法规、行政规章、经济特区的规范性文件、特别行政区的法律法规、国际条约与国际惯例等。药事管理法在形式上包括宪法、法律、行政法规、地方性法规、部门规章和地方规章等几种形式。这些不同形式的法律文件，依据其制定修改主体及审议颁布程序的不同，具有不同的法律效力等级。

（一）宪法

宪法是国家的根本法，在法的渊源体系中居于最高的核心，具有最高的法律效力，是其他法的立法依据，任何法律法规都不得与宪法相抵触。宪法是我国所有部门法律体系的根本渊源。我国《宪法》第二十一条规定，国家发展医疗卫生事业，发展现代医药和我国传统医药，鼓励和支持农村集体经济组织、国家企业事业组织和街道组织举办各种医疗卫生设施，开展群众性的卫生活动，保护人民健康。这是药事立法最根本的依据。

（二）药事管理法律

药事管理法律是指全国人民代表大会及其常务委员会制定的有关药事管理的规范性法律文件。专门的药事管理法律有《中华人民共和国药品管理法》，涉及有关药事管理内容的其他法律主要有《刑法》《民法》《广告法》《专利法》《禁毒法》等。

（三）药事管理行政法规

药事管理行政法规是指国务院根据宪法和法律制定的关于药事管理活动方面的规范性法律文件，其法律效力低于宪法和法律，主要有《药品管理法实施条例》《麻醉药品和精神药品管理条例》《医疗用毒性药品管理办法》《放射性药品管理办法》《中药品种保护条例》《野生药材资源保护管理条例》等。

（四）药事管理地方性法规

药事管理地方性法规是指具有立法权的地方人民代表大会及其常委会依法制定的适用于本行政区域的药事管理规范性法律文件，其法律地位低于宪法和法律。如《云南省药品监督管理条例》《山东省药品使用条例》等。

（五）药事管理部门规章

药事管理部门规章是指国家药品监督管理部门依据药事管理法律、行政法规以及国家授权制定的有关药事管理活动的规范性法律文件，涵盖了药事活动的各个领域，如《药品注册管理办法》《药品生产质量管理规范》《药品经营质量管理规范》等。此外，原卫生部、国家发展和改革委员会、国家中医药管理局等部门也在其职权范围内颁布了一些药事管理规章，如2011年1月卫生部、国家中医药管理局、总后勤部卫生部联合颁布的《医疗机构药事管理规定》等。

（六）药事管理地方政府规章

药事管理地方政府规章是指具有立法权的地方人民政府，在不与宪法、法律、行政法规相抵触的前提下，根据本行政区域的实际情况依法制定的有关药事管理的规范性文件，例如《浙江省医疗机构药品和医疗器械使用监督管理办法》等。

（七）民族区域自治地方药事管理法规

民族区域自治地方药事管理法规是指民族区域自治地方人民代表大会及其常委会根据宪法、民族区域自治法和其他法律的规定，制定的涉及药事管理单行条例或其他规定，在民族区域自治地方具有法律效力，如《广西壮族自治区药品生产经营管理条例》《玉树藏族自治州藏医药管理条例》等。

（八）国际药事条约

国际药事条约是指我国与外国签订、批准或承认的某些国际条约或协定，如《1961年麻醉品单一公约》《1971年精神药物公约》等，这些条约或协定可以由全国人大常委会批准承认或同外国缔结，国务院也可按照职权范围代表中国政府签署、承认或缔结。

（九）药事管理法律解释

药事管理法律解释是指有权国家机关对法律法规的含义以及在实践中如何应用所作的解释，包括全国人民代表大会及其常委会对《药品管理法》及与药事有关的法律所作的立法解释；国家行政机关在执行法律中对药事管理法律、法规和规章所作的行政解释；国家司法机关对药事管理法律适用问题所作的司法解释，如2014年11月18日最高人民法院、最高人民检察院联合发布的《关于办理危害药品安全刑事案件若干问题的解释》；地方国家机关对地方法规和地方规章所做的地方解释，地方解释只在本行政区域内具有法律效力。

三、药事管理法律体系的概念

（一）法律体系

法律体系的概念有两层含义，一是国家法律体系，即广义的概念，是指一国全部现行法律规范按照一定标准和原则，划分为不同法律部门而形成的内部和谐一致、有机联系的整体；二是专门法律体系，即狭义的概念，即由调整某一领域的法律规范所组成的一个整体，如本节讨论的药事管理法律体系。

（二）药事管理法律体系

药事管理法律体系是指以《药品管理法》和《药品管理法实施条例》为主干，由数量众多的药事管理法律、法规、规章及其他药事管理规范性文件，按照一定的标准、原则、功能和层次组成的相互配合、相互制约的药事法律规范系统。实践中，也常用广义的药品管理法或药事管理法代指药事管理法律体系。

四、我国主要药事管理法律法规

我国药事管理法律体系主要包括药事管理法律、药事管理行政法规、药事管理部门规章、药事管理地方性法规及技术规范等。迄今我国只有一部药事管理的专门法律，即《中华人民共和国药品管理法》，我国药事管理法律体系中最多的是药事管理行政法规和部门规章。

我国2015年现行有效的主要药事管理行政法规见表4-1，主要药事管理部门规章见表4-2。

表4-1　我国主要药事管理行政法规

行政法规名称	施行日期
野生药材资源保护管理条例	1987年12月1日
医疗用毒性药品管理办法	1988年12月27日
放射性药品管理办法	1989年1月13日
中药品种保护条例	1993年1月1日
血液制品管理条例	1996年12月30日
药品管理法实施条例	2002年9月15日
中医药条例	2003年10月1日
反兴奋剂条例	2004年3月1日
麻醉药品和精神药品管理条例	2005年11月1日
易制毒化学品管理条例	2005年11月1日 （2014年7月9日修订）
戒毒条例	2011年6月26日

表4-2　我国主要药事管理部门规章

颁布机关	规章名称	施行日期
人事部、原国家药品监督管理局	执业药师资格制度暂行规定	1999年4月1日
原国家药品监督管理局	处方药与非处方药分类管理办法（试行）	2000年1月1日
	处方药与非处方药流通管理暂行规定	2000年1月1日
	药品行政保护条例实施细则	2000年10月24日
	医疗机构制剂配制质量管理规范（试行）	2001年3月13日
	中药材生产质量管理规范	2002年6月1日
原国家食品药品监督管理局	中药材生产质量管理规范认证管理办法	2003年11月1日
	药物非临床研究质量管理规范	2003年9月1日
	药物临床试验质量管理规范	2003年9月1日
	药品进口管理办法	2004年1月1日
	药品经营许可证管理办法	2004年4月1日

续表

颁布机关	规章名称	施行日期
	国家食品药品监督管理局关于涉及行政审批的行政规章修改、废止、保留的决定	2004年7月1日
	互联网药品信息服务管理办法	2004年7月8日
	生物制品批签发管理办法（试行）	2004年7月13日
	直接接触药品的包装材料和容器管理办法	2004年7月20日
	药品生产监督管理办法	2004年8月5日
	医疗机构制剂配制监督管理办法（试行）	2005年6月1日
	医疗机构制剂注册管理办法（试行）	2005年8月1日
	互联网药品交易服务审批暂行规定	2005年12月1日
	国家食品药品监督管理局药品特别审批程序	2005年11月18日
	进口药材管理办法（试行）	2006年2月1日
	药品说明书和标签管理规定	2006年6月1日
国家中医药管理局、原卫生部	医院中药饮片管理规范	2007年3月20日
原国家食品药品监督管理局	药品流通监督管理办法	2007年5月1日
原卫生部	处方管理办法	2007年5月1日
原国家食品药品监督管理局、国家工商行政管理总局	药品广告审查办法	2007年5月1日
	药品广告审查发布标准	2007年5月1日
原国家食品药品监督管理局	药品注册管理办法	2007年10月1日
	药品召回管理办法	2007年12月10日
原卫生部、国家发改委、财政部、原国家食品药品监督管理局等9部委	国家基本药物目录管理办法（试行）	2009年8月18日
原卫生部	国家基本药物目录（基层医疗卫生机构配备使用部分）	2009年9月21日
	医院处方点评管理规范（试行）	2010年2月10日
	静脉用药集中调配质量管理规范	2010年4月20日
	药品类易制毒化学品管理办法	2010年5月11日
	二、三级综合医院药学部门基本标准（试行）	2010年12月3日
	药品生产质量管理规范（2010年修订）	2011年3月1日
原卫生部、原国家中医药管理局、总后勤部卫生部	医疗机构药事管理规定	2011年3月1日
原卫生部	药品不良反应报告和监测管理办法	2011年7月1日
原国家食品药品监督管理局	药品生产质量管理规范认证管理办法	2011年8月2日
原国家食品药品监督管理局	医疗机构药品监督管理办法（试行）	2011年10月11日
原卫生部	抗菌药物临床应用管理办法	2012年4月24日

续表

颁布机关	规章名称	施行日期
原国家食品药品监督管理局	药品安全“黑名单”管理规定（试行）	2012年10月1日
原卫生部	药品经营质量管理规范	2013年6月1日
CFDA	食品药品行政处罚程序规定	2014年6月1日
	药品委托生产监督管理规定	2014年10月1日
	蛋白同化制剂和肽类激素进出口管理办法	2014年12月1日

第二节　《中华人民共和国药品管理法》及其实施条例概要

一、《药品管理法》的立法历程

我国现代意义上的药品管理立法，始于1911年辛亥革命之后，至今已历经百年的发展变迁，可大体分为三个历史阶段。

（一）药品管理立法的萌芽阶段（1911～1949年）

辛亥革命胜利后，1912年成立的中华民国南京临时政府，在内务部下设卫生司（1928年改设卫生部），主管全国卫生工作，下属第四科主办药政工作，并开始了药品管理立法的尝试，先后发布《药师暂行条例》（1929年）、《管理药商规则》（1929年）、《麻醉药品管理条例》（1929年）、《购用麻醉药品暂行办法》（1935年）、《管理成药规则》（1930年）、《细菌学免疫学制品管理规则》（1937年）和《药师法》（1943年）等药品和药事管理法规，构成了我国最早的药品管理立法的框架和雏形。但由于刚刚起步，这些药品管理法规立法水平均比较低，加之当时政治、经济因素的影响，多流于纸上，在实践中未得到有效施行，并未产生应有的实践效果。

（二）药品管理立法的初创阶段（1949～1983年）

新中国成立后，特别重视药事管理工作，加强了药品管理立法工作。一方面，配合戒烟禁毒工作和清理旧社会遗留下来的伪劣药品问题，原卫生部制定了《关于严禁鸦片烟毒的通令》《关于管理麻醉药品暂行条例的公布令》《关于麻醉药品临时登记处理办法的通令》《关于抗疲劳素药品管理的通知》《关于由资本主义国家进口西药检验管理问题的指示》等一系列行政性规范性文件；另一方面，随着我国制药工业的发展，国家有关部委制订了《关于综合医院药剂科工作制度和各级人员职责》《食用合成染料管理暂行办法》《关于药政管理的若干规定》《管理毒药限制性剧药暂行规定》《关于药品宣传工作的几点意见》《管理中药的暂行管理办法》等一系列加强药品生产管理的规章，药品管理立法水平有了较大提高，奠定了我国早期药品管理法的基础，并在实践中取得了一定的成效。但十年“文化大革命”期间，药政管理工作受到严重破坏，相关药品管理立法工作也基本停滞。

1978年十一届三中全会后，国家各项工作开始重新步入正轨，也开始了法治国家建设的探索与实践。在药品管理立法领域，1978年国务院颁布了新时期第一个纲领性药事管理文件——《药政管理条例（试行）》，原卫生部和其有关部门也颁布了一系列配套行政法规和部门规章，如《麻醉药品管理条例》《新药管理办法（试行）》《卫生部关于医疗用毒药、限制性剧药管理规定》等。这些法规和规章，对于保证药品质量，维护人体用药安全有效，发挥了极大的作用。但同时也存在着执法主体不明确，没有明确的法律责任等问题，使其作用的发挥受到限制。

（三）《药品管理法》的制定、修订和完善阶段（1984 年以后）

鉴于我国医药卫生事业的发展和药品管理立法的相对滞后的矛盾，第六届全国人大常委会从 20 世纪 80 年代初开始酝酿起草药品管理法，几经审议，1984 年 9 月 20 日第六届全国人大常委会第七次会议审议通过了《中华人民共和国药品管理法》（简称《药品管理法》），自 1985 年 7 月 1 日起施行。《药品管理法》是我国第一部全面的、综合性的药品管理法律，是我国药品管理立法历史上的一个里程碑，标志着我国药品管理进入法制化管理阶段。在《药品管理法》实施十几年后，随着我国政治、经济和社会生活的发展变化，在药品管理方面又出现了许多新情况和新问题，也发生了一些新的违法犯罪。原《药品管理法》的有些规定难以适应现实需要，如药品管理法的执法主体发生变化，对有些违法行为处罚过轻，实践中已经改变的药品监管制度需要修改有关法律条文等。为此，20 世纪 90 年代末，《药品管理法》的修订工作提上日程，至 2001 年 2 月 28 日，第九届全国人大常委会第二十次会议审议通过了修订后的《药品管理法》，并于 2001 年 12 月 1 日起施行。2002 年 8 月 14 日，国务院颁布《中华人民共和国药品管理法实施条例》，于 2002 年 9 月 15 日起施行。《药品管理法》的修订和《实施条例》的颁布，是我国药品管理立法又一重大进展，也奠定了加入 WTO 后我国医药产业发展的法律基础。

随着我国市场经济体制的完善，2013 年 12 月、2015 年 4 月第十二届全国人大常委会两次修订《药品管理法》，取消多数药品价格限制，减少工商备案环节，取消不必要的审批手续，减少了对企业的限制，减轻企业负担。

为了保证《药品管理法》的有效实施，国务院又先后制定颁布了《医疗用毒性药品管理办法》《放射性药品管理办法》《麻醉药品和精神药品管理条例》等行政法规，原卫生部、原国家医药管理局、原国家药品监督管理局（SDA）、原国家食品药品监督管理局（SFDA）、国家食品药品监督管理总局（CFDA）等部门也先后发布《药品生产质量管理规范》《药品经营质量管理规范》《药品注册管理办法》等诸多部门规章。同时，各省、自治区、直辖市也相应制定了一系列有关药品管理的地方性法规和规章，我国药品管理法不断完善并逐渐形成了一个具有中国特色的法律法规体系。

二、《药品管理法》的主要内容

（一）立法宗旨与适用范围

1. 立法宗旨　加强药品监督管理，保证药品质量，保障人体用药安全，维护人民身体健康和用药的合法权益。

2. 适用范围　在中华人民共和国境内从事药品的研制、生产、经营、使用和监督管理的单位或者个人，必须遵守《药品管理法》。需要注意的是，在地域上，《药品管理法》不在我国香港、澳门地区施行，而按照其特别行政区基本法的规定执行；而“使用”，仅指医疗机构对患者使用药品，不包括患者个人自己使用药品。

（二）药品生产企业管理

1. 开办药品生产企业应具备的条件　开办药品生产企业应当符合国家制定的药品行业发展规划和产业政策，防止重复建设，并必须具备以下条件：

（1）人员条件：具有依法经过资格认定的药学技术人员、工程技术人员及相应的技术工人。

（2）设施与环境条件：具有与其药品生产相适应的厂房、设施和卫生环境。

（3）质量控制条件：具有能对所生产药品进行质量管理和质量检验的机构、人员以及必要的仪器设备。

（4）规章制度条件：具有保证药品质量的规章制度。

2. 开办药品生产企业的审批　开办药品生产企业，须经企业所在地省级药品监督管理部门批准并发给《药品生产许可证》。无《药品生产许可证》的，不得生产药品。

《药品生产许可证》应当标明有效期和生产范围，到期重新审查发证。

3. 实施药品生产质量控制　药品生产企业必须按照国务院药品监督管理部门制定的《药品生产质量管理规范》组织生产。药品监督管理部门按照规定对药品生产企业是否符合《药品生产质量管理规范》的要求进行认证；对认证合格的，发给认证证书。

4. 药品生产过程行为规则

（1）按批准生产工艺进行生产：除中药饮片的炮制外，药品必须按照国家药品标准和国务院药品监督管理部门批准的生产工艺进行生产，生产记录必须完整准确。药品生产企业改变影响药品质量的生产工艺的，必须报原批准部门审核批准。

中药饮片必须按照国家药品标准炮制；国家药品标准没有规定的，必须按照省、自治区、直辖市人民政府药品监督管理部门制定的炮制规范炮制。

（2）原、辅料要求：生产药品所需的原料、辅料，必须符合药用要求。

（3）质量检验：药品生产企业必须对其生产的药品进行质量检验；不符合国家药品标准或者不按照省、自治区、直辖市人民政府药品监督管理部门制定的中药饮片炮制规范炮制的，不得出厂。

（4）委托生产：经省级药品监督管理部门批准，药品生产企业可以接受委托生产药品。

（三）药品经营企业管理

1. 开办药品经营企业应具备的条件　开办药品经营企业应当遵循合理布局和方便群众购药的原则，并必须具备以下条件：

（1）人员条件：具有依法经过资格认定的药学技术人员；

（2）设施与环境条件：具有与所经营药品相适应的营业场所、设备、仓储设施、卫生环境；

（3）质量控制条件：具有与所经营药品相适应的质量管理机构或者人员；

（4）规章制度条件：具有保证所经营药品质量的规章制度。

2. 开办药品经营企业的审批　开办药品批发企业，须经企业所在地省级药品监督管理部门批准并发给《药品经营许可证》；开办药品零售企业，须经企业所在地县级以上地方药品监督管理部门批准并发给《药品经营许可证》。无《药品经营许可证》的，不得经营药品。

《药品经营许可证》应当标明有效期和经营范围，到期重新审查发证。

3. 实施药品经营质量控制　药品经营企业必须按照国务院药品监督管理部门制定的《药品经营质量管理规范》经营药品。药品监督管理部门按照规定对药品经营企业是否符合《药品经营质量管理规范》的要求进行认证；对认证合格的，发给认证证书。

4. 药品经营过程行为规则

（1）建立进货检查验收制度：药品经营企业购进药品，必须建立并执行进货检查验收制度，验明药品合格证明和其他标识；不符合规定要求的，不得购进。

（2）建立真实完整购销记录：药品经营企业购销药品，必须有真实完整的购销记录。购销记录必须注明药品的通用名称、剂型、规格、批号、有效期、生产厂商、购（销）货单位、购（销）货数量、购销价格、购（销）货日期及国务院药品监督管理部门规定的其他内容。

（3）药品销售和处方调配准确无误：药品经营企业销售药品必须准确无误，并正确说明用法、用量和注意事项；调配处方必须经过核对，对处方所列药品不得擅自更改或者代用。对有配伍禁忌或者超剂量的处方，应当拒绝调配；必要时，经处方医师更正或者重新签字，方可调配。药品经营企业销售中药材，必须标明产地。

（4）制定和执行药品保管制度：药品经营企业必须制定和执行药品保管制度，采取必要的冷藏、防冻、防潮、防虫、防鼠等措施，保证药品质量。药品入库和出库必须执行检查制度。

5. 城乡集贸市场出售药品的规定　城乡集市贸易市场不得出售中药材以外的药品，但持有《药品经营许可证》的药品零售企业在规定的范围内可以在城乡集市贸易市场设点出售中药材以外的药品。

（四）医疗机构药剂管理

1. 医疗机构药学技术人员配备的规定　医疗机构必须配备依法经过资格认定的药学技术人员。非药学技术人员不得直接从事药剂技术工作。

2. 医疗机构配制制剂管理

（1）医疗机构配制制剂的条件：医疗机构配制制剂，必须具有能够保证制剂质量的设施、管理制度、检验仪器和卫生条件。

（2）医疗机构配制制剂的审批：医疗机构配制制剂，须经所在地省级卫生行政部门审核同意，由省级药品监督管理部门批准，发给《医疗机构制剂许可证》。无《医疗机构制剂许可证》的，不得配制制剂。

《医疗机构制剂许可证》应当标明有效期，到期重新审查发证。

（3）医疗机构配制制剂的品种限制：医疗机构配制的制剂，应当是本单位临床需要而市场上没有供应的品种，并须经所在地省级药品监督管理部门批准后方可配制。

（4）医疗机构配制制剂的使用：医疗机构配制的制剂必须按照规定进行质量检验；合格的，凭医师处方在本医疗机构使用。特殊情况下，经国务院或者省级药品监督管理部门批准，医疗机构配制的制剂可以在指定的医疗机构之间调剂使用。医疗机构配制的制剂，不得在市场销售。

3. 医疗机构处方调配管理　医疗机构的药剂人员调配处方，必须经过核对，对处方所列药品不得擅自更改或者代用。对有配伍禁忌或者超剂量的处方，应当拒绝调配；必要时，经处方医师更正或者重新签字，方可调配。

4. 医疗机构药品购进、保管规定　医疗机构购进药品，必须建立并执行进货检查验收制度，验明药品合格证明和其他标识；不符合规定要求的，不得购进和使用。

医疗机构必须制定和执行药品保管制度，采取必要的冷藏、防冻、防潮、防虫、防鼠等措施，保证药品质量。

（五）药品管理

1. 新药研制的审批　研制新药，必须按照国务院药品监督管理部门的规定如实报送研制方法、质量指标、药理及毒理试验结果等有关资料和样品，经国务院药品监督管理部门批准后，方可进行临床试验。

药物的非临床安全性评价研究机构和临床试验机构必须分别执行药物非临床研究质量管理规范、药物临床试验质量管理规范。

完成临床试验并通过审批的新药，由国务院药品监督管理部门批准，发给新药证书。

2. 药品生产的审批　生产新药或者已有国家标准的药品的，须经国务院药品监督管理部门批准，并发给药品批准文号；药品生产企业在取得药品批准文号后，方可生产该药品。但生产没有实施批准文号管理的中药材和中药饮片除外。

3. 药品标准　药品必须符合国家药品标准。中药饮片必须按照国家药品标准炮制；国家药品标准没有规定的，必须按照省级药品监督管理部门制定的炮制规范炮制。

国务院药品监督管理部门颁布的《中国药典》和药品标准为国家药品标准。

国务院药品监督管理部门组织药典委员会，负责国家药品标准的制定和修订。

国务院药品监督管理部门的药品检验机构负责标定国家药品标准品、对照品。

4. 药品审评、再评价与调查　国务院药品监督管理部门组织药学、医学和其他技术人员，对新药进行审评，对已经批准生产的药品进行再评价。

国务院药品监督管理部门对已经批准生产或者进口的药品，应当组织调查；对疗效不确、不良反应大或者其他原因危害人体健康的药品，应当撤销批准文号或者进口药品注册证书。

已被撤销批准文号或者进口药品注册证书的药品，不得生产或者进口、销售和使用；已经生产或者进口的，由当地药品监督管理部门监督销毁或者处理。

5. 药品采购　药品生产企业、药品经营企业和医疗机构必须从具有药品生产、经营资格的企业购进药品；但是，购进没有实施批准文号管理的中药材除外。

6. 药品进出口管理

（1）药品进口管理

1）禁止进口的药品：疗效不确、不良反应大或者其他原因危害人体健康的药品禁止进口。

2）药品进口的审批：药品进口，须经国务院药品监督管理部门组织审查，经审查确认符合质量标准、安全有效的，方可批准进口，并发给进口药品注册证书。

医疗单位临床急需或者个人自用进口的少量药品，按照国家有关规定办理进口手续。

3）药品进口的程序：药品必须从允许药品进口的口岸进口，并由进口药品的企业向口岸所在地药品监督管理部门登记备案。海关凭药品监督管理部门出具的《进口药品通关单》放行。无《进口药品通关单》的，海关不得放行。

口岸所在地药品监督管理部门应当通知药品检验机构按照国务院药品监督管理部门的规定对进口药品进行抽查检验，并依照规定收取检验费。

4）进口药品的检验：国务院药品监督管理部门对下列药品在销售前或者进口时，指定药品检验机构进行检验；检验不合格的，不得销售或者进口：①国务院药品监督管理部门规定的生物制品；②首次在中国销售的药品；③国务院规定的其他药品。

（2）药品出口管理：对国内供应不足的药品，国务院有权限制或者禁止出口。

（3）特殊管理药品的进出口管理：进口、出口麻醉药品和国家规定范围内的精神药品，必须持有国务院药品监督管理部门发给的《进口准许证》或《出口准许证》。

7. 禁止生产、销售假药和劣药　禁止生产（包括配制）、销售假药和劣药。假药和劣药的定义见表 4-3。

表 4-3　假药与劣药的定义与比较

	定　义	论　处
假药	有下列情形之一的，为假药： （1）药品所含成分与国家药品标准规定的成分不符的。 （2）以非药品冒充药品或者以他种药品冒充此种药品的	有下列情形之一的药品，按假药论处： （1）国务院药品监督管理部门规定禁止使用的。 （2）依照本法必须批准而未经批准生产、进口，或者依照本法必须检验而未经检验即销售的。 （3）变质的。 （4）被污染的。 （5）使用依照本法必须取得批准文号而未取得批准文号的原料药生产的。 （6）所标明的适应证或者功能主治超出规定范围的
劣药	药品成分的含量不符合国家药品标准的，为劣药	有下列情形之一的药品，按劣药论处： （1）未标明有效期或者更改有效期的。 （2）不注明或者更改生产批号的。 （3）超过有效期的。 （4）直接接触药品的包装材料和容器未经批准的。 （5）擅自添加着色剂、防腐剂、香料、矫味剂及辅料的。 （6）其他不符合药品标准规定的

8. 药品管理制度

（1）特殊管理药品制度：国家对麻醉药品、精神药品、医疗用毒性药品、放射性药品，实行特殊管理。管理办法由国务院制定。

（2）中药品种保护制度：国家实行中药品种保护制度。具体办法由国务院制定。

（3）处方药与非处方药分类管理制度：国家对药品实行处方药与非处方药分类管理制度。具体办法由国务院制定。

（4）药品储备制度：国家实行药品储备制度。国内发生重大灾情、疫情及其他突发事件时，国务院规定的部门可以紧急调用企业药品。

9. 其他

（1）新发现和从国外引种药材的管理：新发现和从国外引种的药材，经国务院药品监督管理部门审核批准后，方可销售。

（2）药品通用名称：列入国家药品标准的药品名称为药品通用名称。已经作为药品通用名称的，该名称不得作为药品商标使用。

（3）直接接触药品的工作人员健康检查：药品生产企业、药品经营企业和医疗机构直接接触药品的工作人员，必须每年进行健康检查。患有传染病或者其他可能污染药品的疾病的，不得从事直接接触药品的工作。

（六）药品包装管理

1. 药品包装材料　直接接触药品的包装材料和容器，必须符合药用要求，符合保障人体健康、安全的标准，并由药品监督管理部门在审批药品时一并审批；药品生产企业不得使用未经批准的直接接触药品的包装材料和容器；对不合格的直接接触药品的包装材料和容器，由药品监督管理部门责令停止使用。

2. 药品包装　药品包装必须适合药品质量的要求，方便储存、运输和医疗使用。

发运中药材必须有包装。在每件包装上，必须注明品名、产地、日期、调出单位，并附有质量合格的标志。

3. 药品标签、说明书　药品包装必须按照规定印有或者贴有标签并附有说明书。

标签或者说明书上必须注明药品的通用名称、成分、规格、生产企业、批准文号、产品批号、生产日期、有效期、适应证或者功能主治、用法、用量、禁忌、不良反应和注意事项。

麻醉药品、精神药品、医疗用毒性药品、放射性药品、外用药品和非处方药的标签，必须印有规定的标志。

（七）药品价格与广告管理

1. 药品价格管理　依法实行市场调节价的药品，药品的生产企业、经营企业和医疗机构应当按照公平、合理和诚实信用、质价相符的原则制定价格，为用药者提供价格合理的药品。

药品的生产企业、经营企业和医疗机构应当遵守国务院价格主管部门关于药价管理的规定，制定和标明药品零售价格，禁止暴利和损害用药者利益的价格欺诈行为。

医疗机构应当向患者提供所用药品的价格清单；医疗保险定点医疗机构还应当按照规定的办法如实公布其常用药品的价格，加强合理用药的管理。

2. 药品购销中的禁止行为

（1）禁止药品的生产企业、经营企业和医疗机构在药品购销中账外暗中给予、收受回扣或者其他利益；

（2）禁止药品的生产企业、经营企业或者其代理人以任何名义给予使用其药品的医疗机构的负责人、药品采购人员、医师等有关人员以财物或者其他利益；

（3）禁止医疗机构的负责人、药品采购人员、医师等有关人员以任何名义收受药品的生产企业、经营企业或者其代理人给予的财物或者其他利益。

3. 药品广告管理

（1）药品广告的发布：药品广告须经企业所在地省、自治区、直辖市人民政府药品监督管理部门批准，并发给药品广告批准文号；未取得药品广告批准文号的，不得发布。

处方药可以在国务院卫生行政部门和国务院药品监督管理部门共同指定的医学、药学专业刊物上介绍，但不得在大众传播媒介发布广告或者以其他方式进行以公众为对象的广告宣传。

（2）药品广告的内容：药品广告的内容必须真实、合法，以国务院药品监督管理部门批准的说明书为准，不得含有虚假的内容；不得含有不科学的表示功效的断言或者保证；不得利用国家机关、医药科研单位、学术机构或者专家、学者、医师、患者的名义和形象作证明。

非药品广告不得有涉及药品的宣传。

（八）药品监督

1. 药品监督管理机构及其职责

（1）药品监督管理机构：国务院药品监督管理部门主管全国药品监督管理工作，国务院有关部门在各自的职责范围内负责与药品有关的监督管理工作；省级药品监督管理部门负责本行政区域内的药品监督管理工作，省级人民政府有关部门在各自的职责范围内负责与药品有关的监督管理工作。

国务院药品监督管理部门应当配合国务院经济综合主管部门，执行国家制定的药品行业发展规划和产业政策。

（2）药品监督管理部门的职责：①药品监督管理部门有权按照法律、行政法规的规定对报经其审批的药品研制和药品的生产、经营以及医疗机构使用药品的事项进行监督检查，有关单位和个人不得拒绝和隐瞒；②药品监督管理部门根据监督检查的需要，可以对药品质量进行抽查检验；③药品监督管理部门对有证据证明可能危害人体健康的药品及其有关材料可以采取查封、扣押的行政强制措施，并在七日内作出行政处理决定；药品需要检验的，必须自检验报告书发出之日起十五日内作出行政处理决定；④药品监督管理部门应当按照规定，依据《药品生产质量管理规范》《药品经营质量管理规范》，对经其认证合格的药品生产企业、药品经营企业进行认证后的跟踪检查。

（3）药品监督管理部门的义务：①药品监督管理部门进行监督检查时，必须出示证明文件，对监督检查中知悉的被检查人的技术秘密和业务秘密应当保密；②药品监督管理部门对药品质量进行抽查检验，应当按照规定抽样，并不得收取任何费用；③地方人民政府和药品监督管理部门不得以要求实施药品检验、审批等手段限制或者排斥非本地区药品生产企业依照《药品管理法》规定生产的药品进入本地区；④药品监督管理部门不得参与药品生产经营活动，不得以其名义推荐或者监制、监销药品；药品监督管理部门的工作人员不得参与药品生产经营活动。

2. 药品检验机构及其职责、义务　药品监督管理部门设置或者确定的药品检验机构，承担依法实施药品审批和药品质量监督检查所需的药品检验工作。药品生产企业、药品经营企业和医疗机构的药品检验机构或者人员，应当接受当地药品监督管理部门设置的药品检验机构的业务指导。

药品检验机构不得参与药品生产经营活动，不得以其名义推荐或者监制、监销药品；药品检验机构的工作人员不得参与药品生产经营活动。

3. 药品不良反应报告制度　国家实行药品不良反应报告制度。药品生产企业、药品经营企业和医疗机构必须经常考察本单位所生产、经营、使用的药品质量、疗效和反应，发现可能与用药有关的严重不良反应，必须及时向当地省、自治区、直辖市人民政府药品监督管理部门和卫生行政部门报告。

对已确认发生严重不良反应的药品，国务院或者省、自治区、直辖市人民政府的药品监督管理部门可以采取停止生产、销售、使用的紧急控制措施，并应当在五日内组织鉴定，自鉴定结论作出之日起十五日内依法作出行政处理决定。

（九）法律责任

1. 法律责任的概念及种类　法律责任，是指行为人由于自己违法行为、违约行为或者由于法律规定而应承担的某种强制性、否定性的法律后果。

根据行为人违反法律规范的性质和社会危害程度，法律责任分为民事责任、行政责任和刑事责任三种。

（1）民事责任：指行为人因违反民事法律、违约或者由于法律规定所应承担的一种法律责任。承担民事责任的方式有很多种，《药品管理法》所确定的民事责任形式主要是损害赔偿。《药品管理法》规定需要承担民事责任的行为主要有两种，一是药品检验机构出具的检验结果不实，造成损失的，应当承担相应的赔偿责任；二是药品的生产企业、经营企业、医疗机构违反规定，给药品使用者造成损害的，依法承担赔偿责任。

（2）行政责任：指行为人违反行政法律规范但尚未构成犯罪所应承担的法律责任，主要包括行政处罚和行政处分两类。行政处罚是由特定国家行政执法机关依照法定权限和程序对违反行政法规尚不构成犯罪的公民、法人给予的一种行政制裁，《药品管理法》规定的行政处罚主要有警告、罚款、没收药品和违法所得、停产停业整顿、吊销许可证或撤销药品批准证明文件5种形式；行政处分是国家行政机关、企事业单位或其他组织依照行政隶属关系对违法失职的国家公务员或所属人员实施的惩戒措施，主要包括警告、记过、记大过、降级、撤职、开除6种形式。《药品管理法》规定的承担行政责任的违法行为是最多的。

（3）刑事责任：指行为人因其犯罪行为所必须承担的，由司法机关代表国家所确定的刑事惩罚性法律责任。《药品管理法》中规定多种违法行为要依照《中华人民共和国刑法》（以下简称《刑法》）追究刑事责任，如《刑法》中关于生产销售假药罪、生产销售劣药罪的规定。

2. 违反《药品管理法》应承担的法律责任

（1）违反有关许可证、药品批准证明文件规定的法律责任：《药品管理法》中规定的许可证、药品批准证明文件有《药品生产许可证》《药品经营许可证》《医疗机构制剂许可证》《进口药品注册证》GMP认证证书、药品批准文号及其他批件等。违反有关许可证、药品批准证明文件的规定，行为人要承担罚款、吊销许可证、没收违法所得等行政责任，如构成犯罪，还要依法追究刑事责任。见表4-4。

表 4-4 违反有关许可证、药品批准证明文件规定的法律责任

《药品管理法》条款	违法行为人及违法行为	法律责任	
		行政责任	民事或刑事责任
第 72 条	单位或个人没有许可证生产、经营药品或配制制剂	①依法予以取缔 ②没收药品、没收违法所得 ③并处罚款：药品货值金额 2～5 倍	构成犯罪的，依法追究刑事责任
第 79 条	药品生产、经营企业、医疗机构从没有许可证的企业购进药品	①责令改正，没收购进药品及违法所得 ②并处罚款：购进药品货值金额 2～5 倍 ③情节严重的吊销许可证，或者医疗机构执业许可证	
第 81 条	单位或个人伪造、变造、买卖、出租、出借许可证或药品批准证明文件	①没收违法所得 ②并处罚款：违法所得 1～3 倍或 2 万～10 万元 ③情节严重吊销许可证或药品批准证明文件	构成犯罪的，依法追究刑事责任
第 82 条	单位或个人以欺骗手段取得许可证或者药品批准证明文件	①吊销许可证或者撤销药品批准证明文件 ②并处罚款：1 万～3 万元 ③5 年内不受理其申请	

（2）生产销售假药、劣药的法律责任：生产（包括配制）、销售假药、劣药的，以及知道或应当知道属于假劣药品而为其提供运输、保管、仓储等便利条件的，行为人要承担行政责任，如没收违法所得、罚款、吊销许可证等；构成犯罪，还要依法追究刑事责任。见表 4-5。

表 4-5 生产、销售假药、劣药的法律责任

《药品管理法》条款	违法行为人及违法行为	法律责任	
		行政责任	民事或刑事责任
第 73 条	单位或个人生产、销售假药的	①没收假药和违法所得 ②并处罚款：药品货值金额 2～5 倍 ③撤销药品批准证明文件 ④并责令停产、停业整顿 ⑤情节严重的吊销许可证	构成犯罪的，依法追究刑事责任
第 74 条	单位或个人生产、销售劣药的	①没收劣药和违法所得 ②并处罚款：药品货值金额 1～3 倍 ③情节严重，责令停产、停业整顿或撤销药品批准证明文件、吊销许可证	构成犯罪的，依法追究刑事责任
第 75 条	单位生产、销售假药或生产、销售劣药情节严重	①直接负责的主管人员和其他直接责任人员，10 年内不得从事药品生产、经营活动 ②对生产者专门用于假、劣药的原辅料、包装材料予以没收	
第 76 条	单位或个人为假、劣药提供运输、保管、仓储等便利条件	①没收违法收入 ②并处罚款：违法收入的 50%～3 倍	构成犯罪的，依法追究刑事责任

（3）违反《药品管理法》其他有关规定的法律责任：《药品管理法》还规定了有关单位和个人违反其他有关规定应当承担的法律责任。见表 4-6。

表 4-6　违反《药品管理法》其他有关规定的法律责任

《药品管理法》条款	违法行为人及违法行为	法律责任	
		行政责任	民事或刑事责任
第 78 条	药品生产、经营企业、临床试验机构、非临床安全性研究机构未按照 GMP、GSP、GLP、GCP 实施相应的质量管理规范	①给予警告，责令限期改正 ②逾期不改正的，责令停产、停业整顿，并处 5000～2 万元罚款 ③情节严重的，吊销许可证和临床试验资格	
第 80 条	药品进口者没有向允许药品进口的口岸所在地药品监督管理局登记备案	①警告、限期改正 ②逾期不改正者，撤销进口药品注册证	
第 83 条	医疗机构将其配制的制剂在市场销售	①没收制剂、没收违法所得 ②并处罚款：制剂货值金额 1～3 倍	
第 84 条	药品经营企业购销记录不真实或不完整，或销售药品、调配处方、销售中药材不符合《药品管理法》第 19 条规定	①责令改正，警告 ②情节严重者，吊销药品经营许可证	
第 85 条	单位或者个人所生产或经营的药品标识不符合规定	除依法按假、劣药论处的外： ①责令改正、警告 ②情节严重，撤销药品批准证明文件	
第 89 条	药品生产、经营企业及医疗机构在药品购销中给予、收受回扣、其他利益 药品生产、经营企业或其代理人在药品购销活动中受贿	①罚款 1 万～20 万元 ②情节严重的吊销许可证及营业执照	构成犯罪的，依法追究刑事责任
第 90 条	药品生产经营企业负责人、采购人员在药品购销中收受财物、其他利益	①给予处分 ②没收违法所得	构成犯罪的，依法追究刑事责任
第 90 条	医疗机构的负责人、采购人员、医师收受财物、其他利益	①给予处分 ②没收违法所得 ③情节严重，吊销医师执业证书	构成犯罪的，依法追究刑事责任
第 91 条	单位或个人在药品广告审批及广告内容有违法行为	①按《广告法》规定处罚 ②并撤销广告批准文号 ③1 年内不受理该品种广告审批申请	构成犯罪的，依法追究刑事责任
第 92 条	药品生产、经营企业、医疗机构给药品使用者造成损害的		依法承担赔偿责任

（4）药品监督管理部门、药品检验机构违法的法律责任：药品监督管理部门是《药品管理法》的行政执法主体，药品检验机构是法定技术机构，药品监督管理行政部门和技术机构违反《药品管理法》的规定，也要承担相应的法律责任，主要形式是行政处罚和行政处分，构成犯罪的，依法追究刑事责任。见表 4-7。

表 4-7　药品监督管理部门、药品检验机构违法的法律责任

《药品管理法》条款	违法行为人及违法行为	法律责任	
		行政责任	民事或刑事责任
第 86 条	药品检验机构和个人（指直接负责的主管人员和其他直接责任人员）出具虚假检验报告	①责令改正、给予警告 ②罚款：单位 3 万～5 万元 ③个人：降级、撤职、开除、罚款 3 万元以下 ④没收违法所得 ⑤情节严重的撤销检验资格	构成犯罪的，依法追究刑事责任；造成损失的，依法承担赔偿责任
第 91 条	药品监督管理部门不履行药品广告审查职责造成虚假广告等	对直接负责的主管人员和其他责任人员给予行政处分	构成犯罪的，依法追究刑事责任
第 93 条	药品监督管理部门违法发给 GMP、GSP 认证证书、许可证、进口药品注册证、新药证书、药品批准文号等违法审批、违法许可行为	①责令收回违法发给的证书、撤销药品批准证明文件 ②对责任人给予行政处分	构成犯罪的，依法追究刑事责任
第 94 条	药品监督管理部门、药品检验机构及其工作人员参与药品生产、经营活动	①责令改正 ②没收违法所得 ③个人给予行政处分	
第 95 条	药品监督管理部门、药品检验机构在药品监督检验中违法收费	①责令退还 ②个人给予行政处分 ③情节严重的撤销其检验资格	
第 96 条	药品监督管理部门及其有关人员有失职、渎职行为	个人给予行政处分	构成犯罪的，依法追究刑事责任
第 97 条	药监部门的违反《药品管理法》的行政行为	由上级药监部门 ①责令限期改正 ②逾期不改正的，有权予以改变或撤销	
第 98 条	药品监督管理人员滥用职权、徇私舞弊、玩忽职守	给予行政处分	构成犯罪的，依法追究刑事责任

（5）违反《价格法》的法律责任：药品生产、经营企业和医疗机构违反《中华人民共和国价格法》有关规定，应承担行政责任，如警告、罚款、没收违法所得、责令停业整顿直至吊销营业执照。见表 4-8。

表 4-8　违反《价格法》的法律责任

《药品管理法》条款	违法行为人及违法行为	法律责任（行政责任）
第 88 条	药品生产、经营企业、医疗机构不依法向价格部门提供实际购销价格、购销数量资料	《价格法》第 44 条： ①拒绝按照规定提供监督检查所需资料提供虚假资料的，责令改正，予以警告 ②逾期不改正的，可以处以罚款

续表

《药品管理法》条款	违法行为人及违法行为	法律责任（行政责任）
	药品生产、经营企业、医疗机构不依法制定合理药价或存在暴利和损害用药者利益的价格欺诈行为	《价格法》第40条： ①责令改正，没收违法所得，可以并处违法所得5倍以下的罚款 ②没有违法所得的，予以警告，可以并处罚款 ③情节严重的，责令停业整顿，或者由工商行政管理机关吊销营业执照
	药品生产、经营企业、医疗机构不标明药品零售价格	《价格法》第42条： 经营者违反明码标价规定的，责令改正，没收违法所得，可以并处5千元以下的罚款

三、《药品管理法实施条例》的主要内容

为了切实贯彻实施《药品管理法》，2002年8月4日国务院正式公布《药品管理法实施条例》（以下简称《实施条例》），自2002年9月15日起施行。

（一）药品检验机构的设置

国务院药品监督管理部门设置国家药品检验机构。

省级药品监督管理部门可以在本行政区域内设置药品检验机构。地方药品检验机构的设置规划由省、直辖市级药品监督管理部门提出，报省级人民政府批准。

国务院和省级人民政府的药品监督管理部门可以根据需要，确定符合药品检验条件的检验机构承担药品检验工作。

（二）药品生产企业管理的实施

1. 开办药品生产企业的审批与GMP认证　开办药品生产企业的申办人应当向拟办企业所在地省级药品监督管理部门提出申请。省级政府药品监督管理部门应当自收到申请之日起30个工作日内，按照国家发布的药品行业发展规划和产业政策进行审查，并作出是否同意筹建的决定；申办人完成拟办企业筹建后，应当向原审批部门申请验收。原审批部门应当自收到申请之日起30个工作日内，依据《药品管理法》第八条规定的开办条件组织验收；验收合格的，发给《药品生产许可证》。

省级以上药品监督管理部门组织对药品生产企业的认证工作，符合《药品生产质量管理规范》的，发给认证证书。其中，生产注射剂、放射性药品和国务院药品监督管理部门规定的生物制品的药品生产企业的认证工作，由国务院药品监督管理部门负责。

新开办药品生产企业、药品生产企业新建药品生产车间或者新增生产剂型的，应当自取得药品生产证明文件或者经批准正式生产之日起30日内，按照规定向药品监督管理部门申请GMP认证。受理申请的药品监督管理部门应当自收到企业申请之日起6个月内，组织对申请企业是否符合《药品生产质量管理规范》进行认证；认证合格的，发给认证证书。

药品生产企业的审批与GMP认证流程见图4-1。

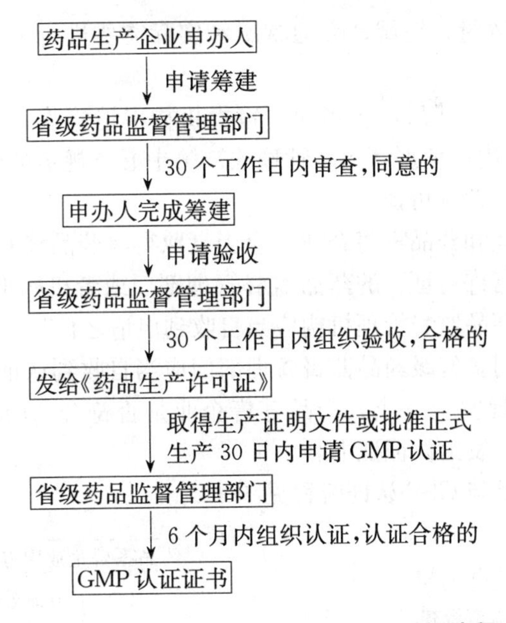

图4-1　药品生产企业的审批与GMP认证流程

2.《药品生产许可证》的管理

(1) 变更：药品生产企业变更《药品生产许可证》许可事项的，应当在许可事项发生变更30日前，向原发证机关申请《药品生产许可证》变更登记；未经批准，不得变更许可事项。原发证机关应当自收到申请之日起15个工作日内作出决定。

(2) 换发与缴销：《药品生产许可证》有效期为5年。有效期届满，需要继续生产药品的，持证企业应当在许可证有效期届满前6个月，按照国务院药品监督管理部门的规定申请换发《药品生产许可证》；药品生产企业终止生产药品或者关闭的，《药品生产许可证》由原发证部门缴销。

3. 其他

(1) 药品生产原料药的规定：药品生产企业生产药品所使用的原料药，必须具有国务院药品监督管理部门核发的药品批准文号或者进口药品注册证书、医药产品注册证书；但未实施批准文号管理的中药材、中药饮片除外。

(2) 委托生产的规定：接受委托生产药品的，受托方必须是持有与其受托生产的药品相适应的《药品生产质量管理规范认证证书》的药品生产企业。但是，疫苗、血液制品和国务院药品监督管理部门规定的其他药品，不得委托生产。

(三) 药品经营企业管理的实施

1. 开办药品经营企业的审批与GSP认证　开办药品批发企业，申办人应当向拟办企业所在地省级药品监督管理部门提出申请。省级药品监督管理部门应当自收到申请之日起30个工作日内，依据国务院药品监督管理部门规定的设置标准作出是否同意筹建的决定。

开办药品零售企业，申办人应当向拟办企业所在地设区的市级药品监督管理机构或者省级药品监督管理部门直接设置的县级药品监督管理机构提出申请。受理申请的药品监督管理机构应当自收到申请之日起30个工作日内，依据国务院药品监督管理部门的规定，结合当地常住人口数量、地域、交通状况和实际需要进行审查，作出是否同意筹建的决定。

申办人完成拟办企业筹建后，应当向原审批机构申请验收。原审批机构应当自收到申请之日起15个工作日内，依据《药品管理法》第十五条规定的开办条件组织验收；符合条件的，发给《药品经营许可证》。

新开办药品批发企业和药品零售企业，应当自取得《药品经营许可证》之日起30日内，向发给其《药品经营许可证》的药品监督管理部门或者机构申请GSP认证。受理药品零售企业认证申请的药品监督管理机构应当自收到申请之日起7个工作日内，将申请移送省级药品监督管理部门。省级药品监督管理部门应当自收到认证申请之日起3个月内，组织对申请认证的药品批发企业或者药品零售企业是否符合《药品经营质量管理规范》进行认证；认证合格的，发给认证证书。

药品经营企业的审批与GSP认证流程见图4-2。

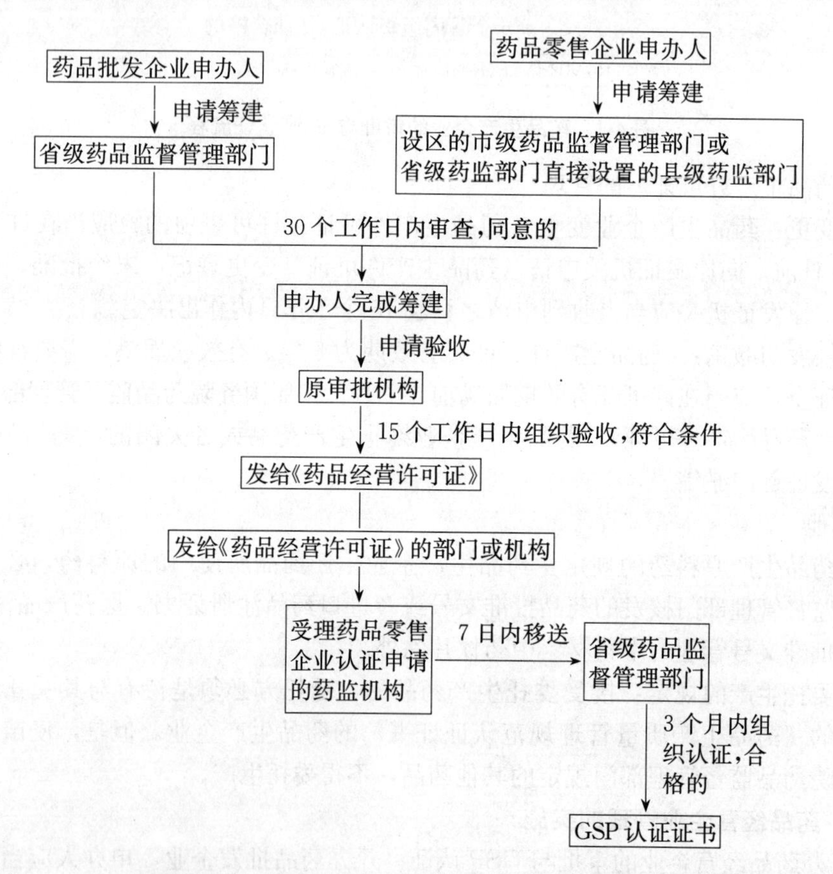

图4-2　药品经营企业的审批与GSP认证流程

2.《药品经营许可证》的管理

（1）变更：药品经营企业变更《药品经营许可证》许可事项的，应当在许可事项发生变更30日前，向原发证机关申请《药品经营许可证》变更登记；未经批准，不得变更许可事项。原发证机关应当自收到企业申请之日起15个工作日内作出决定。

（2）换发与缴销：《药品经营许可证》有效期为5年。有效期届满，需要继续经营药品的，持证企业应当在许可证有效期届满前6个月，按照国务院药品监督管理部门的规定申请换发《药品经营许可证》；药品经营企业终止经营药品或者关闭的，《药品经营许可证》由原发证机关缴销。

3. 其他

(1) 药品经营企业人员配备：经营处方药、甲类非处方药的药品零售企业，应当配备执业药师或者其他依法经资格认定的药学技术人员；经营乙类非处方药的药品零售企业，应当配备经设区的市级药品监督管理机构或者省级药品监督管理部门直接设置的县级药品监督管理机构组织考核合格的业务人员。

(2) 城乡集贸市场内设点销售药品的规定：交通不便的边远地区城乡集市贸易市场没有药品零售企业的，当地药品零售企业经所在地县（市）药品监督管理机构批准并到工商行政管理部门办理登记注册后，可以在该城乡集市贸易市场内设点并在批准经营的药品范围内销售非处方药品。

(3) 互联网药品交易的规定：通过互联网进行药品交易的药品生产企业、药品经营企业、医疗机构及其交易的药品，必须符合《药品管理法》和《实施条例》的规定。互联网药品交易服务的管理办法，由国务院药品监督管理部门会同国务院有关部门制定。

(四) 医疗机构药剂管理的实施

1. 医疗机构制剂管理

(1) 医疗机构配制制剂审批：

1) 医疗机构制剂室的审批：医疗机构设立制剂室，应当向所在地省级卫生行政部门提出申请，经审核同意后，报同级药品监督管理部门审批；省级药品监督管理部门验收合格的，予以批准，发给《医疗机构制剂许可证》。省级卫生行政部门和药品监督管理部门应当在各自收到申请之日起30个工作日内，作出是否同意或者批准的决定。

2) 医疗机构制剂批准文号：医疗机构配制制剂，必须按照国务院药品监督管理部门的规定报送有关资料和样品，经所在地省级药品监督管理部门批准，并发给制剂批准文号后，方可配制。

(2)《医疗机构制剂许可证》的管理：

1) 变更：医疗机构变更《医疗机构制剂许可证》许可事项的，应当在许可事项发生变更30日前，向原审核、批准机关申请《医疗机构制剂许可证》变更登记；未经批准，不得变更许可事项。原审核、批准机关应当在各自收到申请之日起15个工作日内作出决定；医疗机构新增配制剂型或者改变配制场所的，应当经所在地省级药品监督管理部门验收合格后，依照上述规定办理《医疗机构制剂许可证》变更登记。

2) 换发与缴销：《医疗机构制剂许可证》有效期为5年。有效期届满，需要继续配制制剂的，医疗机构应当在许可证有效期届满前6个月，按照国务院药品监督管理部门的规定申请换发《医疗机构制剂许可证》；医疗机构终止配制制剂或者关闭的，《医疗机构制剂许可证》由原发证机关缴销。

(3) 医疗机构制剂的调剂：医疗机构配制的制剂不得在市场上销售或者变相销售，不得发布医疗机构制剂广告。

发生灾情、疫情、突发事件或者临床急需而市场没有供应时，经国务院或者省、自治区、直辖市人民政府的药品监督管理部门批准，在规定期限内，医疗机构配制的制剂可以在指定的医疗机构之间调剂使用。

国务院药品监督管理部门规定的特殊制剂的调剂使用以及省、自治区、直辖市之间医疗机构制剂的调剂使用，必须经国务院药品监督管理部门批准。

2. 医疗机构药品购进 医疗机构购进药品，必须有真实、完整的药品购进记录。药品购进记录必须注明药品的通用名称、剂型、规格、批号、有效期、生产厂商、供货单位、购货数量、购进价格、购货日期以及国务院药品监督管理部门规定的其他内容。

3. 处方调配

(1) 调配人员：医疗机构审核和调配处方的药剂人员必须是依法经资格认定的药学技术人员。

(2) 凭处方调配和调配范围：医疗机构向患者提供的药品应当与诊疗范围相适应，并凭执业医师或者执业助理医师的处方调配；计划生育技术服务机构采购和向患者提供药品，其范围应当与经批准的服务范围相一致，并凭执业医师或者执业助理医师的处方调配。

(3) 个人诊所药品配备：个人设置的门诊部、诊所等医疗机构不得配备常用药品和急救药品以外的其他药品。常用药品和急救药品的范围和品种，由所在地的省、自治区、直辖市人民政府卫生行政部门会同同级人民政府药品监督管理部门规定。

（五）药品管理的实施

1. 药物临床试验 研制新药，需要进行临床试验的，应当经国务院药品监督管理部门批准。药物临床试验申请经国务院药品监督管理部门批准后，申报人应当在经依法认定的具有药物临床试验资格的机构中选择承担药物临床试验的机构，并将该临床试验机构报国务院药品监督管理部门和国务院卫生行政部门备案。

药物临床试验机构进行药物临床试验，应当事先告知受试者或者其监护人真实情况，并取得其书面同意。

2. 生产有不同药品标准药品

(1) 生产已有国家标准的药品：应向省级药品监督管理部门或者国务院药品监督管理部门提出申请，报送有关技术资料并提供相关证明文件。省级药品监督管理部门应当自受理申请之日起30个工作日内进行审查，提出意见后报送国务院药品监督管理部门审核，并同时将审查意见通知申报方。国务院药品监督管理部门经审核符合规定的，发给药品批准文号。

(2) 生产有试行期标准的药品：应当在试行期满前3个月，提出转正申请；国务院药品监督管理部门应当自试行期满之日起12个月内对该试行期标准进行审查，对符合国务院药品监督管理部门规定的转正要求的，转为正式标准；对试行标准期满未按照规定提出转正申请或者原试行标准不符合转正要求的，撤销该试行标准和依据该试行标准生产药品的批准文号。

3. 新药监测期 国务院药品监督管理部门根据保护公众健康的要求，可以对药品生产企业生产的新药品种设立不超过5年的监测期；在监测期内，不得批准其他企业生产和进口。

4. 自行取得且未披露的试验数据的保护　国家对获得生产或者销售含有新型化学成分药品许可的生产者或者销售者提交的自行取得且未披露的试验数据和其他数据实施保护，任何人不得对该未披露的试验数据和其他数据进行不正当的商业利用。除下列情形外，药品监督管理部门不得披露上述数据：①公共利益需要；②已采取措施确保该类数据不会被不正当地进行商业利用。

自药品生产者或者销售者获得生产、销售新型化学成分药品的许可证明文件之日起 6 年内，对其他申请人未经已获得许可的申请人同意，使用上述数据申请生产、销售新型化学成分药品许可的，药品监督管理部门不予许可；但是，其他申请人提交自行取得数据的除外。

5. 药品进口管理的规定

（1）进口药品应具备的条件：申请进口的药品，应当是在生产国家或者地区获得上市许可的药品；未在生产国家或者地区获得上市许可的，经国务院药品监督管理部门确认该药品品种安全、有效而且临床需要的，可以依照规定批准进口。

（2）进口药品的程序：进口药品，应当按照国务院药品监督管理部门的规定申请注册。国外企业生产的药品取得《进口药品注册证》，中国香港、澳门和台湾地区企业生产的药品取得《医药产品注册证》后，方可进口。

进口药品到岸后，进口单位应当持《进口药品注册证》或者《医药产品注册证》以及产地证明原件、购货合同副本、装箱单、运单、货运发票、出厂检验报告书、说明书等材料，向口岸所在地药品监督管理部门备案。口岸所在地药品监督管理部门经审查，提交的材料符合要求的，发给《进口药品通关单》。进口单位凭《进口药品通关单》向海关办理报关验放手续。

口岸所在地药品监督管理部门应当通知药品检验机构对进口药品逐批进行抽查检验，但有《药品管理法》第四十一条规定情形的除外，即国务院药品监督管理部门规定的生物制品、首次在中国销售的药品和国务院规定的其他药品由国务院药品监督管理部门指定药品检验机构进行检验。检验不合格的，不得销售或者进口。

（3）医疗机构临床急需少量药品进口：医疗机构因临床急需进口少量药品的，应当持《医疗机构执业许可证》向国务院药品监督管理部门提出申请，经批准后，方可进口。进口的药品应当在指定医疗机构内用于特定医疗目的。

（4）特殊药品的进口：疫苗类制品、血液制品、用于血源筛查的体外诊断试剂以及国务院药品监督管理部门规定的其他生物制品在销售前或者进口时，应当按照国务院药品监督管理部门的规定进行检验或者审核批准；检验不合格或者未获批准的，不得销售或者进口。

6. 药品再评价、再注册与补充申请　国务院药品监督管理部门对已批准生产、销售的药品进行再评价，根据药品再评价结果，可以采取责令修改药品说明书，暂停生产、销售和使用的措施；对不良反应大或者其他原因危害人体健康的药品，应当撤销该药品批准证明文件。

国务院药品监督管理部门核发的药品批准文号、《进口药品注册证》《医药产品注册证》的有效期为 5 年。有效期届满，需要继续生产或者进口的，应当在有效期届满前 6 个月申请再注册。药品再注册时，应当按照国务院药品监督管理部门的规定报送相关资料。有效期届满，未申请再注册或者经审查不符合国务院药品监督管理部门关于再注册的规定的，注销其药品批准文号、《进口药品注册证》或者《医药产品注册证》。

变更研制新药、生产药品和进口药品已获批准证明文件及其附件中载明事项的，应当向国务院药品监督管理部门提出补充申请。

（六）药品包装管理的实施

1. 直接接触药品的包装材料与容器的要求　药品生产企业使用的直接接触药品的包装材料和容器，必须符合药用要求和保障人体健康、安全的标准，并经国务院药品监督管理部门批准注册。

2. 中药饮片的包装材料、容器及标签的规定　生产中药饮片，应当选用与药品性质相适应的包装材料和容器；包装不符合规定的中药饮片，不得销售。中药饮片包装必须印有或者贴有标签。中药饮片的标签必须注明药品名、规格、产地、生产企业、产品批号、生产日期，实施批准文号管理的中药饮片还必须注明药品批准文号。

3. 医疗机构制剂的包装材料、容器、标签及说明说明书的规定　医疗机构配制制剂所使用的直接接触药品的包装材料和容器、制剂的标签和说明书应当符合《药品管理法》和《实施条例》的有关规定，并经省级药品监督管理部门批准。

（七）药品广告管理的实施

1. 发布药品广告的审批

（1）药品广告批准文号：发布药品广告，应当向药品生产企业所在地省级药品监督管理部门报送有关材料。省级药品监督管理部门应当自收到有关材料之日起10个工作日内作出是否核发药品广告批准文号的决定；核发药品广告批准文号的，应当同时报国务院药品监督管理部门备案。

（2）进口药品广告批准文号：发布进口药品广告，应当依照规定向进口药品代理机构所在地省级药品监督管理部门申请药品广告批准文号。

（3）异地发布药品广告：在药品生产企业所在地和进口药品代理机构所在地以外的省、自治区、直辖市发布药品广告的，发布广告的企业应当在发布前向发布地省级药品监督管理部门备案。接受备案的省级药品监督管理部门发现药品广告批准内容不符合药品广告管理规定的，应当交由原核发部门处理。

2. 不得发布与立即停止发布的药品广告　经国务院或者省级药品监督管理部门决定，责令暂停生产、销售和使用的药品，在暂停期间不得发布该品种药品广告；已经发布广告的，必须立即停止。

未经省级药品监督管理部门批准的药品广告，使用伪造、冒用、失效的药品广告批准文号的广告，或者因其他广告违法活动被撤销药品广告批准文号的广告，发布广告的企业、广告经营者、广告发布者必须立即停止该药品广告的发布。

（八）药品监督的实施

1. 药品质量抽查检验　药品抽样必须由两名以上药品监督检查人员实施，并按照国务院药品监督管理部门的规定进行抽样；被抽检方应当提供抽检样品，不得拒绝。药品被抽检单位没有正当理由，拒绝抽查检验的，国务院药品监督管理部门和被抽检单位所在地省级药品监督管理部门可以宣布停止该单位拒绝抽检的药品上市销售和使用。当事人对药品检验机构的检验结果有异议，申请复验的，应当向负责复验的药品检验机构提交书面申请、原药品检验报告书。复验的样品从原药品检验机构留样中抽取。

对有掺杂、掺假嫌疑的药品，在国家药品标准规定的检验方法和检验项目不能检验时，药品检验机构可以补充检验方法和检验项目进行药品检验；经国务院药品监督管理部门批准后，使用补充检验方法和检验项目所得出的检验结果，可以作为药品监督管理部门认定药品质量的依据。

2. 药品质量公告　国务院和省级药品监督管理部门应当根据药品质量抽查检验结果，定期发布药品质量公告。药品质量公告应当包括抽验药品的品名、检品来源、生产企业、生产批号、药品规格、检验机构、检验依据、检验结果、不合格项目等内容。药品质量公告不当的，发布部门应当自确认公告不当之日起5日内，在原公告范围内予以更正。

3. 药品行政强制措施　药品监督管理部门依法对有证据证明可能危害人体健康的药品及其有关证据材料采取查封、扣押的行政强制措施的，应当自采取行政强制措施之日起7日内作出是否立案的决定；需要检验的，应当自检验报告书发出之日起15日内作出是否立案的决定；不符合立案条件的，应当解除行政强制措施；需要暂停销售和使用的，应当由国务院或者省级药品监督管理部门作出决定。

4. 药品检验费用的规定

（1）不收取费用的项目：药品抽查检验。

（2）收取费用的项目：对药品检验结果有异议，申请复验的，应按规定先向复验机构预先支付药品检验费用，复验结论与原检验结论不一致的，复验检验费用由原药品检验机构承担；依法核发证书、进行药品注册、药品认证和实施药品审批检验及其强制性检验，可以收取费用。

（九）法律责任

1. 无证生产、经营药品行为的处罚　有下列行为之一者，按照《药品管理法》第72条规定的无证生产、经营药品的行为给予处罚，即依法予以取缔，没收违法生产、销售的药品和违法所得，并处违法生产、销售的药品货值金额二倍以上五倍以下的罚款；构成犯罪的，依法追究刑事责任：

（1）未经批准，擅自在城乡集市贸易市场设点销售药品或者在城乡集市贸易市场设点销售的药品超出批准范围的。

（2）个人设置的门诊部、诊所等医疗机构向患者提供的药品超出规定范围的。

（3）药品生产、经营企业和医疗机构变更许可事项，应当办理变更登记手续而未办理的，应给予警告，责令限期补办；逾期不补办的，应宣布其《许可证》无效；但其仍然从事药品生产经营活动的。

2. 生产、销售假药行为的处罚　有下列行为之一者，按照《药品管理法》第73条规定的生产、销售假药的行为给予处罚，即没收违法生产、销售的药品和违法所得，并处违法生产、销售药品货值金额二倍以上五倍以下的罚款；有药品批准证明文件的予以撤销，并责令停产、停业整顿；情节严重的，吊销《药品生产许可证》《药品经营许可证》或者《医疗机构制剂许可证》；构成犯罪的，依法追究刑事责任：

（1）擅自委托或者接受委托生产药品的。

（2）医疗机构使用假药的。

3. 生产、销售劣药行为的处罚　有下列行为之一者，按照《药品管理法》第 74 条规定的生产、销售劣药的行为给予处罚，即没收违法生产、销售的药品和违法所得，并处违法生产、销售药品货值金额一倍以上三倍以下的罚款；情节严重的，责令停产、停业整顿或者撤销药品批准证明文件、吊销《药品生产许可证》《药品经营许可证》或者《医疗机构制剂许可证》；构成犯罪的，依法追究刑事责任：

（1）生产没有国家药品标准的中药饮片，不符合省级药品监督管理部门制定的炮制规范的。

（2）医疗机构不按照省级药品监督管理部门批准的标准配制制剂的。

（3）医疗机构使用劣药的。

4. 未实施相关质量管理规范行为的处罚　有下列行为之一者，按照《药品管理法》第 78 条规定未按照规定实施 GMP、GSP、GCP、GLP 的行为给予处罚，即给予警告，责令限期改正；逾期不改正的，责令停产、停业整顿，并处五千元以上二万元以下的罚款；情节严重的，吊销《药品生产许可证》《药品经营许可证》和药物临床试验机构的资格：

（1）开办药品生产企业、药品生产企业新建药品生产车间、新增生产剂型，在国务院药品监督管理部门规定的时间内未通过 GMP 认证，仍进行药品生产的。

（2）开办药品经营企业，在国务院药品监督管理部门规定的时间内未通过 GSP 认证，仍进行药品经营的。

（3）擅自进行临床试验的。

5. 医疗机构擅自使用其他医疗机构配制制剂行为的处罚　未经批准，医疗机构擅自使用其他医疗机构配制制剂的，按照《药品管理法》第 79 条规定的从无《药品生产许可证》《药品经营许可证》的企业购进药品的行为，责令改正，没收违法购进的药品，并处违法购进药品货值金额二倍以上五倍以下的罚款；有违法所得的，没收违法所得；情节严重的，吊销《药品生产许可证》《药品经营许可证》或者医疗机构执业许可证书。

6. 药品包装、标签、说明书违反规定的处罚　药品生产企业、药品经营企业生产、经营的药品及医疗机构配制的制剂，其包装、标签、说明书违反《药品管理法》及《实施条例》规定的，按《药品管理法》第 85 条规定的药品标识不符合规定给予处罚，除依法应当按照假药、劣药论处的外，责令改正，给予警告；情节严重的，撤销该药品的批准证明文件。

7. 药品广告违法行为的处罚　篡改经批准的药品广告内容的，由药品监督管理部门责令广告主立即停止发布，并由原审批部门依照《药品管理法》第 91 条的规定，依照《中华人民共和国广告法》的规定处罚，并由发给广告批准文号的药品监督管理部门撤销广告批准文号，一年内不受理该品种的广告审批申请；构成犯罪的，依法追究刑事责任。

药品广告批准文号撤销后，药品监督管理部门应自做出行政处理决定之日起 5 个工作日内通知广告监督管理部门。广告监督管理部门应自收到通知之日起 15 个工作日内，做出行政处理决定。

异地发布广告未按照规定备案的，由发布地的药品监督管理部门责令限期改正；逾期不改正的，应停止该药品品种在发布地的广告发布活动。

未经批准，擅自发布药品广告的，药品监督管理部门发现后，应当通知广告监督管理部门依法查处。

8. 报送虚假材料和样品申报临床试验的处罚　药品申报者在申报临床试验时，报送虚假研制方法、质量标准、药理及毒理试验结果等有关资料和样品的，国务院药品监督管理部门对该申报药品的临床试验不予批准，对药品申报者给予警告；情节严重的，3 年内不受理该药品申报者申报该品种的临床试验申请。

9. 药品监督管理部门及其工作人员的违法行为的处罚　药品监督管理部门及其工作人员违反规定，泄露生产者、销售者为获得生产、销售含有新型化学成分药品许可而提交的未披露试验数据或者其他数据，造成申请人损失的，由药品监督管理部门依法承担赔偿责任；药品监督管理部门赔偿损失后，应当责令故意或者有重大过失的工作人员承担部分或者全部赔偿费用，并对直接责任人员依法给予行政处分。

10. 从重处罚的违法行为　违反《药品管理法》和《实施条例》的规定，有下列行为之一的，由药品监督管理部门在《药品管理法》和《实施条例》规定的处罚幅度内从重处罚：

(1) 以麻醉药品、精神药品、医疗用毒性药品、放射性药品冒充其他药品，或者以其他药品冒充上述药品的。

(2) 生产、销售以孕产妇、婴幼儿及儿童为主要使用对象的假药、劣药的。

(3) 生产、销售的生物制品、血液制品属于假药、劣药的。

(4) 生产、销售、使用假药、劣药，造成人员伤害后果的。

(5) 生产、销售、使用假药、劣药，经处理后重犯的。

(6) 拒绝、逃避监督检查，或者伪造、销毁、隐匿有关证据材料的，或者擅自动用查封、扣押物品的。

11. 其他　药品经营企业、医疗机构未违反《药品管理法》和《实施条例》的有关规定，并有充分证据证明其不知道所销售或者使用的药品是假药、劣药的，应当没收其销售或者使用的假药、劣药和违法所得；但是，可以免除其他行政处罚。

第三节　中药管理法律体系的内容

一、中药管理法律体系的主要组成部分

中药是指在中医理论指导下，用于预防、治疗、诊断疾病并具有康复与保健作用的物质。中药是我国传统药物的重要组成部分，过去称为“本草”或“官药”，自近代西药传入我国后，为以示区别，人们将我国的传统药称为中药。中药包括中药材、中药饮片、中成药等，也包括民族药。

中药管理是我国药品管理的重要内容，与西药管理相比，既有共性也有特殊性，也需要通过立法以保证中药的安全性、有效性、经济性及合理性。改革开放以来，国家制定颁布了一系列中药管理法律法规，从多方面入手保证了中药的质量及其研制、生产、

经营、使用的良好秩序，极大促进了中药事业的发展，也初步形成了我国中药管理法律体系的基本框架。我国 2015 年现行有关中药管理的法律法规见表 4-9。

表 4-9　中药管理的主要法律法规

颁布机关	法律法规名称	施行日期
全国人大常委会	药品管理法	2001 年 12 月 1 日
国务院	药品管理法实施条例	2002 年 9 月 15 日
	野生药材资源保护管理条例	1987 年 12 月 1 日
	医疗用毒性药品管理办法	1988 年 12 月 27 日
	中药品种保护条例	1993 年 1 月 1 日
	中医药条例	2003 年 10 月 1 日
原国家药品监督管理局	中药材生产质量管理规范	2002 年 6 月 1 日
	中药材生产质量管理规范认证管理办法（试行）	2003 年 11 月 1 日
	进口药材管理办法（试行）	2006 年 2 月 1 日
	药品注册管理办法	2007 年 10 月 1 日
	中药注册管理补充规定	2008 年 1 月 7 日
国家中医药管理局	药品零售企业中药饮片质量管理办法	1996 年 5 月 23 日
	中药饮片包装管理办法	1998 年 4 月 7 日
国家中医药管理局、原卫生部	医院中药饮片管理规范	2007 年 3 月 20 日
CFDA	药品经营质量管理规范	2013 年 6 月 1 日

除上述法律法规外，对于中药管理还有一些政策规定，对加强中药管理也具有非常重要的作用。主要政策规定见表 4-10。

表 4-10　中药管理的主要政策规定

发布机关	政策规定名称	发布日期
国务院	关于扶持和促进中医药事业发展的若干意见	2009 年 4 月 21 日
原国家药品监督管理局	中药注射剂指纹图谱研究的技术要求（暂行）	2000 年 8 月 15 日
原国家食品药品监督管理局	关于加强中药饮片包装监督管理的通知	2003 年 12 月 18 日
	关于印发中药、天然药物处方药说明书格式内容书写要求及撰写指导原则的通知	2006 年 06 月 22 日
	关于开展中药注射剂安全性再评价工作的通知	2009 年 1 月 13 日
	关于做好中药注射剂安全性再评价工作的通知	2009 年 7 月 16 日
	关于规范中药生产经营秩序，严厉查处违法违规行为的通知	2012 年 7 月 18 日
原卫生部、原国家食品药品监督管理局、国家中医药管理局	进一步加强中药注射剂生产和临床使用管理的通知	2008 年 12 月 24 日
CFDA	关于加强中药饮片监督管理的通知	2011 年 1 月 5 日

续表

发布机关	政策规定名称	发布日期
CFDA	关于严格中药饮片炮制规范及中药配方颗粒试点研究管理等有关事宜的通知	2013年6月26日
	中药、天然药物改变剂型研究技术指导原则	2014年3月7日
CFDA、国家卫计委、国家中医药管理等8部门	关于进一步加强中药材管理的通知	2013年10月9日

二、中药管理法律体系的主要内容

（一）总体规定

《药品管理法》明确了国家对中药管理的基本方针，即“国家发展现代药和传统药，充分发挥其在预防、医疗和保健中的作用。国家保护野生药材资源，鼓励培育中药材”。

《中华人民共和国中医药条例》明确规定，中药的研制、生产、经营、使用和监督管理依照《药品管理法》执行。首先，发展中医药事业应当遵循继承与创新相结合的原则，保持和发扬中医药特色和优势，积极利用现代科学技术，促进中医药理论和实践的发展，推进中医药现代化。其次，国家鼓励开展中医药专家学术经验和技术专长继承工作，培养一批高层次临床及中药人才。再次，国家保护野生中药材资源，鼓励并扶持濒危动植物中药人工代用品的研制，鼓励建立中药材种植、培育基地，促进稀缺中药材的开发与生产。

《国务院关于扶持和促进中医药事业发展的若干意见》规定，促进中药资源可持续发展。加强对中药资源的保护、研究开发和合理利用。开展全国中药资源普查，加强中药资源监测和信息网络建设。保护药用野生动植物资源，加快种质资源库建设，在药用野生动植物资源集中分布区建设保护区，建立一批繁育基地，加强珍稀濒危品种保护、繁育和替代品研究，促进资源恢复与增长。结合农业结构调整，建设道地药材良种繁育体系和中药材种植规范化、规模化生产基地，开展技术培训和示范推广。合理调控、依法监管中药原材料出口。

（二）中药材管理规定

1. 中药材生产监督管理规定

（1）《药品管理法》及其实施条例的有关规定：国家鼓励培育中药材。对集中规模化栽培养殖、质量可以控制并符合国务院药品监督管理部门规定条件的中药材品种，实行批准文号管理。

（2）CFDA等部门《关于进一步加强中药材管理的通知》中规定：①加强中药材种植养殖管理。采集使用国家保护品种，要严格按规定履行审批手续；加强中药材种植养殖的科学管理，按品种逐一制定并严格实施种植养殖和采集技术规范，统一建立种子种苗繁育基地，合理使用农药和化肥，按年限、季节和药用部位采收中药材；禁止在非适宜区种植养殖中药材，严禁使用高毒、剧毒农药、严禁滥用农药、抗生素、化肥，特别是动物激素类物质、植物生长调节剂和除草剂。②加强中药材产地初加工管理。逐步实现初加工集中化、规范化、产业化。要对地产中药材逐品种制定产地初加工规范，统一质量控制标准，改进加工工艺。严禁滥用硫黄熏蒸等方法，二氧化硫等物质残留必须符合国家规定。

（3）《中药材生产质量管理规范》和认证：《中药材生产质量管理规范》（GAP）是我国中药材生产和质量管理的基本准则。为规范中药材生产，保证中药材质量，促进中药标准化、现代化，2002 年 3 月 18 日原国家药品监督管理局发布《中药材生产质量管理规范（试行）》，并于 2002 年 6 月 1 日起施行。《中药材生产质量管理规范（试行）》适用于我国中药材生产企业生产中药材（含植物、动物药）的全过程，即从种子种苗等繁殖材料经过不同阶段的生长发育到形成商品中药材的过程。GAP 从保证中药材质量出发，以控制影响中药材质量的各种因素，达到药材稳定可控的目的。生产企业应运用规范化管理和质量监控手段，坚持“最大持续产量”原则，实现资源的可持续利用。

为加强中药材生产的监督管理，规范 GAP 认证工作，2003 年 9 月 19 日，原国家食品药品监督管理局发布了《中药材生产质量管理规范认证管理办法（试行）》及《中药材 GAP 认证检查评定标准（试行）》，自 2003 年 11 月 1 日施行。

上述内容详见本书第七章第五节相关内容。

2. 中药材经营监督管理规定

（1）《药品管理法》及其实施条例的有关规定：①新发现和从国外引种的药材，经国务院药品监督管理部门审核批准后，方可销售；②药品经营企业销售中药材，必须标明产地；城乡集市贸易市场可以出售中药材，国务院另有规定的除外，城乡集市贸易市场不得出售中药材以外的药品，但持有《药品经营许可证》的药品零售企业在规定的范围内可以在城乡集市贸易市场设点出售中药材以外的药品；药品生产企业、药品经营企业、医疗机构必须从具有药品生产、经营资格的企业购进药品，但是，购进没有实施批准文号管理的中药材除外；③发运中药材必须有包装，在每件包装上，必须注明品名、产地、日期、调出单位，并附有质量合格标志。

（2）《药品经营质量管理规范》规定：中药材销售记录应当包括品名、规格、产地、购货单位、销售数量、单价、金额、销售日期等内容；中药材应有包装，并附有质量合格的标志。每件包装上，中药材标明品名、产地、供货单位实施批准文号管理的中药材，在包装上还应标明批准文号。

上述内容详见本书第八章第三节相关内容。

（3）CFDA 等部门《关于进一步加强中药材管理的通知》中规定：加强中药材专业市场管理，除现有 17 个中药材专业市场外，各地一律不得开办新的中药材专业市场。

上述内容详见本书第八章第四节相关内容。

3. 药材进出口管理规定

（1）药材进口管理规定：为加强进口药材监督管理，保证进口药材质量。2005 年 11 月 24 日，原国家食品药品监督管理局公布了《进口药材管理办法（试行）》，自 2006 年 2 月 1 日起施行。

进口药材申请人，应当是中国境内取得《药品生产许可证》或者《药品经营许可证》的药品生产企业或者药品经营企业。药材进口申请包括首次进口药材申请和非首次进口药材申请。首次进口药材申请包括已有法定标准药材首次进口申请和无法定标准药材首次进口申请。

国家食品药品监督管理部门对申报资料的规范性、完整性进行形式审查，并发出受理或不予受理通知书。中国食品药品检定研究院在收到检验样品和相关资料后，对已有法定标准药材的首次进口申请，进行检验；对无法定标准药材的首次进口申请，进行质量标准复核和样品检验。国家食品药品监督管理部门收到中国食品药品检定研究院检验报告和复核意见后，对符合要求的，颁发《进口药材批件》；对不符合要求的，发给《审查意见通知件》，并说明理由。非首次进口药材申请后，不再进行质量标准审核，由国家食品药品监督管理部门直接审批。

《进口药材批件》分一次性有效批件和多次使用批件。一次性有效批件的有效期为1年，多次使用批件的有效期为2年。《进口药材批件》编号格式为：国药材进字＋4位年号＋4位顺序号。

国家食品药品监督管理部门对濒危物种药材或者首次进口药材的进口申请，颁发一次性有效批件。

申请人取得《进口药材批件》后，应当从《进口药材批件》注明的到货口岸组织药材进口。并向口岸或者边境口岸（食品）药品监督管理局登记备案，填写《进口药材报验单》，并报送有关资料。

口岸或者边境口岸（食品）药品监督管理局应当对登记备案资料的完整性、规范性和真实性进行审查，并当日作出审查决定。对符合要求的，发出《进口药品通关单》，收回一次性有效批件；同时向CFDA确定的药品检验机构发出《进口药材口岸检验通知书》，并附登记备案资料一份。对不符合要求的，发给《进口药材不予登记备案通知书》，并说明理由。

对不予办理登记备案的进口药材，申请人应当予以退运。无法退运的，由口岸或者边境口岸（食品）药品监督管理局按照有关规定监督处理。

(2) 中药材出口管理：我国对中药材的出口贯彻“先国内，后国外”的原则，当国内供应、生产严重不足时应停止或减少出口，当国内供应有剩余时，应争取多出口。出口中药材必须经对外贸易管理部门审批办理《出口中药材许可证》后，办理出口手续。

国家实行审批的中药材有35种，分别为：人参、鹿茸、当归、蜂王浆（粉）、三七、麝香、甘草及其制剂、杜仲、厚朴、黄芪、党参、黄连、半夏、茯苓、菊花、枸杞、山药、川芎、生地黄、贝母、银花、白芍、白术、麦冬、天麻、大黄、冬虫夏草、丹皮、桔梗、延胡索（元胡）、牛膝、连翘、罗汉果、牛黄。

4. 野生药材资源保护　为了保护和合理利用野生药材资源，适应人民医疗保健事业的需要，国务院制定了《野生药材资源保护管理条例》，自1987年12月1日起施行。国家对野生药材资源实行保护、采猎相结合的原则，并创造条件开展人工种养。在我国境内采猎、经营野生药材的任何单位或个人，除国家另有规定外，都必须遵守本条例。

上述内容详见本书第十三章第三节相关内容。

(三) 中药饮片管理规定

1. 中药饮片生产管理规定

(1)《药品管理法》规定：“药品生产企业必须按照国家药品监督管理部门依据本法制定的《药品生产质量管理规范》组织生产”“生产新药或者已有国家标准的药品，须经国务院药品监督管理部门批准，并发给批准文号，实行批准文号管理的中药材、中药饮片品种目录由国务院药品监督管理部门会同国务院中医药管理部门制定”“中药饮片的炮制，必须按照国家药品标准炮制，国家药品标准没有规定的，必须按照省、自治区、直辖市药品监督管理部门制定的炮制规范炮制”。

(2)《药品管理法实施条例》规定：“生产中药饮片，应当选用与药品质量相适应的包装材料和容器，包装不符合规定的中药饮片，不得销售。中药饮片包装必须印有或贴有标签。中药饮片的标签应注明品名、规格、产地、生产企业、批号、生产日期和批准文号（未实施批准文号管理的除外）等”。

(3)《关于加强中药饮片监督管理的通知》的有关规定：“生产中药饮片必须持有《药品生产许可证》《药品GMP证书》”“必须以中药材为起始原料，使用符合药用标准的中药材，并应尽量固定药材产地”“必须严格执行国家药品标准和地方中药饮片炮制规范、工艺规程；必须在符合药品GMP条件下组织生产，出厂的中药饮片应检验合格，并随货附纸质或电子版的检验报告书”。

上述内容详见本书第七章第六节相关内容。

(4)《药品生产质量管理规范》中的相关规定：相关内容详见本书第七章第六节相关内容。

2. 中药饮片经营管理规定

(1)《药品经营质量管理规范》规定：为保证中药饮片质量，《药品经营质量管理规范》对药品经营企业中影响中药饮片质量的关键环节及人员资质提出要求。

上述内容详见本书第八章第三节相关内容。

(2)《关于加强中药饮片监督管理的通知》的有关规定：批发零售中药饮片必须持有《药品经营许可证》《药品GSP证书》，必须从持有《药品GMP证书》的生产企业或持有《药品GSP证书》的经营企业采购。批发企业销售给医疗机构、药品零售企业和使用单位的中药饮片，应随货附加盖单位公章的生产、经营企业资质证书及检验报告书（复印件）。

严禁生产企业外购中药饮片半成品或成品进行分包装或改换包装标签等行为；严禁经营企业从事饮片分包装、改换标签等活动；严禁从中药材市场或其他不具备饮片生产经营资质的单位或个人采购中药饮片。

上述内容详见本书第八章第四节相关内容。

(3)《药品零售企业中药饮片质量管理办法》规定：主要从人员、采购、检验、保管和调剂等方面规范零售企业经营中药饮片。

上述内容详见本书第八章第四节相关内容。

3. 医疗机构中药饮片管理规定

(1)《医院中药饮片管理规范》：明确了对各级各类医院中药饮片的采购、验收、保管、调剂、临方炮制、煎煮等的管理。

上述内容详见本书第十、十一章相关内容。

(2)《关于加强中药饮片监督管理的通知》的有关规定：医疗机构从中药饮片生产企业采购，必须要求企业提供资质证明文件及所购产品的质量检验报告书；从经营企业采购的，除要求提供经营企业资质证明外，还应要求提供所购产品生产企业的《药品GMP证书》以及质量检验报告书；医疗机构必须按照《医院中药饮片管理规范》的规定使用中药饮片，保证在储存、运输、调剂过程中的饮片质量。

严禁医疗机构从中药材市场或其他没有资质的单位和个人，违法采购中药饮片调剂使用。医疗机构如加工少量自用特殊规格饮片，应将品种、数量、加工理由和特殊性等情况向所在地市级以上食品药品监管部门备案。

4. 毒性中药饮片定点生产、经营管理规定　国家药品监督管理部门对毒性中药饮片，实行统一规划，合理布局，定点生产。同时严格管理毒性中药饮片的经营行为。

上述内容详见本书第五章第二节、第七章第六节相关内容。

（四）中成药管理规定

1. 中成药研制和注册管理规定　《药品注册管理办法》和《中药注册管理补充规定》规定，中成药注册按照其附件1（中药、天然药物注册分类及申报资料要求）注册；中成药注册研究同样需要符合《药物非临床研究质量管理规范》、《药物临床试验质量管理规范》的规范要求。

上述内容详见本书第六章第一、二节相关内容。

2. 中成药生产和经营监督管理规定

（1）《药品生产质量管理规范》：适用于中成药生产的全过程。在GMP附录中针对中药制剂生产作了详细规定，指出中药制剂的质量与中药材和中药饮片的质量、中药材前处理和中药提取工艺密切相关。该附录主要从机构人员、厂房设施、物料、文件管理、生产管理、质量管理、委托生产等方面规范中药制剂生产。

上述内容详见本书第七章相关内容。

（2）《药品经营质量管理规范》：适用于中成药经营的全过程。

上述内容详见本书第八章第三节。

（3）《关于规范中药生产经营秩序严厉查处违法违规行为的通知》：①中成药生产企业应保证其使用的中药材来源、产地稳定，推进中药材基地建设，积极引导中药材规范化、规模化种植。加强对重金属及有害元素、农药残留、黄曲霉毒素等安全性指标的检测和控制，切实保证中药材质量和安全。②中成药生产企业应严格按照GMP组织生产，严把原料、中间产品和成品质量关，切实承担起第一质量责任人的职责。③应具备与生产品种相适应的中药前处理、提取能力，保证生产体系完整，强化生产全过程的质量控制。严格按照药品标准投料生产，处方项下规定为饮片投料的不得以药材投料，规定为中药提取物投料的，方可直接使用提取物投料。④使用中药提取物投料的生产企业，应切实加强对提取物生产企业的质量审计，固定提取物来源，并将提取物供应商等信息报送省级食品药品监管局药品注册部门备案，发生变更时应重新备案。⑤中成药生产企业应加强本企业或本集团中药提取车间建设，使之完全适应相应品种提取生产和质量控制需要。

3. 中药注射剂管理规定　2000年为加强中药注射剂监督管理，原国家药品监督管理局颁布了《中药注射剂指纹图谱研究的技术要求（暂行）》，借助先进科学技术手段保证中药注射剂的应用安全、有效。该要求的提出，对完善中药注射剂以及中药其他制剂质量标准具有里程碑意义。

2008年12月24日，原卫生部、原国家食品药品监督管理局、国家中医药管理局联合发布《进一步加强中药注射剂生产和临床使用管理的通知》，要求加强中药注射剂生产管理、不良反应监测和召回工作，加强中药注射剂临床使用管理，制定了《中药注射剂临床使用基本原则》。

2009年1月13日原国家食品药品监督管理局下发《关于开展中药注射剂安全性再评价工作的通知》，要求加强中药注射剂生产工艺处方核查和监督检查工作，加强中药注射剂再注册管理，加快药品标准提高工作步伐，加强中药注射剂不良反应（事件）监测，加强流通环节的监督检查和药品抽验工作。

2009年7月16日原国家食品药品监督管理局下发《关于做好中药注射剂安全性再评价工作的通知》，对进一步控制中药注射剂安全风险、做好安全性再评价工作进行了详细的规定，并进一步制定了《中药注射液安全性再评价工作方案》。

4. 中药品种保护 《药品管理法》明确规定国家实行中药品种保护制度。国务院于1992年10月14日发布《中药品种保护条例》，自1993年1月1日起施行。国家鼓励研制开发临床有效的中药品种，对质量稳定、疗效确切的中药品种实行分级保护制度。

上述内容详见本书第十三章第二节相关内容。

学习小结

1. 学习内容

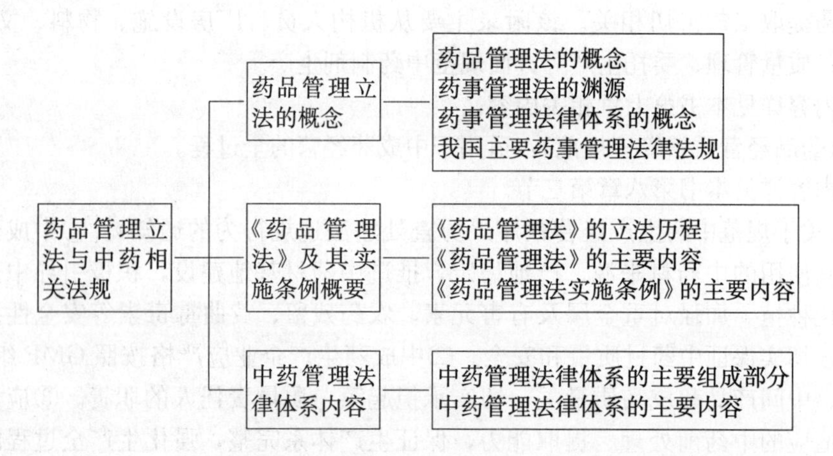

2. 学习方法

本章学习既需要记忆，即全面掌握我国药事管理法律的相关内容及规定，也需要理解，即理解我国药品管理法律规定的立法深意与目的，并在理解的基础上加强记忆；同时更为重要的是，需要用实践检验对知识掌握与理解的程度，即用所学理论知识尝试解决实际问题，知道什么是合法、什么是违法，违法要承担什么责任。另外，本章是后续各章的基础，后续各章是本章相关内容的充分展开，对于本章的学习应着重把握药品管理立法的整体，为后续各章的学习做好准备。

复习思考题

1. 概述我国药事管理法的主要渊源。
2. 开办药品生产企业和药品经营企业应具备什么条件？比较二者的区别。
3. 概述医疗机构配制制剂管理的规定。

4. 什么是假药和劣药？按假药和劣药论处的情形有哪些？比较二者的区别。

5. 直接接触药品的包装材料和容器的法律规定有哪些？

6.《药品管理法实施条例》中规定对哪些违法行为在规定的处罚幅度内从重处罚？

7. 概述我国中药管理的主要法律法规。

（何　宁）

第五章 特殊药品管理

学习目的

特殊管理药品因其具有特殊的药理、生理作用，如果管理、使用不当将严重危害患者及公众的生命健康乃至社会的利益。通过本章的学习，对麻醉药品和精神药品、医疗用毒性药品有一个全面清晰的了解，保证药品合法、安全、合理使用，防止药物滥用造成的危害。

学习要点

麻醉药品、精神药品、医疗用毒性药品的概念；麻醉药品、精神药品、医疗用毒性药品监督管理的部门及监督管理的相关措施。

第一节 麻醉药品和精神药品管理

为加强麻醉药品和精神药品的管理，保证麻醉药品和精神药品的合法、安全、合理使用，防止流入非法渠道，根据药品管理法和其他有关法律的规定，2005 年 8 月 3 日国务院公布《麻醉药品和精神药品管理条例》（国务院令第 442 号，以下简称《条例》），该《条例》自 2005 年 11 月 1 日起施行。根据 2013 年 12 月 7 日《国务院关于修改部分行政法规的决定》（国务院令第 645 号）修订。

《条例》共 89 条，包括总则，种植、实验研究和生产，经营，使用，储存，运输，审批程序和监督管理，法律责任，附则共九章内容；适用于麻醉药品药用原植物的种植，麻醉药品和精神药品的实验研究、生产、经营、使用、储存、运输等活动以及监督管理。

《条例》规定，国家对麻醉药品药用原植物以及麻醉药品和精神药品实行管制。除条例另有规定的外，任何单位、个人不得进行麻醉药品药用原植物的种植以及麻醉药品和精神药品的实验研究、生产、经营、使用、储存、运输等活动。

《条例》还明确了相关管理部门、企业、医疗机构、具有麻醉药品和第一类精神药品处方资格的执业医师等，违反《条例》规定应承担的法律责任。

一、麻醉药品的定义和分类

（一）麻醉药品的定义

麻醉药品（narcotic drugs）是指连续使用后易产生身体依赖性、能成瘾癖的药品。《条例》所称麻醉药品是指列入麻醉药品目录的药品和其他物质。麻醉药品的标识见图 5-1。

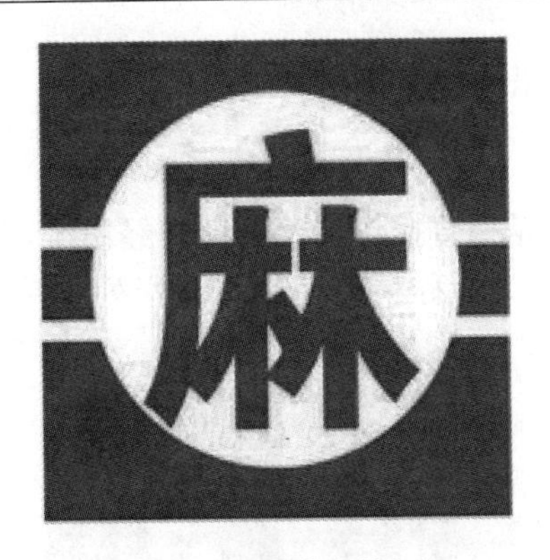

图 5-1　麻醉药品的标识

（二）麻醉药品的分类

《麻醉药品品种目录（2013 版）》共 121 个品种，其中我国生产及使用的品种及包括的制剂、提取物、提取物粉共有 27 个品种，具体有以下品种：

1. 可卡因
2. 罂粟秆浓缩物（包括罂粟果提取物、罂粟果提取物粉）
3. 二氢埃托啡
4. 地芬诺酯
5. 芬太尼
6. 氢可酮
7. 氢吗啡酮
8. 美沙酮
9. 吗啡（包括吗啡阿托品注射液）
10. 阿片（包括复方樟脑酊、阿桔片）
11. 羟考酮
12. 哌替啶
13. 瑞芬太尼
14. 舒芬太尼
15. 蒂巴因
16. 可待因
17. 右丙氧芬
18. 双氢可待因
19. 乙基吗啡
20. 福尔可定
21. 布桂嗪
22. 罂粟壳

需要说明两点，一是上述品种包括其可能存在的盐和单方制剂（除非另有规定）；二是上述品种包括其可能存在的化学异构体及酯、醚（除非另有规定）。

《条例》规定，麻醉药品目录中的罂粟壳只能用于中药饮片和中成药的生产以及医疗配方使用。

二、精神药品的定义和分类

（一）精神药品的定义

精神药品（spirit drug）是指直接作用于中枢神经系统，使之兴奋或抑制，连续使用可产生依赖性的药品。《条例》所称精神药品，是指列入精神药品目录的药品和其他物质。精神药品的标识见图 5-2。

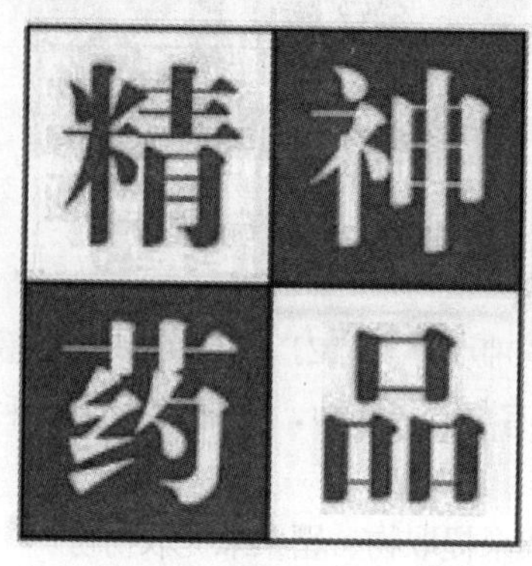

图 5-2　精神药品的标识

（二）精神药品的分类

依据精神药品使人体产生的依赖性和危害人体健康的程度，精神药品分为第一类精神药品和第二类精神药品。

《精神药品品种目录（2013 版）》共有 149 个品种，其中第一类精神药品有 68 个品种，第二类精神药品有 81 个品种。

目前，我国生产及使用的第一类精神药品有 7 个品种，具体有以下品种：

1. 哌甲酯
2. 司可巴比妥
3. 丁丙诺啡
4. γ-羟丁酸
5. 氯胺酮
6. 马吲哚
7. 三唑仑

目前，我国生产及使用的第二类精神药品有 29 个品种，具体有以下品种：

1. 异戊巴比妥
2. 格鲁米特
3. 喷他佐辛
4. 戊巴比妥
5. 阿普唑仑
6. 巴比妥
7. 氯氮䓬
8. 氯硝西泮
9. 地西泮

10. 艾司唑仑
11. 氟西泮
12. 劳拉西泮
13. 甲丙氨酯
14. 咪达唑仑
15. 硝西泮
16. 奥沙西泮
17. 匹莫林
18. 苯巴比妥
19. 唑吡坦
20. 丁丙诺啡透皮贴剂
21. 布托啡诺及其注射剂
22. 咖啡因
23. 安钠咖
24. 地佐辛及其注射剂
25. 麦角胺咖啡因片
26. 氨酚氢可酮片
27. 曲马多
28. 扎来普隆
29. 佐匹克隆

需要说明两点，一是上述品种包括其可能存在的盐和单方制剂（除非另有规定）；二是上述品种包括其可能存在的化学异构体及酯、醚（除非另有规定）。

丁丙诺啡透皮贴剂、佐匹克隆（包括其盐、异构体和单方制剂）是新调整进入第二类精神药品目录的品种，自2014年1月1日起，按第二类精神药品管理。

三、麻醉药品、精神药品的监督管理

新中国成立以来，我国先后制定和发布了一系列有关特殊管理药品的法律法规，有效地加强了这几类药品的管理。麻醉药品、精神类药品的监管历程见表5-1。

表5-1　麻醉药品、精神药品的监管历程

时间	事　件
1950年	原卫生部公布了《管理麻醉药品暂行条例》及实施细则
1984年	《药品管理法》规定："国家麻醉药品、精神药品、毒性药品、放射性药品，施行特殊的管理办法。管理办法由国务院制定。"
1985年	我国宣布加入联合国《1961年麻醉品单一公约》和《1971年精神药物公约》
1987年	国务院发布《麻醉药品管理办法》
1988年	联合国通过了《禁止非法贩运麻醉药品和精神药品公约》
	国务院发布《精神药品管理办法》

续表

时间	事　件
2000年	原国家药品监督管理局与原卫生部联合发布了《医疗机构麻醉药品、一类精神药品供应管理办法》
2005年	国务院发布了《麻醉药品和精神药品管理条例》，原《麻醉药品管理办法》和《精神药品管理办法》同时废止 原国家食品药品监督管理局于2005年先后印发了《麻醉药品和精神药品邮寄管理办法》《麻醉药品和精神药品生产管理办法（试行）》《麻醉药品和精神药品经营管理办法（试行）》《麻醉药品和精神药品运输管理办法》 原卫生部印发了《麻醉药品、精神药品处方管理规定》《医疗机构麻醉药品、第一类精神药品管理规定》等一系列法律法规

（一）种植、实验研究和生产

1. 种植　国家根据麻醉药品和精神药品的医疗、国家储备和企业生产所需原料的需要确定需求总量，对麻醉药品药用原植物的种植、麻醉药品和精神药品的生产实行总量控制。国务院药品监督管理部门根据麻醉药品和精神药品的需求总量制定年度生产计划。国务院药品监督管理部门和国务院农业主管部门根据麻醉药品年度生产计划，制定麻醉药品药用原植物年度种植计划。

麻醉药品药用原植物种植企业应当根据年度种植计划，种植麻醉药品药用原植物。麻醉药品药用原植物种植企业应当向国务院药品监督管理部门和国务院农业主管部门定期报告种植情况。

麻醉药品药用原植物种植企业由国务院药品监督管理部门和国务院农业主管部门共同确定，其他单位和个人不得种植麻醉药品药用原植物。

2. 实验研究　开展麻醉药品和精神药品实验研究活动应当具备下列条件，并经国务院药品监督管理部门批准：①以医疗、科学研究或者教学为目的；②有保证实验所需麻醉药品和精神药品安全的措施和管理制度；③单位及其工作人员2年内没有违反有关禁毒的法律、行政法规规定的行为。

麻醉药品和精神药品的实验研究单位申请相关药品批准证明文件，应当依照药品管理法的规定办理；需要转让研究成果的，应当经国务院药品监督管理部门批准。

药品研究单位在普通药品的实验研究过程中，产生本条例规定的管制品种的，应当立即停止实验研究活动，并向国务院药品监督管理部门报告。国务院药品监督管理部门应当根据情况，及时作出是否同意其继续实验研究的决定。

麻醉药品和第一类精神药品的临床试验，不得以健康人为受试对象。

3. 生产　国家对麻醉药品和精神药品实行定点生产制度。

国务院药品监督管理部门应当根据麻醉药品和精神药品的需求总量，确定麻醉药品和精神药品定点生产企业的数量和布局，并根据年度需求总量对数量和布局进行调整、公布。

麻醉药品和精神药品的定点生产企业应当具备下列条件：①有药品生产许可证；②有麻醉药品和精神药品实验研究批准文件；③有符合规定的麻醉药品和精神药品生产设施、储存条件和相应的安全管理设施；④有通过网络实施企业安全生产管理和向药品监督管理部门报告生产信息的能力；⑤有保证麻醉药品和精神药品安全生产的管理制度；⑥有与麻醉药品和精神药品安全生产要求相适应的管理水平和经营规模；⑦麻醉药品和精神药品生产管理、质量管理部门的人员应当熟悉麻醉药品和精神药品管理以及有关禁毒的法律、行政法规；⑧没有生产、销售假药、劣药或者违反有关禁毒的法律、行政法规规定的行为；⑨符合国务院药品监督管理部门公布的麻醉药品和精神药品定点生产企业数量和布局的要求。

从事麻醉药品、第一类精神药品生产以及第二类精神药品原料药生产的企业，应当经所在地省、自治区、直辖市人民政府药品监督管理部门初步审查，由国务院药品监督管理部门批准；从事第二类精神药品制剂生产的企业，应当经所在地省、自治区、直辖市人民政府药品监督管理部门批准。

定点生产企业生产麻醉药品和精神药品，应当依照药品管理法的规定取得药品批准文号。国务院药品监督管理部门应当组织医学、药学、社会学、伦理学和禁毒等方面的专家成立专家组，由专家组对申请首次上市的麻醉药品和精神药品的社会危害性和被滥用的可能性进行评价，并提出是否批准的建议。未取得药品批准文号的，不得生产麻醉药品和精神药品。

发生重大突发事件，定点生产企业无法正常生产或者不能保证供应麻醉药品和精神药品时，国务院药品监督管理部门可以决定其他药品生产企业生产麻醉药品和精神药品。重大突发事件结束后，国务院药品监督管理部门应当及时决定前款规定的企业停止麻醉药品和精神药品的生产。

定点生产企业应当严格按照麻醉药品和精神药品年度生产计划安排生产，并依照规定向所在地省、自治区、直辖市人民政府药品监督管理部门报告生产情况。

定点生产企业应当依照本条例的规定，将麻醉药品和精神药品销售给具有麻醉药品和精神药品经营资格的企业或者依照本条例规定批准的其他单位。

麻醉药品和精神药品的标签应当印有国务院药品监督管理部门规定的标志。

(二) 经营

国家对麻醉药品和精神药品实行定点经营制度。国务院药品监督管理部门应当根据麻醉药品和第一类精神药品的需求总量，确定麻醉药品和第一类精神药品的定点批发企业布局，并应当根据年度需求总量对布局进行调整、公布。药品经营企业不得经营麻醉药品原料药和第一类精神药品原料药。但是，供医疗、科学研究、教学使用的小包装的上述药品可以由国务院药品监督管理部门规定的药品批发企业经营。

麻醉药品和精神药品定点批发企业除应当具备药品管理法第十五条规定的药品经营企业的开办条件外，还应当具备下列条件：①有符合本条例规定的麻醉药品和精神药品储存条件；②有通过网络实施企业安全管理和向药品监督管理部门报告经营信息的能力；③单位及其工作人员2年内没有违反有关禁毒的法律、行政法规规定的行为；④符合国务院药品监督管理部门公布的定点批发企业布局。麻醉药品和第一类精神药品的定点批发企业，还应当具有保证供应责任区域内医疗机构所需麻醉药品和第一类精神药品的能力，并具有保证麻醉药品和第一类精神药品安全经营的管理制度。

跨省、自治区、直辖市从事麻醉药品和第一类精神药品批发业务的企业（以下称全国性批发企业），应当经国务院药品监督管理部门批准；在本省、自治区、直辖市行政区域内从事麻醉药品和第一类精神药品批发业务的企业（以下称区域性批发企业），应当经所在地省、自治区、直辖市人民政府药品监督管理部门批准。专门从事第二类精神药品批发业务的企业，应当经所在地省、自治区、直辖市人民政府药品监督管理部门批准。全国性批发企业和区域性批发企业可以从事第二类精神药品批发业务。

全国性批发企业可以向区域性批发企业，或者经批准可以向取得麻醉药品和第一类精神药品使用资格的医疗机构以及依照本条例规定批准的其他单位销售麻醉药品和第一类精神药品。全国性批发企业向取得麻醉药品和第一类精神药品使用资格的医疗机构销售麻醉药品和第一类精神药品，应当经医疗机构所在地省、自治区、直辖市人民政府药品监督管理部门批准。国务院药品监督管理部门在批准全国性批发企业时，应当明确其所承担供药责任的区域。

区域性批发企业可以向本省、自治区、直辖市行政区域内取得麻醉药品和第一类精神药品使用资格的医疗机构销售麻醉药品和第一类精神药品；由于特殊地理位置的原因，需要就近向其他省、自治区、直辖市行政区域内取得麻醉药品和第一类精神药品使用资格的医疗机构销售的，应当经国务院药品监督管理部门批准。省、自治区、直辖市人民政府药品监督管理部门在批准区域性批发企业时，应当明确其所承担供药责任的区域。区域性批发企业之间因医疗急需、运输困难等特殊情况需要调剂麻醉药品和第一类精神药品的，应当在调剂后 2 日内将调剂情况分别报所在地省、自治区、直辖市人民政府药品监督管理部门备案。

全国性批发企业应当从定点生产企业购进麻醉药品和第一类精神药品。区域性批发企业可以从全国性批发企业购进麻醉药品和第一类精神药品；经所在地省、自治区、直辖市人民政府药品监督管理部门批准，也可以从定点生产企业购进麻醉药品和第一类精神药品。

全国性批发企业和区域性批发企业向医疗机构销售麻醉药品和第一类精神药品，应当将药品送至医疗机构。医疗机构不得自行提货。

第二类精神药品定点批发企业可以向医疗机构、定点批发企业和符合本条例第三十一条规定的药品零售企业以及依照本条例规定批准的其他单位销售第二类精神药品。

麻醉药品和第一类精神药品不得零售。禁止使用现金进行麻醉药品和精神药品交易，但是个人合法购买麻醉药品和精神药品的除外。

经所在地设区的市级药品监督管理部门批准，实行统一进货、统一配送、统一管理的药品零售连锁企业可以从事第二类精神药品零售业务。

第二类精神药品零售企业应当凭执业医师出具的处方，按规定剂量销售第二类精神药品，并将处方保存 2 年备查；禁止超剂量或者无处方销售第二类精神药品；不得向未成年人销售第二类精神药品。

麻醉药品和精神药品实行政府定价，在制定出厂和批发价格的基础上，逐步实行全国统一零售价格。具体办法由国务院价格主管部门制定。

（三）使用

药品生产企业需要以麻醉药品和第一类精神药品为原料生产普通药品的，应当向所在地省、自治区、直辖市人民政府药品监督管理部门报送年度需求计划，由省、自治区、直辖市人民政府药品监督管理部门汇总报国务院药品监督管理部门批准后，向定点生产企业购买。药品生产企业需要以第二类精神药品为原料生产普通药品的，应当将年度需求计划报所在地省、自治区、直辖市人民政府药品监督管理部门，并向定点批发企业或者定点生产企业购买。

食品、食品添加剂、化妆品、油漆等非药品生产企业需要使用咖啡因作为原料的，应当经所在地省、自治区、直辖市人民政府药品监督管理部门批准，向定点批发企业或者定点生产企业购买。科学研究、教学单位需要使用麻醉药品和精神药品开展实验、教学活动的，应当经所在地省、自治区、直辖市人民政府药品监督管理部门批准，向定点批发企业或者定点生产企业购买。需要使用麻醉药品和精神药品的标准品、对照品的，应当经所在地省、自治区、直辖市人民政府药品监督管理部门批准，向国务院药品监督管理部门批准的单位购买。

医疗机构需要使用麻醉药品和第一类精神药品的，应当经所在地设区的市级人民政府卫生主管部门批准，取得麻醉药品、第一类精神药品购用印鉴卡（以下称印鉴卡）。医疗机构应当凭印鉴卡向本省、自治区、直辖市行政区域内的定点批发企业购买麻醉药品和第一类精神药品。设区的市级人民政府卫生主管部门发给医疗机构印鉴卡时，应当将取得印鉴卡的医疗机构情况抄送所在地设区的市级药品监督管理部门，并报省、自治区、直辖市人民政府卫生主管部门备案。省、自治区、直辖市人民政府卫生主管部门应当将取得印鉴卡的医疗机构名单向本行政区域内的定点批发企业通报。

医疗机构取得印鉴卡应当具备下列条件：①有专职的麻醉药品和第一类精神药品管理人员；②有获得麻醉药品和第一类精神药品处方资格的执业医师；③有保证麻醉药品和第一类精神药品安全储存的设施和管理制度。

医疗机构应当按照国务院卫生主管部门的规定，对本单位执业医师进行有关麻醉药品和精神药品使用知识的培训、考核，经考核合格的，授予麻醉药品和第一类精神药品处方资格。执业医师取得麻醉药品和第一类精神药品的处方资格后，方可在本医疗机构开具麻醉药品和第一类精神药品处方，但不得为自己开具该种处方。医疗机构应当将具有麻醉药品和第一类精神药品处方资格的执业医师名单及其变更情况，定期报送所在地设区的市级人民政府卫生主管部门，并抄送同级药品监督管理部门。医务人员应当根据国务院卫生主管部门制定的临床应用指导原则，使用麻醉药品和精神药品。

具有麻醉药品和第一类精神药品处方资格的执业医师，根据临床应用指导原则，对确需使用麻醉药品或者第一类精神药品的患者，应当满足其合理用药需求。在医疗机构就诊的癌症疼痛患者和其他危重患者得不到麻醉药品或者第一类精神药品时，患者或者其亲属可以向执业医师提出申请。具有麻醉药品和第一类精神药品处方资格的执业医师认为要求合理的，应当及时为患者提供所需麻醉药品或者第一类精神药品。

执业医师应当使用专用处方开具麻醉药品和精神药品，单张处方的最大用量应当符合国务院卫生主管部门的规定。对麻醉药品和第一类精神药品处方，处方的调配人、核对人应当仔细核对，签署姓名，并予以登记；对不符合本条例规定的，处方的调配人、核对人应当拒绝发药。麻醉药品和精神药品专用处方的格式由国务院卫生主管部门规定。

医疗机构应当对麻醉药品和精神药品处方进行专册登记，加强管理。麻醉药品处方至少保存3年，精神药品处方至少保存2年。医疗机构抢救病人急需麻醉药品和第一类精神药品而本医疗机构无法提供时，可以从其他医疗机构或者定点批发企业紧急借用；抢救工作结束后，应当及时将借用情况报所在地设区的市级药品监督管理部门和卫生主管部门备案。

对临床需要而市场无供应的麻醉药品和精神药品，持有医疗机构制剂许可证和印鉴卡的医疗机构需要配制制剂的，应当经所在地省、自治区、直辖市人民政府药品监督管理部门批准。医疗机构配制的麻醉药品和精神药品制剂只能在本医疗机构使用，不得对外销售。

因治疗疾病需要，个人凭医疗机构出具的医疗诊断书、本人身份证明，可以携带单张处方最大用量以内的麻醉药品和第一类精神药品；携带麻醉药品和第一类精神药品出入境的，由海关根据自用、合理的原则放行。医务人员为了医疗需要携带少量麻醉药品和精神药品出入境的，应当持有省级以上人民政府药品监督管理部门发放的携带麻醉药品和精神药品证明。海关凭携带麻醉药品和精神药品证明放行。

医疗机构、戒毒机构以开展戒毒治疗为目的，可以使用美沙酮或者国家确定的其他用于戒毒治疗的麻醉药品和精神药品。具体管理办法由国务院药品监督管理部门、国务院公安部门和国务院卫生主管部门制定。

（四）储存

麻醉药品药用原植物种植企业、定点生产企业、全国性批发企业和区域性批发企业以及国家设立的麻醉药品储存单位，应当设置储存麻醉药品和第一类精神药品的专库。该专库应当符合下列要求：①安装专用防盗门，实行双人双锁管理；②具有相应的防火设施；③具有监控设施和报警装置，报警装置应当与公安机关报警系统联网。全国性批发企业经国务院药品监督管理部门批准设立的药品储存点应当符合前款的规定。麻醉药品定点生产企业应当将麻醉药品原料药和制剂分别存放。

麻醉药品和第一类精神药品的使用单位应当设立专库或者专柜储存麻醉药品和第一类精神药品。专库应当设有防盗设施并安装报警装置；专柜应当使用保险柜。专库和专柜应当实行双人双锁管理。

麻醉药品药用原植物种植企业、定点生产企业、全国性批发企业和区域性批发企业、国家设立的麻醉药品储存单位以及麻醉药品和第一类精神药品的使用单位，应当配备专人负责管理工作，并建立储存麻醉药品和第一类精神药品的专用账册。药品入库双人验收，出库双人复核，做到账物相符。专用账册的保存期限应当自药品有效期期满之日起不少于5年。

第二类精神药品经营企业应当在药品库房中设立独立的专库或者专柜储存第二类精神药品，并建立专用账册，实行专人管理。专用账册的保存期限应当自药品有效期期满之日起不少于5年。

（五）运输

托运、承运和自行运输麻醉药品和精神药品的，应当采取安全保障措施，防止麻醉药品和精神药品在运输过程中被盗、被抢、丢失。

通过铁路运输麻醉药品和第一类精神药品的，应当使用集装箱或者铁路行李车运输，具体办法由国务院药品监督管理部门会同国务院铁路主管部门制定。没有铁路需要通过公路或者水路运输麻醉药品和第一类精神药品的，应当由专人负责押运。

托运或者自行运输麻醉药品和第一类精神药品的单位，应当向所在地省、自治区、直辖市人民政府药品监督管理部门申请领取运输证明。运输证明有效期为1年。运输证明应当由专人保管，不得涂改、转让、转借。

托运人办理麻醉药品和第一类精神药品运输手续，应当将运输证明副本交付承运人。承运人应当查验、收存运输证明副本，并检查货物包装。没有运输证明或者货物包装不符合规定的，承运人不得承运。承运人在运输过程中应当携带运输证明副本，以备查验。

邮寄麻醉药品和精神药品，寄件人应当提交所在地省、自治区、直辖市人民政府药品监督管理部门出具的准予邮寄证明。邮政营业机构应当查验、收存准予邮寄证明；没有准予邮寄证明的，邮政营业机构不得收寄。省、自治区、直辖市邮政主管部门指定符合安全保障条件的邮政营业机构负责收寄麻醉药品和精神药品。邮政营业机构收寄麻醉药品和精神药品，应当依法对收寄的麻醉药品和精神药品予以查验。邮寄麻醉药品和精神药品的具体管理办法，由国务院药品监督管理部门会同国务院邮政主管部门制定。

定点生产企业、全国性批发企业和区域性批发企业之间运输麻醉药品、第一类精神药品，发货人在发货前应当向所在地省、自治区、直辖市人民政府药品监督管理部门报送本次运输的相关信息。属于跨省、自治区、直辖市运输的，收到信息的药品监督管理部门应当向收货人所在地的同级药品监督管理部门通报；属于在本省、自治区、直辖市行政区域内运输的，收到信息的药品监督管理部门应当向收货人所在地设区的市级药品监督管理部门通报。

（六）审批程序和监督管理

申请人提出本条例规定的审批事项申请，应当提交能够证明其符合本条例规定条件的相关资料。审批部门应当自收到申请之日起40日内作出是否批准的决定；作出批准决定的，发给许可证明文件或者在相关许可证明文件上加注许可事项；作出不予批准决定的，应当书面说明理由。确定定点生产企业和定点批发企业，审批部门应当在经审查符合条件的企业中，根据布局的要求，通过公平竞争的方式初步确定定点生产企业和定点批发企业，并予公布。其他符合条件的企业可以自公布之日起10日内向审批部门提出异议。审批部门应当自收到异议之日起20日内对异议进行审查，并作出是否调整的决定。

药品监督管理部门应当根据规定的职责权限，对麻醉药品药用原植物的种植以及麻醉药品和精神药品的实验研究、生产、经营、使用、储存、运输活动进行监督检查。

省级以上人民政府药品监督管理部门根据实际情况建立监控信息网络，对定点生产企业、定点批发企业和使用单位的麻醉药品和精神药品生产、进货、销售、库存、使用的数量以及流向实行实时监控，并与同级公安机关做到信息共享。

尚未连接监控信息网络的麻醉药品和精神药品定点生产企业、定点批发企业和使用单位，应当每月通过电子信息、传真、书面等方式，将本单位麻醉药品和精神药品生产、进货、销售、库存、使用的数量以及流向，报所在地设区的市级药品监督管理部门和公安机关；医疗机构还应当报所在地设区的市级人民政府卫生主管部门。设区的市级药品监督管理部门应当每3个月向上一级药品监督管理部门报告本地区麻醉药品和精神药品的相关情况。

对已经发生滥用，造成严重社会危害的麻醉药品和精神药品品种，国务院药品监督管理部门应当采取在一定期限内中止生产、经营、使用或者限定其使用范围和用途等措施。对不再作为药品使用的麻醉药品和精神药品，国务院药品监督管理部门应当撤销其药品批准文号和药品标准，并予以公布。药品监督管理部门、卫生主管部门发现生产、经营企业和使用单位的麻醉药品和精神药品管理存在安全隐患时，应当责令其立即排除或者限期排除；对有证据证明可能流入非法渠道的，应当及时采取查封、扣押的行政强制措施，在7日内作出行政处理决定，并通报同级公安机关。药品监督管理部门发现取得印鉴卡的医疗机构未依照规定购买麻醉药品和第一类精神药品时，应当及时通报同级卫生主管部门。接到通报的卫生主管部门应当立即调查处理。必要时，药品监督管理部门可以责令定点批发企业中止向该医疗机构销售麻醉药品和第一类精神药品。

麻醉药品和精神药品的生产、经营企业和使用单位对过期、损坏的麻醉药品和精神药品应当登记造册，并向所在地县级药品监督管理部门申请销毁。药品监督管理部门应当自接到申请之日起5日内到场监督销毁。医疗机构对存放在本单位的过期、损坏麻醉药品和精神药品，应当按照本条规定的程序向卫生主管部门提出申请，由卫生主管部门负责监督销毁。对依法收缴的麻醉药品和精神药品，除经国务院药品监督管理部门或者国务院公安部门批准用于科学研究外，应当依照国家有关规定予以销毁。

县级以上人民政府卫生主管部门应当对执业医师开具麻醉药品和精神药品处方的情况进行监督检查。

药品监督管理部门、卫生主管部门和公安机关应当互相通报麻醉药品和精神药品生产、经营企业和使用单位的名单以及其他管理信息。各级药品监督管理部门应当将在麻醉药品药用原植物的种植以及麻醉药品和精神药品的实验研究、生产、经营、使用、储存、运输等各环节的管理中的审批、撤销等事项通报同级公安机关。麻醉药品和精神药品的经营企业、使用单位报送各级药品监督管理部门的备案事项，应当同时报送同级公安机关。

发生麻醉药品和精神药品被盗、被抢、丢失或者其他流入非法渠道的情形的，案发单位应当立即采取必要的控制措施，同时报告所在地县级公安机关和药品监督管理部门。医疗机构发生上述情形的，还应当报告其主管部门。公安机关接到报告、举报，或者有证据证明麻醉药品和精神药品可能流入非法渠道时，应当及时开展调查，并可以对相关单位采取必要的控制措施。药品监督管理部门、卫生主管部门以及其他有关部门应当配合公安机关开展工作。

（七）法律责任

药品监督管理部门、卫生主管部门违反本条例的规定，有下列情形之一的，由其上级行政机关或者监察机关责令改正；情节严重的，对直接负责的主管人员和其他直接责任人员依法给予行政处分；构成犯罪的，依法追究刑事责任：①对不符合条件的申请人准予行政许可或者超越法定职权作出准予行政许可决定的；②未到场监督销毁过期、损坏的麻醉药品和精神药品的；③未依法履行监督检查职责，应当发现而未发现违法行为、发现违法行为不及时查处，或者未依照本条例规定的程序实施监督检查的；④违反本条例规定的其他失职、渎职行为。

麻醉药品药用原植物种植企业违反本条例的规定，有下列情形之一的，由药品监督管理部门责令限期改正，给予警告；逾期不改正的，处5万元以上10万元以下的罚款；情节严重的，取消其种植资格：①未依照麻醉药品药用原植物年度种植计划进行种植的；②未依照规定报告种植情况的；③未依照规定储存麻醉药品的。

定点生产企业违反本条例的规定，有下列情形之一的，由药品监督管理部门责令限期改正，给予警告，并没收违法所得和违法销售的药品；逾期不改正的，责令停产，并处5万元以上10万元以下的罚款；情节严重的，取消其定点生产资格：①未按照麻醉药品和精神药品年度生产计划安排生产的；②未依照规定向药品监督管理部门报告生产情况的；③未依照规定储存麻醉药品和精神药品，或者未依照规定建立、保存专用账册的；④未依照规定销售麻醉药品和精神药品的；⑤未依照规定销毁麻醉药品和精神药品的。

定点批发企业违反本条例的规定销售麻醉药品和精神药品，或者违反本条例的规定经营麻醉药品原料药和第一类精神药品原料药的，由药品监督管理部门责令限期改正，给予警告，并没收违法所得和违法销售的药品；逾期不改正的，责令停业，并处违法销售药品货值金额2倍以上5倍以下的罚款；情节严重的，取消其定点批发资格。

定点批发企业违反本条例的规定，有下列情形之一的，由药品监督管理部门责令限期改正，给予警告；逾期不改正的，责令停业，并处2万元以上5万元以下的罚款；情节严重的，取消其定点批发资格：①未依照规定购进麻醉药品和第一类精神药品的；②未保证供药责任区域内的麻醉药品和第一类精神药品的供应的；③未对医疗机构履行送货义务的；④未依照规定报告麻醉药品和精神药品的进货、销售、库存数量以及流向的；⑤未依照规定储存麻醉药品和精神药品，或者未依照规定建立、保存专用账册的；⑥未依照规定销毁麻醉药品和精神药品的；⑦区域性批发企业之间违反本条例的规定调剂麻醉药品和第一类精神药品，或者因特殊情况调剂麻醉药品和第一类精神药品后未依照规定备案的。

第二类精神药品零售企业违反本条例的规定储存、销售或者销毁第二类精神药品的，由药品监督管理部门责令限期改正，给予警告，并没收违法所得和违法销售的药品；逾期不改正的，责令停业，并处5000元以上2万元以下的罚款；情节严重的，取消其第二类精神药品零售资格。

本条例第三十四条、第三十五条规定的单位违反本条例的规定，购买麻醉药品和精神药品的，由药品监督管理部门没收违法购买的麻醉药品和精神药品，责令限期改正，给予警告；逾期不改正的，责令停产或者停止相关活动，并处2万元以上5万元以下的罚款。

取得印鉴卡的医疗机构违反本条例的规定，有下列情形之一的，由设区的市级人民政府卫生主管部门责令限期改正，给予警告；逾期不改正的，处5000元以上1万元以下的罚款；情节严重的，吊销其印鉴卡；对直接负责的主管人员和其他直接责任人员，依法给予降级、撤职、开除的处分：①未依照规定购买、储存麻醉药品和第一类精神药品的；②未依照规定保存麻醉药品和精神药品专用处方，或者未依照规定进行处方专册登记的；③未依照规定报告麻醉药品和精神药品的进货、库存、使用数量的；④紧急借用麻醉药品和第一类精神药品后未备案的；⑤未依照规定销毁麻醉药品和精神药品的。

具有麻醉药品和第一类精神药品处方资格的执业医师，违反本条例的规定开具麻醉药品和第一类精神药品处方，或者未按照临床应用指导原则的要求使用麻醉药品和第一类精神药品的，由其所在医疗机构取消其麻醉药品和第一类精神药品处方资格；造成严重后果的，由原发证部门吊销其执业证书。执业医师未按照临床应用指导原则的要求使用第二类精神药品或者未使用专用处方开具第二类精神药品，造成严重后果的，由原发证部门吊销其执业证书。未取得麻醉药品和第一类精神药品处方资格的执业医师擅自开具麻醉药品和第一类精神药品处方，由县级以上人民政府卫生主管部门给予警告，暂停其执业活动；造成严重后果的，吊销其执业证书；构成犯罪的，依法追究刑事责任。处方的调配人、核对人违反本条例的规定未对麻醉药品和第一类精神药品处方进行核对，造成严重后果的，由原发证部门吊销其执业证书。

违反本条例的规定运输麻醉药品和精神药品的，由药品监督管理部门和运输管理部门依照各自职责，责令改正，给予警告，处2万元以上5万元以下的罚款。收寄麻醉药品、精神药品的邮政营业机构未依照本条例的规定办理邮寄手续的，由邮政主管部门责令改正，给予警告；造成麻醉药品、精神药品邮件丢失的，依照邮政法律、行政法规的规定处理。

提供虚假材料、隐瞒有关情况，或者采取其他欺骗手段取得麻醉药品和精神药品的实验研究、生产、经营、使用资格的，由原审批部门撤销其已取得的资格，5年内不得提出有关麻醉药品和精神药品的申请；情节严重的，处1万元以上3万元以下的罚款，有药品生产许可证、药品经营许可证、医疗机构执业许可证的，依法吊销其许可证明文件。

药品研究单位在普通药品的实验研究和研制过程中，产生本条例规定管制的麻醉药品和精神药品，未依照本条例的规定报告的，由药品监督管理部门责令改正，给予警告，没收违法药品；拒不改正的，责令停止实验研究和研制活动。

药物临床试验机构以健康人为麻醉药品和第一类精神药品临床试验的受试对象的，由药品监督管理部门责令停止违法行为，给予警告；情节严重的，取消其药物临床试验机构的资格；构成犯罪的，依法追究刑事责任。对受试对象造成损害的，药物临床试验机构依法承担治疗和赔偿责任。

定点生产企业、定点批发企业和第二类精神药品零售企业生产、销售假劣麻醉药品和精神药品的，由药品监督管理部门取消其定点生产资格、定点批发资格或者第二类精神药品零售资格，并依照药品管理法的有关规定予以处罚。

定点生产企业、定点批发企业和其他单位使用现金进行麻醉药品和精神药品交易的，由药品监督管理部门责令改正，给予警告，没收违法交易的药品，并处5万元以上10万元以下的罚款。

发生麻醉药品和精神药品被盗、被抢、丢失案件的单位，违反本条例的规定未采取必要的控制措施或者未依照本条例的规定报告的，由药品监督管理部门和卫生主管部门依照各自职责，责令改正，给予警告；情节严重的，处5000元以上1万元以下的罚款；有上级主管部门的，由其上级主管部门对直接负责的主管人员和其他直接责任人员，依法给予降级、撤职的处分。

依法取得麻醉药品药用原植物种植或者麻醉药品和精神药品实验研究、生产、经营、使用、运输等资格的单位，倒卖、转让、出租、出借、涂改其麻醉药品和精神药品许可证明文件的，由原审批部门吊销相应许可证明文件，没收违法所得；情节严重的，处违法所得2倍以上5倍以下的罚款；没有违法所得的，处2万元以上5万元以下的罚款；构成犯罪的，依法追究刑事责任。

违反本条例的规定，致使麻醉药品和精神药品流入非法渠道造成危害，构成犯罪的，依法追究刑事责任；尚不构成犯罪的，由县级以上公安机关处5万元以上10万元以下的罚款；有违法所得的，没收违法所得；情节严重的，处违法所得2倍以上5倍以下的罚款；由原发证部门吊销其药品生产、经营和使用许可证明文件。药品监督管理部门、卫生主管部门在监督管理工作中发现前款规定情形的，应当立即通报所在地同级公安机关，并依照国家有关规定，将案件以及相关材料移送公安机关。

本章规定由药品监督管理部门作出的行政处罚，由县级以上药品监督管理部门按照国务院药品监督管理部门规定的职责分工决定。

第二节　医疗用毒性药品管理

医疗用毒性药品因其毒性剧烈，使用不当会致人中毒或死亡，如果管理不严导致从药用渠道流失，将会对社会造成重大影响和危害。为此，《药品管理法》第35条规定，国家对医疗用毒性药品实行特殊管理。医疗用毒性药品的监管历程见表5-2。

表5-2　医疗用毒性药品的监管历程

时　间	事　件
1964年4月20日	原卫生部、商业部、化工部发布《管理毒药、限制性剧药暂行规定》
1964年12月7日	原卫生部、商业部发布《管理毒性中药的暂行办法》
1979年6月30日	原卫生部、国家医药管理总局发布《医疗用毒药、限制性剧药管理规定》
1988年12月27日	国务院发布《医疗用毒性药品管理办法》
2002年10月14日	原国家药品监督管理局发布《关于切实加强医疗用毒性药品监管的通知》
2008年7月21日	原国家食品药品监督管理局、原卫生部发布《关于将A型肉毒毒素列入毒性药品管理的通知》

一、医疗用毒性药品的定义及品种

（一）医疗用毒性药品的定义

医疗用毒性药品（toxic drug，简称毒性药品），是指毒性剧烈，治疗剂量与中毒剂量相近，使用不当会致人中毒或死亡的药品。《医疗用毒性药品管理办法》规定“毒性药品的包装容器上必须印有毒药标志”。医疗用毒性药品的标识见图5-3。

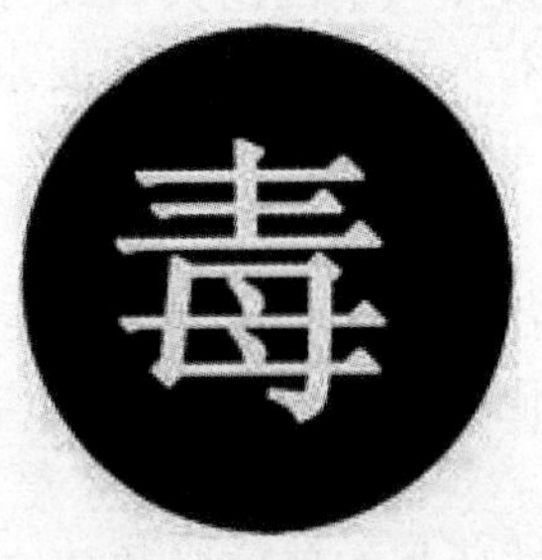

图5-3　医疗用毒性药品的标识

（二）医疗用毒性药品的品种

毒性药品的管理品种，由国务院卫生主管部门会同国务院药品监督管理部门规定。毒性药品的品种目录应以国家有关部门确定并公布的品种目录为准，现已公布的毒性药品的管理品种分为中药品种和西药品种两大类。

1. 毒性药品中药品种共 27 种　砒石（红砒、白砒）、砒霜、水银、生马钱子、生川乌、生草乌、生白附子、生附子、生半夏、生南星、生巴豆、斑蝥、青娘虫、红娘子、生甘遂、生狼毒、生藤黄、生千金子、生天仙子、闹羊花、雪上一枝蒿、白降丹、蟾酥、洋金花、红粉、轻粉、雄黄。

需要说明的是上述中药品种是指原药材和饮片，不含制剂。

2. 毒性药品西药品种共 13 种　去乙酰毛花苷丙、阿托品、洋地黄毒苷、氢溴酸后马托品、三氧化二砷、毛果芸香碱、升汞、水杨酸毒扁豆碱、氢溴酸东莨菪碱、亚砷酸钾、士的宁、亚砷酸注射液、A 型肉毒毒素及其制剂。

需要说明两点，一是上述西药品种除亚砷酸注射液、A 型肉毒毒素制剂以外的毒性西药品种是指原料药；二是上述西药品种士的宁、阿托品、毛果芸香碱等包括其盐类化合物。

二、医疗用毒性药品的监督管理

（一）生产

毒性药品年度生产、收购、供应和配制计划，由省、自治区、直辖市医药管理部门根据医疗需要制定，经省、自治区、直辖市卫生行政部门审核后，由医药管理部门下达给指定的毒性药品生产、收购、供应单位，并抄报国家卫生和计划生育委员会、国家食品药品监督管理总局和国家中医药管理局。生产单位不得擅自改变生产计划，自行销售。

药厂必须由医药专业人员负责生产、配制和质量检验，并建立严格的管理制度，严防与其他药品混杂。每次配料，必须经 2 人以上复核无误，并详细记录每次生产所用原料和成品数，经手人要签字备查。所有工具、容器要处理干净，以防污染其他药品。标示量要准确无误，包装容器要有毒药标志。

生产毒性药品及其制剂，必须严格执行生产工艺操作规程，在本单位药品检验人员的监督下准确投料，并建立完整的生产记录，保存五年备查。在生产毒性药品过程中产生的废弃物，必须妥善处理，不得污染环境。

凡加工炮制毒性中药，必须按照《中国药典》或者省、自治区、直辖市卫生行政部门制定的《炮制规范》的规定进行。药材符合药用要求的，方可供应、配方和用于中成药生产。

（二）经营

毒性药品的收购、经营，由各级医药管理部门指定的药品经营单位负责；配方用药由国营药店、医疗单位负责。其他任何单位或者个人均不得从事毒性药品的收购、经营和配方业务。

收购、经营、加工、使用毒性药品的单位必须建立健全保管、验收、领发、核对等制度；严防收假、发错，严禁与其他药品混杂，做到划定仓间或仓位，专柜加锁并由专人保管。毒性药品的包装容器上必须印有毒药标志，在运输毒性药品的过程中，应当采取有效措施，防止发生事故。

（三）使用

医疗单位供应和调配毒性药品，凭医生签名的正式处方。国营药店供应和调配毒性药品，凭盖有医生所在的医疗单位公章的正式处方。每次处方剂量不得超过二日极量。调配处方时，必须认真负责，计量准确，按医嘱注明要求，并由配方人员及具有药师以上技术职称的复核人员签名盖章后方可发出。对处方未注明“生用”的毒性中药，应当付炮制品。如发现处方有疑问时，须经原处方医生重新审定后再行调配。处方一次有效，取药后处方保存二年备查。

科研和教学单位所需的毒性药品，必须持本单位的证明信，经单位所在地县以上卫生行政部门批准后，供应部门方能发售。群众自配民间单、秘、验方需用毒性中药，购买时要持有本单位或者城市街道办事处、乡（镇）人民政府的证明信，供应部门方可发售。每次购用量不得超过 2 日极量。

（四）法律责任

对违反本办法的规定，擅自生产、收购、经营毒性药品的单位或者个人，由县以上卫生行政部门没收其全部毒性药品，并处以警告或按非法所得的 5 至 10 倍罚款。情节严重、致人伤残或死亡，构成犯罪的，由司法机关依法追究其刑事责任。

当事人对处罚不服的，可在接到处罚通知之日起 15 日内，向作出处理的机关的上级机关申请复议。但申请复议期间仍应执行原处罚决定。上级机关应在接到申请之日起 10 日内作出答复。对答复不服的，可在接到答复之日起 15 日内，向人民法院起诉。

学习小结

1. 学习内容

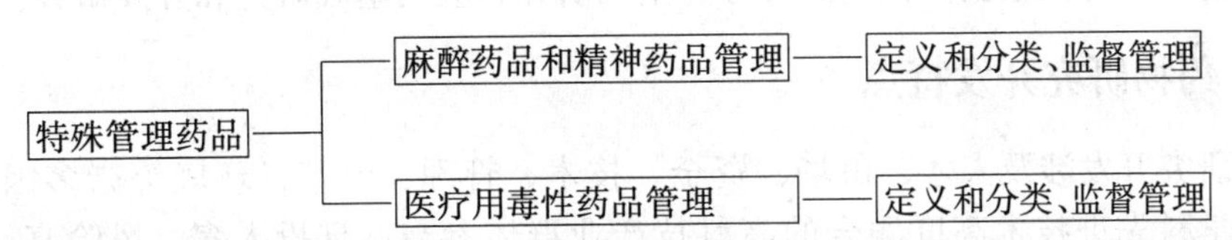

2. 学习方法

特殊管理药品是指麻醉药品、精神药品、医疗用毒性药品。依照《药品管理法》及相应管理办法，对这些药品实行特殊管理。针对此类药品的特殊性，国家以特别法的方式进行管理和规范，根据教学大纲要求，建议同学从特殊药品的定义出发，根据药品不同特性对药品监督管理制度进行学习和掌握，并结合如刑法等法律中相关内容，对特殊药品的监管做整体系统的了解。

复习思考题

1. 我国规定的特殊管理的药品的内容有哪些？为什么对这些药品实行特殊管理？
2. 精神药品分为几类？分类的依据是什么？
3. 我国特殊管理药品在使用中有哪些要求？
4. 列举几种常用毒性药品的品种。

（王世宇）

第六章 药物研究与注册管理

学习目的

通过本章的学习，使同学们了解我国新药研究管理的基本内容，药品注册管理的分类及每类注册的程序和规定，《药物非临床研究质量管理规范》和《药物临床试验质量管理规范》的基本内容与适用范围，并能在实际工作中加以运用。

学习要点

新药的定义和分类；药品注册申请的类型；新药的申报与审批程序和要求；新药特殊审批的范围；药物临床前研究内容；药物临床研究的分期和要求；药品批准文号的格式；药品注册标准。

第一节 药物研究概述

一、中药药物研究内容

中药药物研究是指对中药材种植、养殖、加工炮制、制剂、质量标准、安全性、有效性等进行的研究。根据研究重点可分为基础研究、应用基础研究和开发研究。

二、药物研究开发特点

药物研究开发涉及人才、市场、资金、技术、管理、政策、环境等诸多因素，是一个需要多学科先进技术高度融合的高科技产业群体参与，且投入多、风险高、效益大、竞争激烈的系统工程；具有明显的特点。

（一）学科多，周期长

新药研发是一项系统工程，需要化学、生物学、医学、药学、计算机、统计学等多个学科的专家、技术人员协同工作，同时还需要营销人员和生产人员在市场和生产方面的信息反馈；且研究人员要有较高的学术水平和层次要求。

（二）风险高、效益好

据统计，20 世纪 30～50 年代一般从 400～500 个化合物中可找到 1 个新药，60 年代从 900 个化合物中筛选出一个新药，70 年代要合成 5000 个化合物才能筛选出一个新药，80～90 年代要合成 1 万多个化合物才能筛选出一个新药。也就是说，研究与开发新药从筛选到最后注册上市，过去的成功率为几百分之一，现在是万分之一到几万分之一，难度越来越大。平均一个新化学结构（new chemical entities，NCEs）的创新药上市，需耗资 10 亿美元以上。但各大跨国制药公司仍然投入其年营业额的 15%～20%研究开发新药。有资料显示，美国每年用于新药开发投资费用高于电子、计算机和航天航空等其他产业。

药品实行专利保护，研究开发企业在专利期内享有市场独占权，新药一旦获得上市批准，很快获得高额利润回报。如全球知名的制药企业瑞士罗氏公司研制的药物“安定”，1980年起每年赢得10亿美元左右的收入；其研制的克制禽流感药品达菲（奥司他韦），为一种神经氨酸酶抑制剂，1999年上市，用于治疗流感，2005年销售总额达到11.98亿美元。我国天士力集团研制的治疗心脑血管疾病的复方丹参滴丸，在心脑血管中成药领域的市场份额中占20%。其2002～2011年销售每年突破10亿元，2011年已达16亿元，连续十多年位居中成药单品种年销售额首位。

（三）潜力大、竞争激烈

随着社会经济和医疗诊断技术的快速发展，疾病谱的改变和人们健康要求的提高，药物需求更是快速增长。同时，由于药物不良反应的不断出现，人们对药物疗效及安全性要求的不断提高，药政管理日趋严格，新药开发难度不断增加，跨国制药企业更是加快了全球战略布局与管理结构的调整，医药行业的竞争将愈加激烈。由于国际著名企业坚实的研究基础和强大的经济实力，造成化学药研究开发的全球化激烈竞争，大批重磅产品专利即将到期，加剧了国内化学药仿制的竞争。同时，我国政府和企业也大大增加了新药研制的费用，积极参与国际竞争，也加剧了国内竞争。

三、我国药物研究与药品注册管理的概况

世界各国的新药管理都在实践中走过了一条迂回曲折的道路。20世纪前，各国有关药品管理的法律法规多侧重于对假药、劣药和毒药的管理。20世纪初，大量化学药品问世后，新药品种大大增加，但对新药的管理多为事后管理。比如1906年美国国会颁布的《食品、药品法》，对新药质量只是采取事后把关检验。1938年发生了“磺胺酏剂事件”后，同年美国国会于1938年通过了《食品、药品、化妆品法》的修正案，明确规定新药上市前，必须有充分的材料证明其安全性。20世纪60年代初西欧国家发生的“反应停事件”，美国基本上未受到影响。尽管如此，美国仍于1962年又修订了《食品、药品、化妆品法》。要求新药在保证其安全性的同时要确证其有效性，明确规定了新药临床评价原则，以及新药（包括首次在美国上市的进口药）的审批手续和项目。1979年国会通过了新药研制中要符合《非临床安全性实验研究规范》（GLP）的规定，研究新药的实验室若未经FDA认证，其实验研究结果不予承认。1980年美国国会再次通过了《食品、药品、化妆品法》的修正案，更加明确了新药申请所需的资料和审批程序。在加强对新药研制立法的同时，FDA对新药的审批管理更加完善和严格。美国新药研制的一套法制化管理办法对各国影响较大。目前世界各国新药管理的法规日趋一致，但大多数国家都不如美国那么严格。

我国新药管理经历了曲折发展的道路，从分散管理到集中管理，从粗放式的行政管理逐步过渡到科学化法制化管理。

20世纪60年代为加强我国新药审评，原卫生部和化工部联合发布了《药品新产品管理办法》（试行），这是我国第一个单行的新药管理规章，开始了新药的法制化管理。1978年原卫生部和国家医药管理总局联合发布《新药管理办法》（试行），对新药的定义、分类、研究、临床、审批、生产和管理等作全面规定，并基本上由各省卫生厅（局）审

批，仅有麻醉药品、放射性药品、避孕药和中药人工合成品等少数新药由原卫生部审批。各省在鉴定会的基础上形成了地方药品审批管理体系。这时对新药的管理主要是行政手段管理。

1984 年全国人大常委会颁布了《药品管理法》，并规定“国家鼓励研究创制新药”，确立了卫生行政部门的药品审批权，根据这两条规定，1985 年原卫生部颁布了《新药审批办法》和《新生物制品审批办法》。这标志着我国的新药审批管理进入了以法律手段管理阶段。

1989 年《卫生部药品审评工作程序》发布实施，规范了新药审评程序，至此我国的新药审评制度基本建立。我国的新药审评制度是初审与复审相结合、内部审评与外部审评相结合、以外部审评为主的审评制度。同时初、复审的审评机构都相应设立了“药品审评委员会”。

1998 年新药审批工作划归原国家药品监督管理局主管，1999 年原国家药品监督管理局发布修改后的《新药审批办法》。原国家药品监督管理局还制订了二十多个类别的药物临床研究指导原则，四十多个中医病症临床研究指导原则等一系列技术规范，建立了一批临床药理基地，修订或形成了一系列药品注册及管理的规章制度，如《新生物制品审批办法》《进口药品管理办法》《仿制药品审批办法》《新药保护和技术转让的规定》《药品研究和申报注册违规处理办法》《药物非临床研究质量管理规范》《药物临床试验机构资格认定办法》《药物临床试验质量管理规范》《药品不良反应监测管理办法》（试行）、《药品研究机构登记备案管理办法》《药品研究实验记录暂行规定》《关于审批国外药品临床试验的规定》等。

我国新药研制管理的核心问题是严把药品质量关，克服药品低水平重复研究、重复生产，在研究开发新药中鼓励创新；在审批程序上强调了公开、公正、公平，加快新药审批进度；在新药审批注册方面规范了工作内容和程序；在改革审批机制、提高新药审批效率方面作了不懈的努力。尽管如此，我国的药物研究开发与国际接轨仍有差距。所以，原国家食品药品监督管理局在 2002 年 1 月制定的《药品注册管理办法》（试行）和 2005 年 2 月颁布的《药品注册管理办法》的基础上，于 2007 年 7 月又修订颁布了新的《药品注册管理办法》，自 2007 年 10 月 1 日起施行。目前，我国实行的一整套药品注册管理规定和各项技术要求，已逐渐与国际接轨，提高了我国新药研制水平和新药质量，提高了我国药品信誉和药物技术在国际交流中的地位，增强了我国药品的市场竞争力。

第二节　新药与药品注册管理

一、新药的定义和范围

《药品管理法实施条例》规定：“新药，是指未曾在中国境内上市销售的药品”。《药品注册管理办法》明确规定：“新药申请，是指未曾在中国境内上市销售的药品的注册申请。已上市药品改变剂型、改变给药途径、增加新适应证的，按照新药申请管理”。这些规定明确了新药管理范畴，包括国内外均未曾上市的创新药（新的化合物首次作为药用的物质），国外已上市但未曾在我国境内上市的药品（习惯称为仿制药品），新的复方制剂、已上市药品改变剂型、改变给药途径、增加新适应证者。

二、药品注册分类

新药或按新药管理的品种差别很大，若都按照同一要求进行研究和审批，显然是不合适的。为了保证新药质量，促进提高新药研制的投入和产出的效率，采用分类审批管理的办法。先进行分类，然后对各类在申请注册时应提交的研究资料作相应规定。

《药品注册管理办法》（以下简称《办法》）明确规定：中药、天然药物注册分为9类；化学药品注册分为6类；生物制品注册分为15类。

（一）中药、天然药物注册分类

（1）未在国内上市销售的从植物、动物、矿物等物质中提取的有效成分及其制剂：指国家药品标准中未收载的从植物、动物、矿物等物质中提取得到的天然的单一成分及其制剂，其单一成分的含量应当占总提取物的90%以上。

（2）新发现的药材及其制剂：指未被国家药品标准或省、自治区、直辖市地方药材规范（统称“法定标准”）收载的药材及其制剂。

（3）新的中药材代用品：指替代国家药品标准中药成方制剂处方中的毒性药材或处于濒危状态药材的未被法定标准收载的药用物质。

（4）药材新的药用部位及其制剂：指具有法定标准药材的原动、植物新的药用部位及其制剂。

（5）未在国内上市销售的从植物、动物、矿物等物质中提取的有效部位及其制剂：指国家药品标准中未收载的从单一植物、动物、矿物等物质中提取的一类或数类成分组成的有效部位及其制剂，其有效部位含量应占提取物的50%以上。

（6）未在国内上市销售的中药、天然药物复方制剂：①传统中药复方制剂；②天然药物复方制剂；③中药、天然药物和化学药品组成的复方制剂。

（7）改变国内已上市销售中药、天然药物给药途径的制剂：指不同给药途径或吸收部位之间相互改变的制剂。

（8）改变国内已上市销售中药、天然药物剂型的制剂：指在给药途径不变的情况下改变剂型的制剂。

（9）仿制药：指注册申请我国已批准上市销售的中药或天然药物。

（二）化学药品注册分类

（1）未在国内外上市销售的药品。

（2）改变给药途径且尚未在国内外上市销售的制剂。

（3）已在国外上市销售但尚未在国内上市销售的药品。

（4）改变已上市销售盐类药物的酸根、碱基（或者金属元素），但不改变其药理作用的原料药及其制剂。

（5）改变国内已上市销售药品的剂型，但不改变给药途径的制剂。

（6）已有国家药品标准的原料药或者制剂。

（三）生物制品注册分类

1. 治疗用生物制品注册分类

（1）未在国内外上市销售的生物制品。

（2）单克隆抗体。

（3）基因治疗、体细胞治疗及其制品。

（4）变态反应原制品。

（5）由人的、动物的组织或者体液提取的，或通过发酵制备的具有生物活性的多组分制品。

（6）由已上市销售生物制品组成新的复方制品。

（7）已在国外上市销售但尚未在国内上市销售的生物制品。

（8）含未经批准菌种制备的微生态制品。

（9）与已上市销售制品结构不完全相同且国内外均未上市销售的制品（包括氨基酸位点突变、缺失，因表达系统不同而产生、消除或者改变翻译后修饰，对产物进行化学修饰等）。

（10）与已上市销售制品制备方法不同的制品（例如采用不同表达体系、宿主细胞等）。

（11）首次采用DNA重组技术制备的制品（例如以重组技术替代合成技术、生物组织提取或者发酵技术等）。

（12）国内外尚未上市销售的由非注射途径改为注射途径给药，或者由局部用药改为全身给药的制品。

（13）改变已上市销售制品的剂型但不改变给药途径的生物制品。

（14）改变给药途径的生物制品（不包括上述12项）。

（15）已有国家药品标准的生物制品。

2. 预防用生物制品的注册分类

（1）未在国内外上市销售的疫苗。

（2）DNA疫苗。

（3）已上市销售疫苗变更新的佐剂，偶合疫苗变更新的载体。

（4）由非纯化或全细胞（细菌、病毒等）疫苗改为纯化或者组份疫苗。

（5）采用未经国内批准的菌毒种生产的疫苗（流感疫苗、钩端螺旋体疫苗等除外）。

（6）已在国外上市销售但未在国内上市销售的疫苗。

（7）采用国内已上市销售的疫苗制备的结合疫苗或者联合疫苗。

（8）与已上市销售疫苗保护性抗原谱不同的重组疫苗。

（9）更换其他已批准表达体系或者已批准细胞基质生产的疫苗；采用新工艺制备并且实验室研究资料证明产品安全性和有效性明显提高的疫苗。

（10）改变灭活剂（方法）或者脱毒剂（方法）的疫苗。

（11）改变给药途径的疫苗。

（12）改变国内已上市销售疫苗的剂型，但不改变给药途径的疫苗。

（13）改变免疫剂量或者免疫程序的疫苗。

（14）扩大使用人群（增加年龄组）的疫苗。

（15）已有国家药品标准的疫苗。

三、药品注册的申报与审批

（一）药品注册相关的概念

1. 药品注册（drugs registration）　是指CFDA根据药品注册申请人的申请，依照法定程序，对拟上市销售的药品的安全性、有效性、质量可控性等进行系统评价，并决定是否同意其申请的审批过程。对创制新药、治疗疑难危重疾病的新药实行特殊审批。

2. 药品注册申请人（简称申请人）　是指药品注册申请并承担相应法律责任的机构。境内申请人应当是在中国境内合法登记并能独立承担民事责任的机构；境外申请人应当是境外合法制药厂商。境外申请人办理进口药品注册，应当由其驻中国境内的办事机构或者由其委托的中国境内代理机构办理。并规定办理药品注册申请事务的人员应当具有相应的专业知识，熟悉药品注册的法律、法规及技术要求。

3. 药品注册申请　是指新药申请、仿制药申请、进口药品申请及其补充申请和再注册申请的总称。

4. 新药申请　是指未曾在中国境内上市销售药品的注册申请。已上市药品改变剂型、改变给药途径、增加新适应证的，按照新药申请管理。

5. 仿制药申请　是指生产国家食品药品监督管理总局已批准上市的已有国家标准的药品的注册申请，但仿制生物制品仍按新药申请的程序办理。

6. 进口药品申请　是指在境外生产的药品在中国境内上市销售的注册申请。

7. 补充申请　是指新药申请、仿制药申请或者进口药品申请经批准后，改变、增加或者取消原批准事项或者内容的注册申请。

8. 再注册申请　是指药品批准证明文件有效期满后申请人拟继续生产或者进口该药品的注册申请。

（二）药品注册管理的机构和要求

1. 管理的机构　CFDA主管全国药品注册工作，负责对药物临床试验、药品生产和进口进行审批。省、自治区、直辖市食品药品监督管理部门受CFDA委托，对药品注册申报资料的完整性、规范性和真实性进行审查，并对试验现场进行核查；药品检验机构负责对注册药品进行质量标准复核。

省、自治区、直辖市食品药品监督管理部门接受国产药品注册申请，CFDA接受进口药品注册申请。

2. 要求　药品注册应遵循公开、公平、公正的原则，具体有六个方面：

（1）国家鼓励研究创制新药，对创制的新药、治疗疑难危重疾病的新药实行特殊审批。

（2）药品注册实行主审集体负责制、相关人员公示制和回避制、责任追究制；受理、检验、审评、审批、送达等环节接受社会监督。

（3）在药品注册过程中，药品监督管理部门认为涉及公共利益的重大许可事项，应当向社会公告，并举行听证。

（4）行政许可直接涉及申请人与他人之间重大利益关系的，药品监督管理部门在作行政许可决定前，应当告知申请人、利害关系人享有要求听证、陈述和申辩的权利。

（5）审批部门向申请人提供可查询的药品注册受理、检查、检验、审评、审批的进度和结论等信息。包括药品注册申请事项、程序、收费标准和依据、时限，需要提交的全部材料目录和申请书示范文本；药品注册受理、检查、检验、审评、审批各环节人员名单和相关信息；已批准的药品目录等综合信息。

(6) 审批及相关人员，对申请人提交的技术秘密和实验数据负有保密义务。

(三) 药品注册管理的主要内容

1. 药物研究

(1) 临床前研究：药物临床前研究包括药物的合成工艺、提取方法、理化性质及纯度、剂型选择、处方筛选、制备工艺、检验方法、质量标准、稳定性、药理、毒理、动物药代动力学研究等。中药新药还包括原药材的来源、加工及炮制等的研究；生物制品还包括菌毒种、细胞株、生物组织等起始原材料的来源、质量标准、保存条件、生物学特征、遗传稳定性及免疫学研究等。也包括立项过程的文献研究。

药物临床前研究应当参照国家发布的有关技术指导原则进行，其中安全性评价研究必须执行《药物非临床研究质量管理规范》。申请人采用其他评价方法和技术进行实验的，应当提交证明其科学性的资料。

药物研究机构应当具有与实验研究项目相适应的人员、场地、设备、仪器和管理制度；所用实验动物、试剂和原材料应当符合国家有关规定和要求，如原料药必须具有药品批准文号、《进口药品注册证》或者《医药产品注册证》，且必须通过合法的途径获得，不具有证书的原料必须经 CFDA 批准。

申请人委托其他机构进行药物研究或者进行单项实验、检测、样品的试制、生产等的，应当与被委托方签订合同。申请人应当对申报资料中的药物研究数据的真实性负责。

(2) 临床试验：临床试验包括临床试验和生物等效性试验。

1) 临床试验概念与分期：临床试验（clinical trial），指药物在人体（病人或健康志愿者）进行的系统研究。目的是证实或揭示试验药物的作用、不良反应及/或试验药物的吸收、分布、代谢和排泄规律，确定试验药物的疗效与安全性。临床试验分为Ⅰ、Ⅱ、Ⅲ、Ⅳ期。

Ⅰ期临床试验，其目的是观察人体对于新药的耐受程度和药代动力学，为制定给药方案提供依据；Ⅱ期临床试验，其目的是初步评价药物对目标适应证患者的治疗作用和安全性，也包括为Ⅲ期临床试验研究设计和给药方案的确定提供依据；Ⅳ期临床试验，其目的是进一步验证药物对目标适应证患者的治疗作用和安全性，评价利益与风险关系，最终为药物注册申请的审查提供充分的依据。Ⅳ期临床试验，为新药上市后应用研究阶段，其目的是考察在广泛使用条件下药物的疗效和不良反应，评价在普通或者特殊人群中使用的利益与风险关系以及改进给药剂量等。

生物等效性试验（bioequivalence trial），是指用生物利用度研究的方法，以药代动力学参数为指标，比较同一种药物的相同或者不同剂型的制剂，在相同的试验条件下，其活性成分吸收程度和速度有无统计学差异的人体试验。

其目的是证实等量同种药物的两种制剂生物利用度是否相同，以评价使用时，两种制剂是否具有相同的有效性和安全性。

2) 试验要求：①取得临床试验批准后，按照《药物临床试验质量管理规范》在具有药物临床试验资格的机构中进行。②临床试验用药物应在符合《药品生产质量管理规范》

的车间制备，必须严格执行《药品生产质量管理规范》的要求，并经检验合格后方可用于临床试验。申请人对临床试验用药物的质量负责。申请人按照标准自行检验临床试验用药物，也可以委托本《办法》确定的药品检验所进行检验；疫苗类制品、血液制品、CFDA规定的其他生物制品，应当由CFDA指定的药品检验所进行检验。管理部门可以对临床试验用药物抽查检验。③在菌毒种选种阶段制备的疫苗或者其他特殊药物，确无合适的动物模型且实验室无法评价其疗效的，在保证受试者安全的前提下，可以向CFDA申请进行临床试验。④药物临床试验应当在批准后3年内实施。逾期未实施的，原批准证明文件自行废止；仍需进行临床试验的，应当重新申请。⑤药物临床试验的受试例数应当符合临床试验的目的和相关统计学要求，并且不得少于本《办法》附件规定的最低临床试验病例数。罕见病、特殊病种等情况，要求减少临床试验病例数或者免做临床试验的，应当在申请临床试验时提出，并经CFDA审查批准。⑥在试验过程中如出现伦理委员会未履行职责或不能有效保证受试者安全等7种情况之一的，应修改试验方案或暂停或者终止临床试验。⑦境外申请人在中国进行国际多中心药物临床试验需按5方面的要求办理。

2. 药品标准物质　药品标准物质，是指供药品标准中物理和化学测试及生物方法试验用，具有确定特性量值，用于校准设备、评价测量方法或者给供试药品赋值的物质，包括标准品、对照品、对照药材、参考品。

中国食品药品检定研究院负责直接标定或组织有关的省级药品检验所、研究机构或生产企业协作标定国家药品标准物质。

中国食品药品检定研究院负责对标定的标准物质从原材料选择、制备方法、标定方法、标定结果、定值准确性、量值溯源、稳定性及分装与包装条件等资料进行全面技术审核，并作可否作为国家药品标准物质的结论。

3. 药品注册检验　药品注册检验，包括样品检验和药品标准复核。

（1）概念：样品检验，是指药品检验所按照申请人申报或者国家食品药品监督管理部门核定的药品标准对样品进行检验。

药品标准复核，是指药品检验所对申报的药品标准中检验方法的可行性、科学性、设定的项目和指标能否控制药品质量等进行的实验室检验和审核工作。

（2）检验分工：国产药品注册检验由中国食品药品检定研究院或者省级药品检验所承担；进口药品的注册检验由中国食品药品检定研究院组织实施；未在国内上市销售的从植物、动物、矿物等物质中提取的有效成分及其制剂，新发现的药材及其制剂，未在国内外获准上市的化学原料药及其制剂，生物制品，放射性药品，CFDA规定的其他药品的注册检验均由中国药品生物制品检定所或者CFDA指定的药品检验所承担。

（3）有关要求

1）对申请人要求：应当提供药品注册检验所需要的有关资料、报送样品或者配合抽取检验用样品、提供检验用标准物质。报送或者抽取的样品量应当为检验用量的3倍；生物制品的注册检验还应当提供相应批次的制造检定记录。重新制订药品标准，不得委托原复核药品检验所进行该项药品标准的研究工作。

2）对检验者要求：特殊审批程序药品，应当优先安排检验和复核。

新药标准复核时，除进行样品检验外，还应当根据药物有关要求，对药物的药品标准、检验项目等提出复核意见。

重新制订药品标准的，原药品检验所不得接受此项委托。

药品检验所应根据实验室质量管理规范和国家计量认证的要求，配备与药品注册检验任务相适应的人员和设备。

（4）药品名称、说明书和标签：药品的名称、说明书和标签应当符合《药品管理法》规定。药品说明书和标签由申请人按 CFDA 的规定提出，除企业信息外的内容由 CFDA 予以核准。申请人应当对药品说明书和标签的科学性、规范性与准确性负责，并跟踪药品上市后的安全性和有效性情况，及时提出修改药品说明书的补充申请。根据核准的内容印制说明书和标签。

（四）注册资料要求

药品注册包括中药、天然药物注册、化学药品注册、生物制品注册、药品补充申请注册和药品再注册。《药品注册管理办法》附件中规定了每类药物以至每个品种相应研究要求和资料要求。

1. 注册资料

（1）中药、天然药物注册资料：综述资料 6（1～6）个，药学研究资料 12（7～18）个，药理毒理研究资料 10（19～28）个，临床试验资料 5（29～33）个，共 33 个；具体品种的资料，根据注册药物的不同类别而定。

（2）化学药品注册资料：综述资料 6（1～6）个，药学研究资料 9（7～15）个，药理毒理研究资料 12（16～27）个，临床试验资料 5（28～32）个，共 32 个；进口或放射性化学药品的注册资料，除提供化学药品相应类别的资料外，还应提供进口或放射性化学药品特别需要的资料。具体品种的资料，根据注册药物的不同类别而定。

（3）生物制品注册资料：综述资料 6（1～6）个，药学研究资料 9（7～15）个，药理毒理研究资料 13（16～28）个，临床试验资料 5（29～33）个，其他资料 5（34～38）个，共 38 个；进口生物制品和治疗用生物制品及进口预防用生物制品的注册资料，除提供生物制品相应类别的资料外，还应提供这些生物制品特别需要的资料。具体品种的资料，根据注册药物的不同类别而定。

（4）药品补充申请注册资料：CFDA 审批的补充申请事项 18 项。

省级药监部门批准并向 CFDA 备案或 CFDA 直接备案的进口药品补充申请事项 11 项，备案的补充申请事项 7 项；具体资料有 7 个方面，包括药品批准证明文件及其附件的复印件；证明性文件；修订的药品说明书样稿，并附详细修订说明；修订的药品标签样稿，并附详细修订说明；药学研究资料；药理毒理研究资料；临床试验资料。具体品种的资料，根据注册药物的补充申请内容而定。

（5）药品再注册资料：境内生产药品再注册需 7 个方面资料，即 4 个方面证明性文件，五年内生产、销售、抽验情况总结，对产品不合格情况应当作出说明；五年内药品临床使用情况及不良反应情况总结；有三种情应提供相应资料或者说明：药品处方、生产工艺、药品标准等；生产药品制剂所用原料药的来源等；药品最小销售单元的现行包装、标签和说明书实样。

进口药品再注册 8 个方面资料，即五个方面证明性文件；五年内在中国进口、销售情况的总结报告等；药品进口销售五年来临床使用及不良反应情况的总结报告；首次申请再注册药品有时需提供一个或二个方面资料；药品处方、生产工艺、药品标准和检验方法等；生产药品制剂所用原料药的来源等；在中国市场销售药品最小销售单元的包装、标签和说明书实样；药品生产国家或者地区药品管理机构批准的现行原文说明书及其中文译本。

2. 资料要求　首先应按照《药品注册管理办法》及其附件1（或附件2、附件3、附件4、附件5）的规定和有关指导原则的要求，完成全部研究工作，并根据注册药物的类别和具体注册事项，对照有关附件相关内容和《指导原则》及可能国家药品审评中心当时的有关要求，整理详细的申报资料。

（1）申请临床资料要求：按照《药品注册管理办法》有关规定和相应《指导原则》的具体要求整理资料，提供充分可靠的研究数据，证明药品的安全性、有效性、质量可控性和工艺可行性，并对全部资料的真实性负责，包括研究过程中的原料、辅料、对照品、溶剂、试剂、实验动物等的来源和质量均有可靠依据，小试、中试等试验过程均有可靠保证。所报送的资料引用文献应当注明著作名称、刊物名称及卷、期、页等；未公开发表的文献资料应当提供资料所有者许可使用的证明文件；外文资料应当按照要求提供中文译本；境外药物研究机构提供的药物试验研究资料，必须附有境外药物研究机构出具的其所提供资料的项目、页码的情况说明和证明该机构已在境外合法登记的经公证的证明文件。证明性文件应按要求提供原件或复印件。

说明注册的药物或者使用的处方、工艺、用途等在中国的专利及其权属状态，如申请人自有专利。若他人在中国存在专利，申请人应当提交对他人的专利不构成侵权的声明；他人已获得中国专利权的药品，申请人可以在该药品专利期届满前2年内提出注册申请。

对获得生产或者销售含有新型化学成分药品许可的生产者或者销售者提交的自行取得且未披露的试验数据和其他数据，自批准该许可之日起6年内，需提供已获得许可的申请人同意使用的证明。

药物制剂用原料药必须具有药品批准文号、《进口药品注册证》或者《医药产品注册证》，且必须通过合法的途径获得。若原料药不具有合法资格，必须经CFDA批准。

药品注册过程中，药品监督管理部门应当对非临床研究现场进行核查（必要时含国外研究机构）以确认申报资料的真实性、准确性和完整性。药品监督管理部门可以要求申请人或者承担试验的药物研究机构按照其申报资料的项目、方法和数据进行重复试验，也可以委托药品检验所或者其他药物研究机构进行重复试验或方法学验证。现场考查结果应视为申报资料的重要组成部分。

（2）申请生产资料要求：在按临床试验有关要求、严格研究过程、并完成规定病例数的基础上，完成临床试验总结报告、统计分析报告及数据库。要特别注意研究过程的规范性，如病例选择得当，指标客观正确，资料、数据齐全，统计方法合适等。

国际多中心药物临床试验取得的数据应当符合本《办法》有关临床试验的规定，并总结全部研究资料。

多个临床试验单位参与的临床研究、病例选择、测定指标、指标测定方法、统计方法、疗效判断方法和指标等均应统一。

（3）补充申请和再注册资料要求：补充申请的变更事项可能影响药品安全性、有效性或质量可控性的，应参照相关《技术指导原则》进行相应的技术研究工作，并应符合研究资料的有关要求；变更事项可能不影响药品安全性、有效性或质量可控性的，参照相应的规定整理，并符合相关要求。

再注册申请必须提供原药品批准文号等有效期内该药品的安全性、有效性和质量控制情况等资料。

（五）药品注册的申请与审批

1. 注册申请

（1）新药申请：新药注册申请与审批，分为临床研究申请与审批和生产上市申请与审批。省、自治区、直辖市食品药品监督管理部门负责受理和初审，其内容是对申报资料进行形式审查，组织对研制情况及条件进行现场考察，抽取检验用样品，向指定的药检所发出注册检验通知。然后将审查意见、考察报告、申报材料上报CFDA。指定的药检所负责样品检验和申报药品的标准复核。CFDA负责对新药进行技术审查和所有资料的全面审评，并作出审批决定。

临床申请：申请人完成临床前研究后，应当填写《药品注册申请表》，向所在地省级药品监督管理部门报送有关资料。

生产申请：申请人完成药物临床试验后，应当填写《药品注册申请表》，向所在地省级药品监督管理部门报送申请生产的申报资料，并同时向中国食品药品检定研究院报送制备标准品的原材料及有关标准物质的研究资料。

（2）仿制申请：申请人应当填写《药品注册申请表》，向所在地省级药品监督管理部门报送有关资料和生产现场检查申请。已申请中药品种保护的，自中药品种保护申请受理之日起至作出行政决定期间，暂停受理同品种的仿制药申请。

（3）进口申请：申请人应当填写《药品注册申请表》，报送有关资料和样品，提供相关证明文件，向CFDA提出申请。产品需符合进口药品要求。对已经受理但尚未批准进行药物临床试验的其他同品种申请予以退回，申请人可以提出仿制药申请。

进口分包装申请：分包装的药品生产企业向所在地省级药品监督管理部门提出申请，提交由委托方填写的《药品补充申请表》，报送有关资料和样品。进口分包装药品应执行进口药品注册标准，其说明书和标签必须与进口药品的说明书和标签一致，并注明批准文号和药品生产企业的名称。

（4）非处方药申请：申请仿制向省级药品监督管理部门提出申请。申报药品属于按非处方药管理的，或非处方药改变剂型，非处方药活性成分组成的新的复方制剂，申请人应当在《药品注册申请表》的“附加申请事项”中标注非处方药。

申请仿制的药品属于同时按处方药和非处方药管理的，申请人可以选择按照处方药或者非处方药的要求提出申请。

进口的药品属于非处方药的，适用进口药品的申报和审批程序，其技术要求与境内生产的非处方药相同。

（5）补充申请：申请人应当填写《药品补充申请表》，向所在地省级药品监督管理部门报送有关资料和说明。进口药品的补充申请，提交生产国家或者地区药品管理机构批准变更的文件。

变更研制新药、生产药品和进口药品已获批准证明文件及其附件中载明事项的，改变国内药品生产企业名称、改变国内生产药品的有效期、国内药品生产企业内部改变药品生产场地等，变更药品包装标签、生产技术转让、变更可能影响产品质量处方和生产工艺等均可提出补充申请。

（6）再注册申请：药品批准文号、《进口药品注册证》或者《医药产品注册证》的有效期为5年。有效期届满，需要继续生产或者进口的，申请人应当在有效期届满前6个月申请再注册。由药品批准文号的持有者向省级药品监督管理部门提出，进口药品的再注册向CFDA提出，并提供有关申报资料。

2. 药品注册审批有关规定

（1）临床实验申批

1）可实行特殊审批的申请范围：①未在国内上市销售的从植物、动物、矿物等物质中提取的有效成分及其制剂，新发现的药材及其制剂；②未在国内外获准上市的化学原料药及其制剂、生物制品；③治疗艾滋病、恶性肿瘤、罕见病等疾病且具有明显临床治疗优势的新药；④治疗尚无有效治疗手段的疾病的新药。

2）改变剂型的有关要求：已上市药品改变剂型但不改变给药途径的注册申请，应当采用新技术以提高药品的质量和安全性，且与原剂型比较有明显的临床应用优势。改变剂型但不改变给药途径，以及增加新适应证的注册申请，应当由具备生产条件的企业提出；靶向制剂、缓释、控释制剂等特殊剂型除外。

（2）仿制申批：仿制药应当与被仿制药具有同样的活性成分、给药途径、剂型、规格和相同的治疗作用。已有多家企业生产的品种，应当参照有关技术指导原则选择被仿制药进行对照研究。

（3）进口药品申批

1）拟进口药品，应当获得境外制药厂商所在生产国家或者地区的上市许可；未在生产国家或者地区获得上市许可，但经CFDA确认该药品安全、有效而且临床需要的，可以批准进口。

2）申请进口的药品，应当获得境外制药厂商所在生产国家或者地区的上市许可；未在生产国家或者地区获得上市许可，但经CFDA确认该药品安全、有效而且临床需要的，可以批准进口。

3）进口药品分包装要求：①该药品已经取得《进口药品注册证》或者《医药产品注册证》。②该药品应当是中国境内尚未生产的品种，或者虽有生产但是不能满足临床需要的品种。③同一制药厂商的同一品种应当由一个药品生产企业分包装，分包装的期限不得超过《进口药品注册证》或者《医药产品注册证》的有效期。④除片剂、胶囊外，分包装的其他剂型应当已在境外完成内包装。⑤接受分包装的药品生产企业，应当持有《药品生产许可证》。进口裸片、胶囊申请在国内分包装的，接受分包装的药品生产企业还应当持有与分包装的剂型相一致的《药品生产质量管理规范》认证证书。⑥申请进口药品分包装，应当在该药品《进口药品注册证》或者《医药产品注册证》的有效期届满1年前提出。⑦境外制药厂商应当与境内药品生产企业签订进口药品分包装合同。

（4）再注册申批：在有效期内，申请人应当对药品的安全性、有效性和质量控制情况，如监测期内的相关研究结果、不良反应的监测、生产控制和产品质量的均一性等进行系统评价。

（5）变更申批：申请人应当参照相关技术指导原则，评估变更事项对药品安全性、有效性和质量可控性的影响，并进行相应的技术研究工作。

(6) 联合研制审批：多个单位联合研制的新药，应当由其中的一个单位申请注册，其他单位不得重复申请；需要联合申请的，应当共同署名作为该新药的申请人。新药申请获得批准后每个品种，包括同一品种的不同规格，只能由一个单位生产。

(7) 资料提交：药品注册申报资料应当一次性提交，药品注册申请受理后不得自行补充新的技术资料；申请人认为必须补充新的技术资料的，应当撤回其药品注册申请。进入特殊审批程序的注册申请或者涉及药品安全性的新发现，以及按要求补充资料的可以补充提交。

3. 注册审批程序

(1) 审批临床

1) 受理、核查与上报：省、自治区、直辖市食品药品监督管理部门对申报资料进行形式审查，符合要求的，出具药品注册申请受理通知书；不符合要求的，出具药品注册申请不予受理通知书。在规定时间内组织对药物研制情况及原始资料进行现场核查，对申报资料进行初步审查，提出审查意见。申请注册的药品属于生物制品的，还需抽取3个生产批号的检验用样品，并向药品检验所发出注册检验通知。并在规定的时限内将审查意见、核查报告以及申报资料送交CFDA药品审评中心，并通知申请人。

2) 审批：国家药品审评中心在规定的时间内组织对申报资料进行技术审评，必要时可以要求申请人补充资料。完成技术审评后，提出技术审评意见，连同有关资料报送CFDA。CFDA依据技术审评意见作审批决定。符合规定的，发给《药物临床试验批件》；不符合规定的，发给《审批意见通知件》，并说明理由。

(2) 审批生产

1) 受理、核查与上报同审批临床。

2) 审批：国家药品审评中心收到申报资料后，在规定的时间内组织对申报资料进行审评，必要时可要求申请人补充资料；符合规定的，通知申请人申请生产现场检查，并告知CFDA药品认证管理中心；生产现场检查不符合规定的，发给《审批意见通知件》；申请人应当自收到生产现场检查通知之日起6个月内提出再次现场检查的申请。通过再次核查和样品检验，经审查符合规定的，发给新药证书，申请人已持有《药品生产许可证》并具备生产条件的，同时发给药品批准文号；不符合规定的，发给《审批意见通知件》，并说明理由。

改变剂型但不改变给药途径，以及增加新适应证的注册申请获得批准后不发给新药证书；靶向制剂、缓释、控释制剂等特殊剂型可发新药证书。

(3) 审批仿制

1) 受理、核查与上报同审批临床。

2) 审批：也基本同审批临床。省、自治区、直辖市食品药品监督管理部门应当自受理申请之日起5日内组织对研制情况和原始资料进行现场核查，并应当根据生产工艺和质量标准组织进行生产现场检查，现场抽取连续生产的3批样品，送药品检验所检验。并在规定的时限内对申报资料进行审查，提出审查意见。如符合规定的，将核查报告、生产现场检查报告及申报资料送交CFDA药品审评中心，同时通知申请人；不符合规定的，发给《审批意见通知件》，并说明理由，同时通知药品检验所停止该药品的注册检验。国家药品审评中心应当在规定的时间内组织药学、医学及其他技术人员对审查意见和申报资料进行审核，并作出综合意见；CFDA依据综合意见，做出审批决定。符合规定的，发给药品批准文号或者《药物临床试验批件》；不符合规定的，发给《审批意见通知件》，并说明理由。完成临床试验后，应报送临床试验资料，CFDA依据技术审评意见，发给药品批准文号或者《审批意见通知件》。

已确认存在安全性问题的上市药品，CFDA可以决定暂停受理和审批。

（4）审批进口

1）受理、核查与上报：CFDA对申报资料进行形式审查，符合要求的，出具药品注册申请受理通知书，并通知中国药品生物制品检定所组织对3个生产批号的样品进行注册检验；并可组织对其研制和生产情况进行现场检查，抽取样品。不符合要求的，出具药品注册申请不予受理通知书，并说明理由。

完成检验和技术审查后，将复核的药品标准、药品注册检验报告和复核意见送交国家药品审评中心。

2）审批：国家药品审评中心应当在规定的时间内组织药学、医学及其他技术人员对申报资料进行审评，并作综合审评意见；CFDA依据综合意见做出审批决定，符合规定的，发给《药物临床试验批件》；不符合规定的，发给《审批意见通知件》，并说明理由。

临床试验完成后，国家药品审评中心再组织审评，CFDA依据综合意见做出审批决定，符合规定的，发给《进口药品注册证》或《医药产品注册证》；不符合要求的，发给《审批意见通知件》，并说明理由。

进口药品分包装审批，省级药品监督管理部门对申报资料进行形式审查，符合要求的，出具药品注册申请受理通知书；不符合要求的，出具药品注册申请不予受理通知书，并说明理由。进一步审核后，报CFDA审批。CFDA审查符合规定的，发给《药品补充申请批件》或药品批准文号；不符合规定的，发给《审批意见通知件》，并说明理由。

（5）审批补充申请

1）受理、核查与上报：国产药品补充申请事项，由省、自治区、直辖市食品药品监督管理部门对申报资料进行形式审查，进口药品的补充申请事项，由CFDA对申报资料进行形式审查，符合要求的，出具药品注册申请受理通知书；不符合要求的，出具药品注册申请不予受理通知书，并说明理由。

对药品生产技术转让、变更处方和生产工艺可能影响产品质量等的补充申请，省、自治区、直辖市食品药品监督管理部门要组织进行生产现场检查，药检所抽取的3批样品进行检验；注册标准修改在必要时由药品检验所进行标准复核。

2）审批：改变国内药品生产企业名称、改变国内生产药品的有效期、国内药品生产企业内部改变药品生产场地等的补充申请，由省级药品监督管理部门受理、审批，报送CFDA备案；进口药品、国产药品修改药品注册标准、变更药品处方中已有药用要求的辅料、改变影响药品质量的生产工艺等的补充申请，CFDA审批。符合规定的，发给《药品补充申请批件》；不符合规定的，发给《审批意见通知件》，并说明理由。

国产药品按规定变更药品包装标签、根据CFDA的要求修改说明书等的补充申请，报省、自治区、直辖市食品药品监督管理部门备案。改变进口药品制剂所用原料药的产地、变更进口药品外观、根据国家药品标准或CFDA的要求修改进口药说明书、补充完善进口药说明书的安全性内容、按规定变更进口药品包装标签、改变注册代理机构的补充申请，由CFDA备案。

（6）审批再注册

1）受理类同于补充申请。

2）审批：国产药品再注册由省、自治区、直辖市食品药品监督管理部门进行审批，符合规定的，予以再注册；不符合规定的，报CFDA。进口药品的再注册由CFDA审查。经CFDA审查，符合规定的，予以再注册；不符合规定的，发出不予再注册的通知。

有下列9种情况不予再注册：①有效期届满前未提出再注册申请的；②未达到CFDA批准上市时提出的有关要求的；③未按照要求完成Ⅳ期临床试验的；④未按照规定进行药品不良反应监测的；⑤经CFDA再评价属于疗效不确切、不良反应大或者其他原因危害人体健康的；⑥按照《药品管理法》的规定应当撤销药品批准证明文件的；⑦不具备《药品管理法》规定的生产条件的；⑧未按规定履行监测期责任的；⑨其他不符合有关规定的情形。

（7）审批复审：CFDA接到复审申请后，必要时组织有关专业技术人员进行技术审查，在50日内作出复审决定，并通知申请人。维持原决定的，CFDA不再受理再次的复审申请。

（8）审批时限：审批时限是药品注册的受理、审查、审批等工作的最长时间，根据法律法规的规定中止审批或者申请人补充资料等所用时间不计算在内。药物注册检验和审批均有具体的时间规定。

新药申报与审批流程图见图6-1。

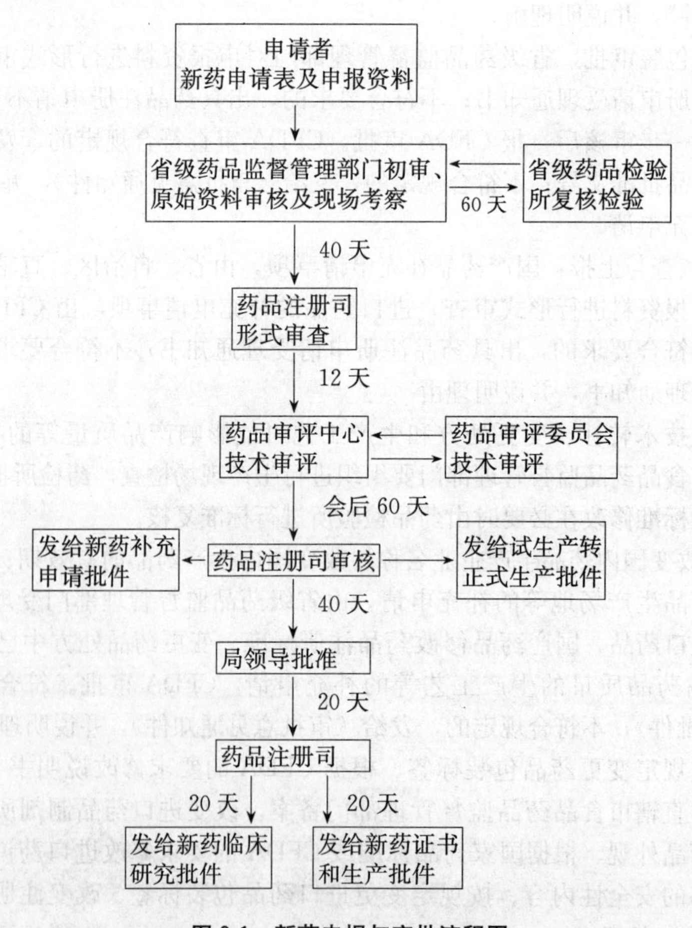

图6-1　新药申报与审批流程图

（六）新药保护和监测期

1. 新药保护的内容 新药保护包括专利保护、品种保护、监测期保护、商标保护以及对未披露实验数据保护。专利保护、品种保护、商标保护在其他章节均会涉及，这里主要说明新药的监测期保护和未披露实验数据保护。

2. 对药品专利和申报后未披露实验数据保护的规定

（1）药品专利问题处理规定：对药品注册中涉及该药品专利问题作出了明确规定，即申请药品注册时应同时提交有关专利的信息资料，并提交对他人专利不侵权的保证书。药品注册申请批准后发生专利纠纷的，当事人应当自行解决。已获中国专利的药品，其他申请人在该药品专利期满前2年内可以提出申请。CFDA对符合规定的，在专利期满后批准生产或进口。

（2）药品申报后未披露实验数据保护的规定：自药品生产者或者销售者获得生产、销售新型化学成分药品的许可证明文件之日起6年内，对其他申请人未经已获得许可的申请人同意，使用前款数据申请生产、销售新型化学成分药品许可的，药品监督管理部门不予许可。但是，其他申请人提交自行取得数据的除外。除下列情形外，药品监督管理部门不得披露本条第一款规定的数据：①公共利益需要；②已采取措施确保该类数据不会被不正当地进行商业利用。

3. 新药监测期及有关规定 CFDA根据保护公众健康的要求，可以对批准生产的新药设立监测期，对该新药的安全性继续进行监测。新药进入监测期后，CFDA不再受理其他申请人同品种的新药申请。省级药监部门应当将已经收到的申请退回申请人。

（1）新药监测期的期限：新药的监测期根据现有的安全性研究资料和境内外研究状况确定，自新药批准生产之日起计算，最长不得超过5年。对于不同新药，根据其现有的安全性研究资料，境内外研究状况，确定不同的监测期限。

（2）监测期药品的监测和处理：有关药品生产、经营、使用、检验或者监督的单位发现新药存在严重质量问题、严重或者非预期的不良反应时，必须及时向省级药品监督管理部门报告。省级药品监督管理部门对存在严重质量问题、严重或者非预期的不良反应的新药，应当立即组织调查，并报告CFDA。

未按规定履行监测期责任的，CFDA不予再注册。

药品生产企业应当经常考察处于监测期内的新药的生产工艺、质量、稳定性、疗效及不良反应等情况，并每年向所在地省级药品监督管理部门报告。药品生产企业不按规定履行新药监测期责任的，省级药品监督管理部门应当责令其改正。

（3）监测期药品及有关规定：监测期内的新药，CFDA不批准其他企业生产和进口。药品生产企业对设立监测期的新药从获准生产之日起2年内未组织生产的，CFDA可以批准其他药品生产企业提出的生产该新药的申请，并继续对该新药进行监测。

新药进入监测期，CFDA已经批准其他申请人进行药物临床试验的，可以按照药品注册申报与审批程序继续办理该申请；认为符合规定的，CFDA可以批准该新药的生产或者进口，并对境内药品生产企业生产的该新药一并进行监测。

新药进入监测期，不再受理其他申请人的同品种注册申请。已经受理但尚未批准进行药物临床试验的其他申请人同品种申请，应当退回申请人；新药监测期满后，申请人可以提出已有国家标准药品的申请或者进口药品申请。进口药品注册申请同新药。

在《药品注册管理办法》的附件中，规定了中药、天然药物、化学药品、治疗性生物制品、预防用生物制品的相应监测期限，可分为5、4、3年。

（七）药品注册违规处理

在药品注册过程中，药品申请人不按规定进行研究或提供虚假资料，药品检验人员出具虚假检验报告，药品监督管理部门及其工作人员违反有关规定作出许可或收费，均将受到相应处罚。

1. 管理人员

（1）在受理和审批过程中不按本规定办理的六种违规行为和违规收费，可对直接负责的主管人员和其他直接责任人员依法给予行政处分。

（2）在注册过程中的三种违规行为，对直接负责的主管人员和其他直接责任人员依法给予行政处分或追究刑事责任。

（3）药品检验所在承担药品审批所需要的检验工作时，出具虚假检验报告的，对单位和责任人可进行罚款、行政或刑事等处罚。

2. 申请人　未按《药物非临床研究质量管理规范》等规定进行研究，报送虚假药品注册申报资料和样品等，将受到相应的行政处罚。处罚方式有罚款、警告、责令停产、撤销许可（生产文号、许可证等）、一定时间内不受理该申请人申请、建立不良行为记录等。

第三节　药物非临床研究质量管理规范

一、药物非临床研究质量管理规范的主要内容

为了提高药物非临床研究质量，确保实验资料的真实性、完整性及可靠性，保证人民用药安全，1999年10月原国家药品监督管理局颁布了《药品非临床研究质量管理规范（试行）》。2003年，国家食品药品监督管理部门重新修订并颁布了《药物非临床研究质量管理规范》（good laboratory practice，GLP），自2003年9月1日正式实施。

药物临床前研究应参照国家食品药品监督管理部门发布的有关技术指导原则进行，其中安全性评价研究必须执行2003年的GLP。现已有23家实验机构的有关试验项目通过了GLP检查，得到CFDA的认可。2007年4月发布《药物非临床研究质量管理规范认证管理办法》，进一步加强了药物非临床研究的规范性。2012年11月05日修订发布我国《药物非临床研究质量管理规范》，主要有五方面内容：

1. 机构与人员　非临床安全性评价研究机构应建立完善的组织管理体系，设立独立

的质量保证部门（quality assurance unit，QAU）；配备机构负责人、质量保证部门负责人和相应的工作人员；人员应符合具备严谨的科学作风和良好的职业道德以及相应的学历，经过专业培训，具备所承担的研究工作需要的知识结构、工作经验和业务能力等六项要求；机构负责人应具备医学、药学或其他相关专业本科以上学历及相应的业务素质、工作能力和12项职责；质量保证部门负责人具有审核实验方案、实验记录和总结报告等6项职责；每项研究工作必须聘任专题负责人，专题负责人具有全面负责该项研究工作的运行管理等8项职责。

2. 实验设施与仪器设备　应建立符合研究需要的相应实验设施，包括供试品和对照品含有挥发性、放射性或生物危害性等物质的饲养设施，供试品和对照品的处置设施，环境调控设施，保管实验方案、各类标本、原始记录、总结报告及有关文件档案的设施。根据工作需要设立相应的实验室；使用有生物危害性的动物、微生物、放射性等材料应设立专门实验室；具备设计合理、配置适当，并能根据需要调控温度、湿度、空气洁净度、通风和照明等环境条件的动物饲养设施，饲料、垫料、笼具及其他动物用品的存放设施等。

3. 标准操作规程　标准操作规程（standard operating procedure，SOP），是指为有效地实施和完成某一临床前实验中每项工作所拟定的标准和详细的书面规程。非临床安全性评价研究机构须制定与实验工作相适应的标准操作规程，包括标准操作规程的编辑和管理、质量保证程序、供试品和对照品的接收、标识、保存、处理、配制、领用及取样分析，动物房和实验室的准备及环境因素的调控等16个规范；并规定标准操作规程的生效、销毁、制定、修改、分发、存放的审批权限和程序等具体要求。

4. 研究工作的实施　每项研究均应有专题名称或代号；实验中所采集的各种标本应标明专题名称或代号、动物编号和收集日期；研究工作应由专题负责人制订实验方案，经质量保证部门审查，研究机构负责人批准后方可执行；实验方案应包括的内容；研究过程中修改实验方案，经质量保证部门审查，机构负责人批准的程序及其他相应的要求；研究专题的运行管理，实验记录，实验动物出现异常时的处理程序等方面都做出了规定；研究工作结束后，由专题负责人写出总结报告，签名或盖章后交质量保证部门负责人审查和签署意见，机构负责人批准；并规定了总结报告的主要内容，以及需修改或补充总结报告应按原程序办理。

5. 资料档案管理　研究工作结束后，专题负责人应将实验方案、标本、原始资料、文字记录和总结报告的原件、与实验有关的各种书面文件、质量保证部门的检查报告等按标准操作规程的要求整理资料交档案室，并按标准操作规程的要求编号归档；研究项目被取消或中止时，专题负责人应书面说明取消或中止原因，并将上述实验资料整理归档；资料档案室应有专人负责，按标准操作规程的要求进行管理；档案的保存时间为药物上市后至少五年，易变质的标本等的保存期，应以能够进行质量评价为时限。

二、药物非临床研究质量管理规范的认证管理

GLP 认证是指国家食品药品监督管理部门对药物非临床安全性评价研究机构的组织管理体系、人员、实验设施、仪器设备、试验项目的运行与管理等进行检查，并对其是否符合 GLP 作出评定。

为进一步加强药物非临床研究的监督管理，国家食品药品监督管理部门对 2003 年 10 月 1 日起施行的《药物非临床研究质量管理规范检查办法（试行）》进行了修订，进一步规范了认证检查、审核、公告的程序和要求，于 2007 年 4 月 16 日发布施行了《药物非临床研究质量管理规范认证管理办法》。国家食品药品监督管理部门主管全国 GLP 认证管理工作，省、自治区、直辖市药品监督管理部门负责本行政区域内药物非临床安全性评价研究机构的日常监督管理工作。为促进 GLP 认证与新药注册的有机结合，自 2007 年 1 月 1 日起，新药非临床安全性评价必须在通过 GLP 认证的实验室进行。其中新药是指：未在国内上市销售的化学原料药及其制剂、生物制品；未在国内上市销售的从植物、动物、矿物等物质中提取的有效成分、有效部位及其制剂和从中药、天然药物中提取的有效成分及其制剂；中药注射剂。

GLP 认证程序包括：申请与受理、资料检查与现场检查通知、现场检查、认证批准。现场检查一般按照首次会议、现场检查与取证、综合评定、末次会议程序进行。对经申报、资料审查与现场检查符合 GLP 要求的，国家食品药品监督管理部门发给申请机构 GLP 认证批件，并通过局政府网站予以公告。另外国家食品药品监督管理部门对已通过 GLP 认证的药物非临床研究机构进行随机检查、有因检查和 3 年一次的定期检查，并规定了定期检查的程序要求。至 2013 年 12 月，我国共 55 家非临床安全性评价研究机构通过了 GLP 认证。

第四节　药物临床试验质量管理规范

一、药物临床试验质量管理规范的主要内容

药物的临床研究（clinical study）包括新药临床试验（含生物等效性试验）和上市药物的再评价。

新药临床试验应当在国家食品药品监督管理部门发布的有关技术指导原则的指导下，按照《药物临床试验质量管理规范》（good clinical practice，GCP，2003 年 8 月发布）进行；并执行《药品研究实验记录暂行规定》《药品临床研究若干规定》《药物临床试验机构资格认定办法》等相应规章。为保证药物研究实验记录真实、及时、准确、完整，提高药物临床试验质量，药物临床试验实行过程管理；对违规行为的处理，医疗机构资格的认定等作了明确规定。我国《药物临床试验质量管理规范》主要有六方面内容：

（一）临床试验前的准备

进行药物临床试验必须有充分的科学依据。在进行人体试验前，必须周密考虑该试

验的目的及要解决的问题，预期的受益应超过可能出现的损害。对药物临床试验机构的设施与条件、临床试验的方法、临床试验用药品的有关要求、所有研究者都应具备的条件等作了详细的规定。

（二）受试者的权益保障

在药物临床试验的过程中，伦理委员会与知情同意书是保障受试者权益、确保试验的科学性和可靠性的主要措施。受试者的权益、安全和健康必须高于对科学和社会利益的考虑。对伦理委员会及其工作也作了有关规定，并详细地说明了伦理委员会须审议的内容、研究者或其指定的代表必须向受试者说明有关临床试验的详细情况，经充分和详细解释试验的情况后须获得由受试者或其法定代理人签订的知情同意书。

（三）试验方案及参与者职责

规定临床试验开始前应制订试验方案，方案由研究者与申办者共同商定并签字，报伦理委员会审批后实施。临床试验中，如需修正试验方案，按规定程序办理。对临床试验方案的内容作了详细的规定，包括试验目的、受试者标准、中止临床试验标准、试验方法、观察指标、记录要求、疗效标准、统计分析计划、总结报告内容、试验资料的保存及管理、试验质量控制与保证等。

对研究者、申办者、监察员应具备的条件和职责作了相应的规定。

（四）试验记录与报告

病历作为临床试验的原始文件，试验中的任何观察、检查结果均应及时、准确、完整、规范、真实地记录于病历和正确地填写至病例报告表中。正常范围内的数据、显著偏离或在临床可接受范围以外的数据须加以核实，并规定了有关事项。临床试验总结报告内容包括实际病例数，脱落和剔除的病例及其理由，疗效评价指标统计分析和统计结果解释的要求，对试验药物的疗效和安全性以及风险和受益之间的关系进行简要概述和讨论等。

（五）数据管理与分析

数据管理的目的在于把试验数据迅速、完整、无误地纳入报告，所有涉及数据管理的各种步骤均需记录在案，以便对数据质量及试验实施进行检查。临床试验资料的统计分析过程及其结果的表达必须采用规范的统计学方法。用适当的程序保证数据库的保密性，应具有计算机数据库的维护和支持程序。分别对临床试验资料的统计分析过程及其结果的表达、数据的处理作了规范化的要求。

（六）试验用药品的管理与试验质量保证

临床试验用药品不得销售。试验用药品作适当的包装与标签，使用由研究者负责，必须保证仅用于该临床试验的受试者，由专人负责并记录，使用记录应包括数量、装运、递送、接受、分配、应用后剩余药物的回收与销毁等方面的信息。

申办者及研究者均应履行各自职责，并严格遵循临床试验方案，采用标准操作规程。临床试验中有关所有观察结果和发现都应加以核实，在数据处理的每一阶段必须进行质量控制，以保证数据完整、准确、真实、可靠。对临床试验的稽查和视察事宜也作了相关规定。

（七）多中心试验

多中心试验是由多位研究者按同一试验方案在不同地点和单位同时进行的临床试验，各中心同期开始与结束试验。多中心试验由一位主要研究者总负责，并作为临床试验各中心间的协调者。多中心试验的计划和组织实施要考虑到实验方案、试验样本、试验用品、研究者的培训、评价方法等方面。多中心试验应当根据参加试验的中心数目和试验的要求，以及对试验用药品的了解程度建立管理系统，协调研究者负责整个试验的实施。

附则对临床试验、试验方案、研究者手册、知情同意、知情同意书、伦理委员会、研究者、协调研究者、申办者、监察员、稽查、视察、病例报告、试验用药品、不良事件、严重不良事件、标准操作规程、设盲、合同研究组织等术语做出定义；明确该规范由 CFDA 负责解释。

二、药物临床试验机构资格认定

按《药物临床试验机构资格认定办法》要求，药物临床试验机构须每年 3 月 31 日前向 CFDA 和国家卫生和计划生育委员会报送上年度承担药物临床试验的情况。CFDA 和国家卫生和计划生育委员会应根据各自职责对通过资格认定的医疗机构进行随机检查、有因检查以及专项检查，并对监督检查中发现的问题及处理情况相互通报。

省、自治区、直辖市药品监督管理部门和卫生厅（局）应根据各自的职责对本行政区域内获得资格认定的医疗机构进行日常监督检查。对监督检查中发现的问题以及处理情况应分别报送 CFDA 和国家卫生和计划生育委员会。

国家食品药品监督管理部门和省级药品监督管理部门在监督检查中发现药物临床试验机构未按规定实施《药物临床试验质量管理规范》的，应依据《中华人民共和国药品管理法》及其实施条例等对其进行处理。对严重违反《药物临床试验质量管理规范》的，通告国家卫生和计划生育委员会并取消其药物临床试验机构资格，同时予以公告。自公告之日起，3 年内不受理其资格认定的申请。

国家食品药品监督管理部门会同国家卫生和计划生育委员会对已取得药物临床试验机构资格的医疗机构每 3 年进行一次资格认定复核检查。对复核检查不合格的医疗机构，取消其药物临床试验机构的资格并予以公告。

已指定了不同病种的《药物临床研究指导原则》和《中药新药临床研究指导原则》，对新药临床试验的关键技术或内容作了明确的规定，新药的临床试验应执行相应的指导原则。

学习小结

1. 学习内容

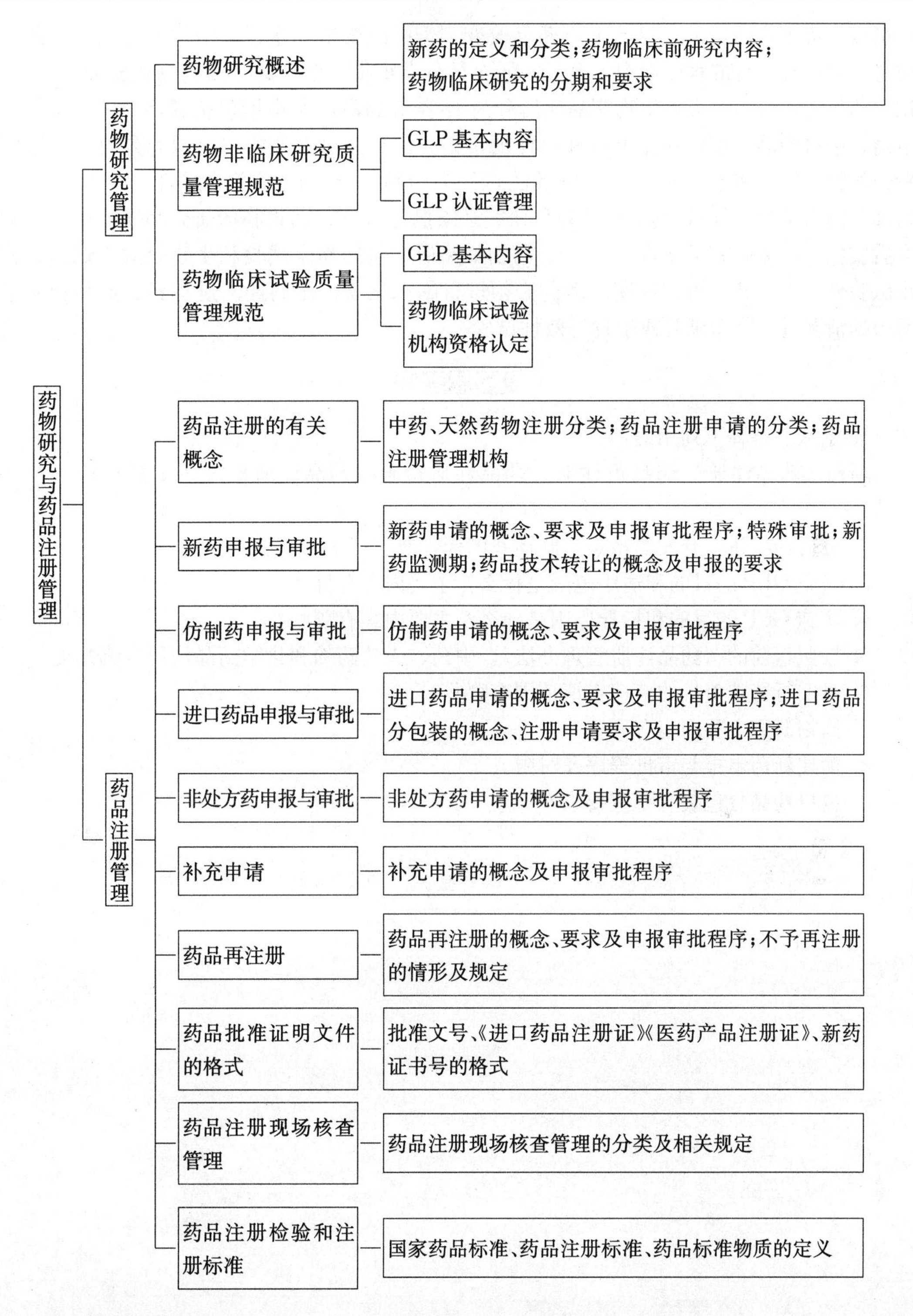

2. 学习方法

本章要通过阅读相应的药事管理法规文件，结合实例重点理解我国新药研究管理的基本内容，药品注册管理的相关概念及各类药品注册的程序和规定。新药是指未曾在中国境内上市销售的药品。对已上市药品改变剂型、改变给药途径、增加新适应证的药品注册按照新药申请的程序申报。药品注册实行分类审批，中药、天然药物注册分为 9 类，化学药品注册分为 6 类，生物制品注册分为 15 类。药品注册申请包括新药申请、仿制药申请、进口药品申请、补充申请和再注册申请。药品注册管理的中心内容是对一个申请新药的物质能否进入人体试验，以及能否作为药品生产上市销售的评价、审核、批准，简称“两报两批”。药物的安全性评价研究必须执行 GLP。药物临床研究必须经 CFDA 批准后实施，临床研究必须执行 GCP。药物临床研究包括临床试验和生物等效性试验。临床试验分为Ⅰ、Ⅱ、Ⅲ、Ⅳ期。新药必须进行临床试验，仿制药、进口药、药品补充申请根据情况进行临床试验或生物等效性试验。

复习思考题

1. 定义或解释下列用语：

新药　药品注册　药品再注册　药品注册检验　药品注册标准　委托单位　补充申请

2. 分析药物研究开发的特点，阐述我国药物研究现状与发展趋势。
3. 实施 GLP 的目的和适用范围是什么？主要内容有哪些？
4. 实施 GCP 的目的和指导原则是什么？主要内容有哪些？
5. 按照目前的《药品注册管理办法》，中药、天然药物和化学药品注册分哪几类？
6. 可实行特殊审批的新药申请范围有哪些？
7. 药物研究主要内容有哪些？
8. 简述新药申报与审批程序及时限。
9. 进口药品分包装有哪些要求？

（黄绳武）

第七章 中药生产管理

学习目的

通过本章学习，使同学们了解药品生产和药品生产企业的概念、特点以及药品生产管理的内涵，我国药品生产管理的概况，药用辅料和药包材的生产管理，中药材、中药饮片及中药制剂生产质量管理等。能应用药品生产管理知识和相关的法律法规从事药品生产活动，分析解决药品生产的实际问题，生产出安全、有效的合格药品。

学习要点

国家对药品生产企业管理的法定要求，GMP、GAP及其认证管理；开办药品生产企业应具备的基本条件及开办程序。

药品生产管理是药事管理的重要内容之一。药品生产管理是对药品生产系统进行的管理活动，包括生产政策与计划的制定、生产过程组织与劳动组织等多方面内容，涉及人员、设备、原材料、物料、工艺、生产环境等诸多因素。药品生产管理的目的是及时、足量、经济地生产出市场需要的符合法定质量标准的药品。

药品质量是在生产过程中形成的，因此，药品生产管理是保证和提高药品质量的关键环节，此外，药品生产管理既有与其他一般产品生产管理的共性，又必须把握和体现药品生产的特征。

第一节 中药生产管理概述

一、药品生产

（一）药品生产的概念

生产，是指将输入转化成输出的过程。

在我国，药品分化学药品和中药两大类。化学药品的生产系指将原料加工制成能供医疗应用的药品的过程，分为原料药生产和制剂生产两大类。中药的生产分中药材、中药饮片、中成药、中药配方颗粒等。

1. 原料药的生产　原料药是药物制剂生产的原料，一般包括植物、动物或其他生物产品、无机元素、无机化合物和有机化合物。原料药的生产根据原材料性质的不同、加工制造方法不同，大致可分为：

（1）生药的加工制造：生药一般指来自植物和动物的生物药材，生药的加工制造主要对植物或动物机体、器官或其分泌物进行干燥、加工处理。我国传统用中药的加工处理称为炮制，中药材经过蒸、炒、炙、煅等炮制操作制成中药饮片，在中成药生产及临床上有广泛的用途。

（2）药用无机元素和无机化合物的加工制造：主要采用无机化工方法生产药品，但药品质量要求严格，其生产方法与同品种化工产品并不完全相同。

（3）药用有机化合物的加工制造：可以分为：①从天然动植物提取分离制备：从天然资源制取的药品类别繁多，制备方法亦不同，主要包括以植物为原料的药品的提取分离和以动物为原料的药品的提取分离；②用化学合成法制备药品：随着科学技术和生产水平的不断提高，许多早年以天然物为来源的药品，已逐渐改用合成法或半合成法进行生产，如维生素、甾体、激素等。随着药品技术的进步，这种药品生产方式会越来越普遍；③用生物技术生产药品：生物技术包括普通的或基因工程、细胞工程、蛋白质工程、发酵工程等，生物材料有微生物、细胞、各种动物和人源的细胞及体液等。采用先进适宜的生物技术对化学、中药、生化药品进行改造，可促进药品生产的升级。

2. 药物制剂的生产　由各种来源和不同方法制得的原料药，进一步制成适合于医疗或预防应用的形式（即药物剂型，如片剂、注射剂、胶囊剂、丸剂、栓剂、软膏剂、气雾剂等）的过程，称为药物制剂的生产。各种不同的剂型有不同的加工制造方法。

3. 中药材的生产　药用植物的种植、栽培，药用动物的养殖，矿物药的采集以及采收加工。中药材是生产中药饮片的原料。

4. 中药饮片的生产　将中药材按省级炮制规范或国家药典等标准，经过净选、切制、炮炙等加工，使之直接供中医临床调配处方用。中药饮片还是生产中成药的原料。

5. 中成药的生产　将中药用现代制剂技术制造为药物剂型，如片剂、注射剂、胶囊剂、丸剂、栓剂、软膏剂、气雾剂等的过程。

6. 中药配方颗粒的生产　将中药用现代提取技术，经瞬时灭菌、真空浓缩、喷雾干燥等制成颗粒，直接供中医临床调配处方用。

（二）药品生产应遵循的规定

1. 药品生产遵循的依据和生产记录规定　生产新药或已有国家标准的药品（没有实施批准文号管理的中药材和中药饮片除外），须经国务院药品监督管理部门批准，并取得药品批准文号。实施批准文号管理的中药材和中药饮片，其品种目录由国务院药品监督管理部门会同国务院中医药管理部门制定。

药品生产（中药饮片的炮制除外）必须按照国家药品标准和国务院药品监督管理部门批准的生产工艺进行生产。药品生产企业改变影响药品质量的生产工艺的，必须报原批准部门审核批准。

新版GMP（2010修订）第一百八十四条规定，所有药品的生产和包装均应当按照批准的工艺规程和操作规程进行操作并有相关记录，以确保药品达到规定的质量标准，并符合药品生产许可和注册批准的要求。

生产药品必须有生产记录，生产记录必须完整准确。

2. 对原辅料的规定　“原料”是指生产药品所需的原材料；“辅料”是指生产药品和调配处方时所用的赋形剂和附加剂。

《药品管理法》规定：生产药品所用原料、辅料必须符合药用要求。

《实施条例》对原料药作了更为详细的要求：“药品生产企业生产药品所使用的原料药，必须具有国务院药品监督管理部门核发的药品批准文号或者进口药品注册证书、医药产品注册证书；但是未实施批准文号管理的中药材、中药饮片除外。”

新版GMP（2010修订）规定，药品生产所用的原辅料、与药品直接接触的包装材料应当符合相应的质量标准。

3. 关于药品生产检验的规定　药品生产检验是药品生产企业对其生产的药品进行的检验，与药品监督检验性质不同，其目的是为了发现药品生产中的不合格品，使之不流入下道工序，确保出厂的药品达到国家药品标准。

《药品管理法》规定："药品生产企业必须对其生产的药品进行质量检验；不符合国家药品标准或者不按照省、自治区、直辖市人民政府药品监督管理部门制定的中药饮片规范炮制的不得出厂"。

4. 中药饮片生产　中药饮片必须按照国家药品标准炮制；国家药品标准没有规定的，必须按照省、自治区、直辖市人民政府药品监督管理部门制定的炮制规范炮制。省、自治区、直辖市人民政府药品监督管理部门制定的炮制规范应当报国务院药品监督管理部门备案。

二、药品生产企业

目前CFDA网站公布的数据显示全国共有原料药和制剂生产企业7182家，共有74家中药材企业通过中药材GAP认证，医疗器械生产企业1 4337家。药品生产企业的生产条件和行为直接决定所生产药品的质量，是保证药品质量的一个前位关键环节。因此，药品生产企业承担着保证药品质量的首要责任。为了保证药品生产质量，药品生产企业必须具备必要的条件，遵循必要的行为规则。

（一）药品生产企业的概念

药品生产企业是应用现代科学技术，自主地进行药品的生产和经营活动，以营利为目的，实行独立核算、自负盈亏、照章纳税、具有法人地位的经济实体。药品生产企业分专营企业和兼营企业。

（二）药品生产企业的类型

药品生产企业是我国国民经济的重要组成部分。按所有制类型可分为公有制企业和非公有制企业，后者如私营企业、股份公司、合资企业、外资企业等；按企业承担经济责任的不同可分为无限责任公司、有限责任公司、股份有限公司；按企业的规模可分为特大型制药企业、大型制药企业、中型制药企业、小型制药企业；按所生产的产品大致可分为化学药生产企业（包括原料和制剂）、中成药生产企业、生化制药企业、中药饮片生产企业、医用卫生材料生产企业、生物制品生产企业等。

三、药品生产管理

（一）药品生产管理是药事管理的重要内容之一

药品生产管理是对药品生产系统进行的管理活动，包括生产政策与计划的制定、生产过程组织与劳动组织等多方面内容，涉及人员、设备、原材料、物料、工艺、生产环境等诸多因素。药品生产管理的目的是及时、足量、经济地生产出市场需要的符合法定质量标准的药品。药品质量是在生产过程中形成的，因此，药品生产管理是保证和提高药品质量的关键环节，此外，药品生产管理既有与其他一般产品生产管理的共性，又必须把握和体现药品生产的特征。首先，药品是商品，药品生产管理与一般商品生产的管理有着相同的基本内容和本质要求，应遵循经济理论和经济规律、遵循管理的基本原理；其次，药品是特殊商品，直接影响或决定着人的生命与健康，具有作用两重性，质量检验与判定的专业性、质量检验的破坏性等诸多特性。药品只有达到或符合一定的标准，才能保证其有效性药品质量。应坚持质量第一，预防为主原则，执行强制性的质量标准，实行规范化的生产。因此，世界上绝大多数国家都采用法律手段对药品生产过程实行规范化管理。

（二）药品生产管理的原则

人类工业化生产，对商品的质量管理的发展大体经历了以下阶段：质量检验阶段、统计质量管理阶段、全面质量管理阶段。全面质量管理（total quality management）是集质量管理思想、理念、手段、方法于一体的综合体系，开始于20世纪60年代，至今仍在不断完善中。其主要特点是“三全”的质量管理即：全面的质量管理、全过程的质量管理、全员参与的质量管理。为质量管理标准化的发展，奠定了理论和实践的基础，全面质量管理是当今世界的现代质量管理的方式。ISO9000族国际标准为国际标准化组织（英文简称ISO）颁布，适用于绝大部分商品。对药品、食品、医疗器械等商品，国际上通用GMP标准。这两种标准的基础都是全面质量管理。ISO9000：2000版提出八项质量管理原则，这些原则是从获得成功的组织的质量管理中总结出来的，与全面质量管理所公认的原则很相似，同样适用于药品生产的管理。八项质量管理原则如下：

1. 以顾客为关注焦点　组织依存于顾客。药品是特殊商品，关系到人的生命安危及健康。因此，组织应当理解顾客当前和未来的需求，满足顾客要求并争取超越顾客期望。企业应以顾客为核心，研发、生产顾客急需的、安全有效的、使用方便的、价格合适的药品。

2. 领导作用　领导将本组织的宗旨、方向和内部环境统一起来，并创造使员工能够充分参与实现组织目标的环境。我国《药品管理法》明确规定，企业负责人是药品生产质量第一责任人。

3. 全员参与　各级人员都是组织之本，只有他们的充分参与，才能使他们的才干为组织带来收益。质量管理是通过组织内各职能、各层次人员参与产品实现过程及支持过程来实现的。我国新版GMP（2010修订）对药品生产企业中的企业负责人、生产管理负责人、质量管理负责人、质量受权人等关键人员承担的药品生产质量职责做出了明确的规定。对一些生产岗位、检验人员的职责也有明确规定。

4. 过程方法　将活动和相关资源作为过程进行管理，可以更高效地得到期望的结果。质量管理体系有四个大过程：产品实现过程、资源提供过程、管理职责过程、测量分析和改进过程。注重过程方法管理对药品质量保证非常重要。

5. 管理的系统方法　将相互关联的过程作为系统加以识别、理解和管理，有助于组织提高实现目标的有效性和效率。要建立一个健全的质量管理体系，系统地识别体系内各过程的相互作用，明确各过程的具体目标，并通过过程目标的协调动作实现系统的目标。

6. 持续改进　持续改进总体业绩应当是组织的一个永恒目标。人们的需求在不断提高，对产品质量的要求也在不断提高。组织为适应这种不断提高的要求，需要组织在组织范围内持续改进组织的业绩。

7. 基于事实的决策方法　管理就是决策，决策的正确与否直接影响到组织的活动及目标的实现。有效的决策是建立在数据和信息分析的基础上。

8. 与供方互利的关系　组织与供方是相互依存的，互利的关系可增强双方创造价值的能力。原辅包装材料供应商对药品质量的影响很大，通过互惠互利，同时加强对供应商的质量评估，从供方获得高质量的原材料，生产出高质量的药品。

四、我国药品生产及其管理概况

（一）新中国成立以来我国医药工业发展迅速

最早在中国建药厂的是英国人施德之，于 1900 年在上海建施德之药厂。广州的梁培基于 1902 年在广州建梁培基药厂，1912 年沈方知等于上海建立中华制药公司，此后，1917 年建和平制药公司（广州），1923 年建九福制药公司（上海），1924 年建唐拾义制药厂（上海）。上海、广州是我国近代制药工业的发祥地。这些药厂大多是进口西药原料而后加工成制剂，如用奎宁制成发冷丸，用阿司匹林、非那西汀等制成止痛散等。我国制药工业自 20 世纪 20～30 年代兴起以来，虽得到一定的发展，但主要是加工制剂生产成药，原料药的制造甚少。由于受到帝国主义的控制、政府的不重视、药学人才的的匮乏、化学工业与机械工业薄弱等因素，致使新中国成立前的制药工业十分落后。新中国成立以来，我国的医药工业从无到有、由弱到强，得到了迅速的发展，形成了门类齐全的生产系统，成为国民经济中发展最快的行业之一。

国家工业和信息化部 2012 制定的《医药工业“十二五”发展规划》指出，2010 年，我国医药工业完成总产值 12427 亿元，比 2005 年增加 8005 亿元，年均增长 23%，完成工业增加值 4688 亿元，年均增长 15.4%，快于 GDP 增速和全国工业平均增速。实现利润总额 1407 亿元，年均增长 31.9%，比“十五”提高 12.1 个百分点，效益增长快于产值增长。受国家实施中药现代化等因素拉动，我国中成药工业取得长足的进展，“十一五”期间的复合年增长率为 20.79%，2011 年中成药工业总产值达到 3500 亿元，同比增长 33.7%。

目前我国已成为全球化学原料药的生产和出口大国之一，同时，还是全球最大的药物制剂生产国，片剂、胶囊剂、颗粒剂、冻干粉针剂、粉针剂、输液和缓（控）释片七大类化学药物制剂年产量分别达到 3061 亿片、738 亿粒、63 亿包（袋）、11 亿瓶、105 亿瓶、49 亿瓶（袋）和 17 亿片。我国已成为世界疫苗产品的最大生产国，可以生产预防 26 种病毒的 41 种疫苗，年产量超过 10 亿个剂量单位。

产业规模扩大的同时，药品生产从分散走向集约化。据 2012 年医药工业统计数据显示，中国本土制药百强企业合计销售规模达 6235.13 亿元，占全国制药工业的集中度为 41.13%。

《医药工业“十二五”发展规划》中确定医药行业“十二五”期间发展目标：工业总产值保持年均增长 20%；质量安全上水平，全国药品生产企业 100%符合新版 GMP 要求，200 个以上化学原料药品种通过美国 FDA 检查或获得欧盟 COS 证书，80 家制剂企业通过欧美日等发达国家的 GMP 认证；提升国际竞争力，改善出口环境，医药出口额年均增长 20%以上，50 家以上企业在境外建立研发中心或生产基地；到 2015 年，全国医药工业总产值将达到 3 万亿元。

医药行业是我国最早对外开放的行业之一。目前，世界排名前20位的制药公司都已在中国投资建厂。医药“三资”企业的建立，对国内药品生产企业在技术、管理等多方面都起到了良好示范作用。

（二）我国药品生产管理存在的主要问题

我国药品生产企业近年来发展迅速、成效显著，但与制药发达国家相比，在生产装备水平、市场集中度、人员素质、产品种类与产品结构、创新能力、生产能力及其利用率等多方面还存在较大的差距。这些差距在资金、人员、物质基础等多方面构成了保证和提高药品质量的障碍，制约着药品生产管理水平的进一步改进与提高。

1. 结构不合理　虽然全面实施GMP认证，淘汰了一批落后企业，但医药企业多、小、散、乱的问题仍未根本解决，具有国际竞争能力的龙头企业仍然十分缺乏。全国医药工业原料及制剂企业4881家，其中小型企业占83.4%。目前我国医药龙头企业如哈药集团年销售额125亿元人民币，与全球医药巨头400亿～500亿美元的业绩相比，差距甚远。许多企业存在着产品、技术结构不合理，比如，国内厂家仍集中生产一些比较成熟、技术要求相对较低的仿制药品或传统医疗器械产品，同品种生产企业数量众多，产能过剩，重复生产严重，缺乏品种创新与技术创新，专业化程度低，协作性差，市场同质化竞争加剧。以市场销售额最高的抗感染药为例，注册生产阿莫西林的企业多达300余家，注册生产头孢他啶、头孢曲松等产品的企业超百家，有板蓝根及复方制剂批文的生产企业1100家。产业结构不合理，存在重原料、轻制剂；重工艺、轻装备；重生产、轻配套；重整机、轻部件；重工业、轻流通等问题。进出口结构不合理，长期以来，我国对外医药贸易没有摆脱以附加值较低、环境污染严重、能源消耗大的化学原料药及常规医疗器械、卫生材料、中药材为主的传统出口模式，高技术含量、高附加值的产品和技术出口所占比重仍然较低，制剂品种偏少。

2. 创新能力弱　企业研发投入少、创新能力弱，一直是阻碍我国医药产业发展的瓶颈。《医药行业“十一五”发展指导意见》指出，2005年我国整体医药行业研发投入占销售收入比重平均仅为1.02%，除个别企业在5%以上外，大部分企业的研发投入比重处于非常低水平。而发达国家平均为8%，美国辉瑞达16%，每年研发投入76亿美金。而我国所有制药企业的研发投入加起来远不如辉瑞一家。由于缺乏专业技术人才和科研配套条件，大部分企业无法成为医药研发的主体，使一些关键性产业化技术长期没有突破，制约了产业向高技术、高附加值下游深加工产品领域延伸。发达国家的制药企业更多地靠“重磅炸弹药物”（指年销售10亿美金的药物）创造良好业绩，我国尚无此类药物。由此造成我国的医药产品在国际医药分工中处于低端领域，国内市场的高端领域也主要被进口或合资产品占据。

3. 缺乏国际认证的产品　在药品生产过程管理和质量保证体系方面，我国与国际发达国家仍有一定的差距，虽然通过国内GMP认证但通过国际认证的厂家和产品寥寥无几。我国的大部分化学原料药产品没有取得国际市场进入许可证。虽然我国化学原料药的出口额较大，但2004年年底我国取得欧洲COS和美国DMF注册认证的产品仅为60个和192个，约占全球总量的3.6%和4.3%，绝大部分产品仍以化工产品形式进入国际市场。如我国大量出口到印度的青霉素工业盐，是经过印度进一步深加工后，才以药品身份进入欧美市场。

4. 中药产业严重落后　据艾美仕市场研究公司（IMS Health）发布，2009年全球医药市场增速保持在4.5%～5.5%的水平，市场销售额超过8200亿美元。北美、欧盟、日本是全球最大的三个药品市场，约占全球药品市场份额的87.7%。全球中药产品仅为500亿美元左右。由于东西方文化背景、中西医理论体系的差异，中药产品缺乏国际通行标准，尚未建立起一整套符合中药特色、符合国际规则的质量检测方法和质量控制体系，中药资源没有充分发挥，中药产品在国际上未能进入主流市场。中医药是我国传统的宝库，但我国中药产品仅占国际中药市场的5%，远落后于日本、韩国。

5. 整体产能过剩，企业集中度低　全国4881家药品生产企业整体产能过剩，20%～40%产能闲置。2010年百强企业集中度仅为40%，远低于国际50强的70%份额，我国最大的医疗集团销售仍仅为全球最大制药公司辉瑞年销售的2.2%。2009年美国默沙东以411亿美金兼并先灵葆雅公司，一跃成为美国第二大制药企业。提高企业集中度，通过强强联合，打造医药工业的“航空母舰”是全球医药产业发展的趋势。我国的国药集团、上海医药等近年来通过并购、重组走在整个行业整合的前面，成为覆盖医药行业全产业链的大型综合性医药龙头企业。

6. 能耗大、污染重以及资源浪费等问题突出　我国大部分化学原料药生产能耗较大、环境污染严重、附加值较低。中药资源保护相关法规建设滞后，中药材的种植及生产方式较落后，野生药材资源的过度开采，导致部分品种达到濒危的程度。

第二节　药品生产质量管理规范及其认证

药品生产质量管理规范以生产为基础，有生产才有质量。药品的质量是生产出来的，而不是检验出来的。因此说，生产管理是相当重要的。现代质量管理的基本原则是系统管理原则、顾客至上原则、预防为主原则、注重质量成本原则、以人为本原则、持续改进原则。药品质量的至关重要性早已得到世界各国的公认。随着社会的进步和科学技术的发展，各国对药品质量重要性的认识能力和认识程度日益提高。为了确保药品质量，世界上绝大多数国家和地区、特别是发达国家和地区对药品生产过程中的质量保证问题都给予了足够的重视，进行严格的管理和有关法律、规章的约束。

一、《药品生产质量管理规范》概述

GMP是《药品生产质量管理规范》的简称，其原名为“good practice in the manufacturing and quality control of drugs”，简称“good manufacturing practice”。以后人们称此制度为GMP。GMP是在药品生产过程中，用科学、合理、规范化的条件和方法来保证生产符合预期标准的优良药品的一整套系统的、科学的管理规范，是药品生产和质量管理的基本准则，是在药品生产全过程实施质量管理，保证生产出优质药品的一整套科学的、系统的管理规范，是药品进入国际医药市场的“准入证”，适用于药品制剂生产的全过程和原料药生产中影响成品质量的关键工序。GMP即优良药品制造规范，讲求的是制药时，应该经过专业人员，在合乎规定条件的场所，用合乎既定规格的原料、材料，依照规定的方法和步骤，制造出品质均一而符合既定规格的产品，以减少人为的错误，防止药品污染和品质变化，以及建立能保证产品品质优良的体系。大力推行药品GMP，

是为了最大限度地避免药品生产过程中的污染和交叉污染，降低各种差错的发生，是提高药品质量的重要措施。药品生产企业是否实现了GMP已成为判定药品质量有无保证的先决条件。

GMP在各自的国度内施行并具有法律意义。WHO也制定了GMP，作为世界医药工业生产和药品质量要求的指南，是加强国际医药贸易、监督与检查的统一标准。GMP三大目标要素是将人为的差错控制在最低的限度，防止对药品的污染，保证高质量产品的质量管理体系。GMP总的要求是：所有医药工业生产的药品，在投产前，对其生产过程必须有明确规定；所有必要设备必须经过校验；所有人员必须经过适当培训；厂房建筑及装备应合乎规定；使用合格原料；采用经过批准的生产方法；还必须具有合乎条件的仓储及运输设施；对整个生产过程和质量监督检查过程应具备完善的管理操作系统，并严格付诸执行。

（一）GMP的产生与发展

GMP是社会发展过程中对药品生产实践的经验、教训的总结和人类智慧的结晶。

药品的特殊性使得世界各国政府对药品生产及质量管理都给予了特别的关注，对药品生产进行严格的管理和有关法规的约束，并先后以药典标准作为药品基本的、必须达到的质量标准。这些管理方法与措施的采用，严格和规范了药品生产的出厂质量检验关，使药品质量得到了基本保证。然而，上述管理方式尚处于质量管理发展所经历的三大阶段中的质量检验阶段，未能摆脱“事后把关”的范畴。为促进药品质量管理水平的不断提高，美国于20世纪50年代末开始进行了在药品生产过程中如何有效地控制和保证药品质量的研究，并于1963年率先制订并作为法令正式颁布GMP，要求本国的药品生产企业按GMP的规定规范化地对药品的生产过程进行控制。否则，就认为所生产的药品为劣药。GMP的实施，使药品在生产过程中的质量有了切实的保证，效果显著。

继美国颁布、实施GMP后，一些发达国家和地区纷纷仿照美国的先例先后制定和颁布了本国和本地区的GMP。1969年WHO在第22届世界卫生大会上，建议各成员国的药品生产管理采用GMP制度，以确保药品质量。1975年，WHO的GMP正式颁布。1977年，WHO在第28届世界卫生组织大会上再次向其成员国推荐采用GMP，并确定为WHO的法规收载于《世界卫生组织正式记录》中。但WHO的GMP对各国仅具有指导意义，无法律约束。此后，世界上有越来越多的国家开始重视并起草本国GMP。早在1980年，世界上颁布了本国GMP的国家就已达63个。截至目前，已有包括很多第三世界国家在内的100多个国家和地区制订、实施了GMP，而且GMP的有关条款与规定也在与时俱进地不断修改和完善。

1999年日本和欧盟开始实行cGMP（current good manufacturing practice），也称“动态药品生产质量管理规范”或译为“现行药品生产质量管理规范”。2001年美国FDA也开始实行，并且和欧盟签订了相关协议，承诺从2002年开始，用3年的时间对欧盟cGMP认证检查官进行培训，实现cGMP认证的双边互认。cGMP是目前美欧日等国执行的GMP标准，也被称作“国际GMP标准”。2006年2月欧盟推出原料药（active pharmaceutical ingredients，API）GMP指南，以实现GMP检查互认，包括15个欧盟国家以及澳大利亚、加拿大、新西兰和瑞典。

随着对GMP重要作用的认识的不断加深，世界上已有越来越多的国家将GMP法制化，赋予其法律效力。

（二）GMP 的内容

GMP 的内容很广泛，人们从不同的角度来概括其内容：

1. 从专业性管理的角度　GMP 分为两大方面：一是对原材料、中间品、产品的系统质量控制，主要办法是对这些物质的质量进行检验，并随之产生了一系列工作质量管理；二是对影响药品质量的、生产过程中易产生的人为差错和污物异物引入，进行系统严格管理，以保证生产合格药品。前者被称为质量控制，后者被称为质量保证。

2. 从硬件和软件系统的角度　将 GMP 分为硬件系统和软件系统：硬件系统主要包括人员、厂房、设施、设备等的目标要求，这部分涉及必需的人财物的投入，以及标准化管理。软件系统主要包括组织机构、组织工作、生产工艺、记录、制度、方法、文件化程序、培训等，可以概括为以智力为主的投入产出。实践证实，硬件部分投入大，涉及较多的经费，涉及该国、该企业的经济能力；软件通常反映出管理和技术水平问题。因此，用硬件和软件来划分 GMP 内容，有利于 GMP 的实施。许多发展中国家推行 GMP 制度初期，往往采用对硬件提出最低标准要求，而侧重于抓软件的办法效果比较好。

二、我国《药品生产质量管理规范》实施情况

（一）我国 GMP 的产生

我国在 1982 年由当时负责行业管理的中国医药工业公司制订了《药品生产质量管理规范（试行本）》。1985 年经修改，由原国家医药管理局作为《药品生产质量管理规范》推行本颁发。由中国医药工业公司等编制了《药品生产管理规范实施指南》（1985 年版），并于当年 12 月颁发。1988 年 3 月原卫生部正式颁布《药品生产质量管理规范》，此为我国第 1 版 GMP。1992 年修订颁布了第 2 版。原国家药品监督管理局自 1998 年 8 月 19 日成立以来，十分重视药品 GMP 的修订工作，1999 年 8 月 1 日颁发了《药品生产质量管理规范》（1998 年修订）。此为第 3 版 GMP，其内容共 14 章 88 条具体标准与要求。国家药监部门规定，至 2004 年 7 月 1 日以后强制执行 GMP，即尚未通过 GMP 认证的药品生产企业一律停止生产。实现了所有原料药和制剂均在符合药品 GMP 的条件下生产的目标。但从总体看，推行药品 GMP 的力度还不够，药品 GMP 的部分内容与发达国家有较大差距，急需做相应修改。历经十多年修订和广泛公开征求意见的《药品生产质量管理规范》（2010 年修订）（以下简称新版 GMP），由原卫生部于 2011 年 1 月 17 日颁布，2011 年 3 月 1 日起施行，此为我国第 4 版也是现行版的 GMP。

我国实施药品 GMP 以来，针对药品生产的全过程，采取了分阶段、分步骤实施的规划。从 1988 年颁布第 1 版 GMP 到 2004 年 7 月 1 日强制执行，首先要求中国境内所生产的化学原料药、药品制剂包括中成药全部符合 GMP 规定和要求。2003 年 1 月 30 日原国家食品药品监督管理局颁布《中药饮片、医用氧 GMP 补充规定》及《中药饮片 GMP 认证检查项目》，作为中药饮片生产实施 GMP 的补充，并规定自 2008 年 1 月 1 日起，所有中药饮片生产企业必须在符合 GMP 的条件下生产。《中药材生产质量管理规范（试行）》颁布，自 2002 年 6 月 1 日起施行。2004 年 7 月 20 日颁布了《药包材生产现场考核通则》（也称药包材 GMP），2006 年 3 月 23 日颁布了《药用辅料生产质量管理规范》（简称药用辅料 GMP）。初步形成对药品生产全过程的 GMP 管理。

（二）新版 GMP 的主要特点

与 1998 年版的 GMP 相比较，有较大进步。有专家提出新修订的 GMP 软件参考的是美国 FDA 的标准，硬件方面则参照了欧盟的标准。过去是重硬件轻软件，新标准是硬软件并重。不但要求硬件设备达标，而且更加强调制药企业在文件管理、人员管理、生产管理和质量监控等软件方面的控制，并引入了质量风险管理的概念，加强药品质量生产管理体系的建设。实施其将使得我国制药企业建立起与国际标准接轨的质量管理体系，有助于改善中国药品质量的形象，促使我国制药企业走向国际市场，参与国际竞争，加速我国医药工业产业升级。

新增的内容较多，增加了企业诚实守信、质量受权人、质量风险管理、产品质量回顾分析、持续稳定性考察、供应商的审计和批准、变更控制、偏差处理、超标调查、委托检验、纠正和预防措施等内容。强调与药品注册接轨，强调可指导性、可操作性和可检查性，关键人员职责明确，细化了文件管理，使整个 GMP 系统更加全面。具体如下：

1. 新 GMP 的基础是诚实守信　第四条规定“企业应当严格执行本规范，坚持诚实守信，禁止任何虚假、欺骗行为”。98 版 GMP 规范对药品生产企业诚实守信方面未作明确的要求，而是通过其他法规进行了相应的要求。

2. 明确了关键人员的范围和其应承担的药品生产质量职责　如对药品生产企业中的企业负责人、生产管理负责人、质量管理负责人、质量受权人等承担的药品生产质量职责做出了明确的规定。98 版 GMP 未明确规定关键人员的范围和其应承担的药品生产质量职责，未引入质量受权人的概念。对生产管理负责人和质量管理负责人的学历要求由大专以上提高到本科以上，并规定需要具备的相关管理实践经验年限。

3. 首次引入了质量风险管理　第十三条指出“质量风险管理是在整个产品生命周期中采用前瞻或回顾的方式，对质量风险进行评估、控制、沟通、审核的系统过程。第十四条强调“应根据科学知识及经验对质量风险进行评估，保证药品质量和安全”。

4. 引入了产品质量回顾分析　并对质量回顾分析的适用情况做出了明确的规定。强调再确认和再验证是以产品质量回顾分析提出的纠正预防措施和评估意见为基础和理由。

5. 明确了持续稳定性考察的目的和适用对象，持续稳定性考察的内容和具体要求　98 版 GMP 只是在质量管理部门的主要职责中进行了简单的描述。

6. 对供应商的评估和批准做出了明确的要求　明确指出“企业法定代表人、企业负责人及其他部门的人员不得干扰或妨碍质量管理部门对物料供应商独立作出质量评估”。98 版 GMP 规定质量管理部门应会同有关部门对主要物料供应商质量体系进行评估。指导性、可操作性和可检查性均不强。

7. 引入了变更控制的管理要求　规定了变更控制的适用范围，变更的分类和评估，对涉及变更的文件的修订和变更的文件和记录都有明确的要求。98 版 GMP 未引入变更控制的管理要求。

8. 偏差处理　对偏差处理适用范围，偏差处理的分类，偏差处理的要求，采取的预防纠正措施，偏差处理的文件记录，实验室检验超标超限（OOS）等都作了规定。98 版 GMP 只在第 67 条中规定了每批产品按产量和数量进行物料平衡检查。

9. 建立预防纠正措施确保药品的质量和安全　对预防纠正措施规程的内容，执行预防纠正措施文件记录和保存等都作了规定。98 版 GMP 无此项内容。

10. 提高了部分硬件要求　新GMP调整了无菌制剂生产环境的洁净度要求，在无菌药品附录中采用了WHO和欧盟最新的A、B、C、D分级标准，对无菌药品生产的洁净度级别提出了具体要求。增加了在线监测的要求，特别对生产环境中的悬浮微粒的静态、动态监测，对生产环境中的微生物和表面微生物的监测都做出了详细的规定。

（三）目前中药饮片生产执行新版GMP有较大困难

新版GMP 2011年3月1日起正式施行，按照CFDA的规定，饮片生产企业应在2015年底前达到新版GMP要求，而软件部分的工作应在三年内完成。中药饮片生产是中药产业三大支柱（中药材、中药饮片、中成药）产业中最薄弱的环节，也是GMP管理的薄弱环节。与化学药及中成药的生产相比，生产品种多、批生产量小、质检仪器设备要求高、GMP管理难度大。加上新版GMP有些章节条款与饮片生产的实际情况有较大差距，因此，饮片生产企业完全达到新版GMP要求有一定难度。

三、我国新版《药品生产质量管理规范》简介

新版GMP共14章，313条。

第一章　总则（1～4条，共4条）明确制定药品GMP的依据是《中华人民共和国药品管理法》《中华人民共和国药品管理法实施条例》；明确“药品GMP是药品生产和质量管理的基本准则”；明确药品GMP的适用范围是“药品制剂生产全过程，以及原料药中影响成品质量的关键工序”。

第二章　质量管理（5～15条，共11条）为质量管理方面的规定与要求。规定药品生产企业的质量管理部门应配备与药品生产规模、品种、检验要求相适应的一定数量的质量管理和检验人员、场所、仪器、设备等资源，在企业负责人的直接领导下，负责药品全过程的质量管理和检验，并明确规定了质量管理部门的主要职责。

第三章　机构和人员（16～37条，共22条），规定药品生产企业应建立生产和质量管理机构，并有组织机构图。各级机构和人员职责应明确，并配备一定数量的与药品生产相适应的具有专业知识、生产经验及组织能力的管理人员和技术人员。

1. 机构　机构是药品生产和质量管理的组织保证，药品生产企业在机构设置的过程中要遵循因事设岗、因岗配人的原则，使全部质量活动能落实到岗位、人员。各部门既要有明确的分工，又要相互协作、相互制约。药品生产企业的内部机构设置一般为：质量管理部门、生产管理部门、工程部门、供应部门、销售部门、研究开发部门、人事部门。各机构职能分别是：

（1）质量管理部门：负责企业质量管理体系运行过程中的质量协调、监督、审核和评价工作；负责药品生产全过程的质量检验和质量监督工作；开展质量审核，在企业内部提供质量保证。

（2）生产管理部门：负责生产质量管理文件的编写、修订、实施；制订生产计划，下达生产指令；负责或参与质量管理文件的编写、修订、实施；对产品制造、工艺规程、卫生规范等执行情况进行监督管理；解决生产过程中所遇到的技术问题；会同有关部门进行生产工艺等的验证；做好技术经济指标的统计和管理工作。

（3）工程部门：负责企业设备、设施的维修、保养和管理；组织设备、设施的验证工作；保证计量器具的准确性；保证提供符合生产工艺要求的水、电、气、风、冷等。

（4）供应部门：严格按物料的质量标准要求供货；对供应商进行管理，保证供货渠道的畅通；配合质量管理部门进行供应商质量体系的评价工作。

（5）销售部门：负责市场开发工作；确保药品售后的可追踪性；负责将产品质量问题、用户投诉信息及时反馈给质量管理部门和生产管理部门。

（6）研究开发部门：制定成品的质量规格和检验方法；确定中间控制项目、方法与标准；确定生产过程；选择合适的包装形式并制定包装材料的质量规格；确定药品的稳定性等。

（7）人事部门：根据GMP对人员的任职要求，负责各类人员的配置工作；负责编制员工培训计划，组织实施、检查、考核。

2. 人员　人员是药品生产和质量管理的执行主体，是药品生产和推行GMP的首要条件，是GMP中最关键、最根本的因素。新版GMP将企业的全职人员，包括企业负责人、生产管理负责人、质量管理负责人和质量受权人概括为关键人员。质量管理负责人和生产管理负责人不得互相兼任。质量管理负责人和质量受权人可以兼任。应当制定操作规程确保质量受权人独立履行职责，不受企业负责人和其他人员的干扰。GMP对各类人员要求如下：

（1）企业负责人：企业负责人是药品质量的主要责任人，全面负责企业日常管理。为确保企业实现质量目标并按照本规范要求生产药品，企业负责人应当负责提供必要的资源，合理计划、组织和协调，保证质量管理部门独立履行其职责。

（2）生产管理负责人：生产管理负责人应当至少具有药学或相关专业本科学历（或中级专业技术职称或执业药师资格），具有至少三年从事药品生产和质量管理的实践经验，其中至少有一年的药品生产管理经验，接受过与所生产产品相关的专业知识培训。

（3）质量管理负责人：质量管理负责人应当至少具有药学或相关专业本科学历（或中级专业技术职称或执业药师资格），具有至少五年从事药品生产和质量管理的实践经验，其中至少一年的药品质量管理经验，接受过与所生产产品相关的专业知识培训。

（4）质量受权人：质量受权人应当至少具有药学或相关专业本科学历（或中级专业技术职称或执业药师资格），具有至少五年从事药品生产和质量管理的实践经验，从事过药品生产过程控制和质量检验工作。质量受权人应当具有必要的专业理论知识，并经过与产品放行有关的培训，方能独立履行其职责。

第四章　厂房与设施（38～70条，共33条），规定药品生产企业必须有整洁的生产环境，厂区的地面、路面及运输等不应对药品的生产造成污染；厂区和厂房均应合理布局；厂房的设计和建设应便于进行清洁工作；生产区和储存区应有与生产规模相适应的面积和空间，以最大限度地减少差错和交叉污染；洁净室（区）的空气必须净化，并根据生产工艺要求划分空气洁净级别；洁净室（区）的照度为300Lx，温度18～26℃，相对湿度控制在45%～65%；洁净室（区）内的各种设施应避免出现不易清洁的部位，不得对药品产生污染；不同空气洁净度级别的洁净室（区）之间的人员及物料出入，应有防止交叉污染的措施；生产特殊性质的药品，如高致敏性药品（如青霉素类）或生物制品（如卡介苗或其他用活性微生物制备而成的药品），必须采用专用和独立的厂房、生产设施和设备。青霉素类药品产尘量大的操作区域应当保持相对负压，排至室外的废气应当经过净化处理并符合要求，排风口应当远离其他空气净化系统的进风口；生产β-内酰胺结构类药品、性激素类避孕药品必须使用专用设施（如独立的空气净化系统）和设备，与其他药品生产区严格分开，并装有独立的专用的空气净化系统；生产某些激素类、细胞毒性类、高活性化学药品应当使用专用设施（如独立的空气净化系统）和设备；特殊情况下，如采取特别防护措施并经过必要的验证，上述药品制剂则可通过阶段性生产方式共用同一生产设施和设备；放射性药品的生产、包装和储存应使用专用的、安全的设备，排气应符合国家关于辐射防护的要求与规定。

第五章　设备（71～101 条，共 31 条），为避免或减少污染，要求设备的设计、选型、安装应符合生产要求，易于清洗、消毒或灭菌，便于生产操作和维修、保养，不与药品发生化学变化，不对药品造成污染；为防止差错，要求与设备直接连接的主要固定管道应标明管内物料名称、流向，生产设备应有明显的状态标志，并定期维修、保养和验证；用于生产和检验的仪器、仪表、量具、衡器等的适用范围和精密度应符合生产和检验要求，并定期校验，有明显的合格标志；纯化水、注射用水的制备、储存和分配应能防止微生物的滋生和污染，储罐和输送管道应无毒、耐腐蚀并定期清洗、灭菌；生产、检验设备均应有使用、维修、保养记录，并由专人管理。

第六章　物料与产品（102～137 条，共 36 条），物料和产品的处理应当按照操作规程或工艺规程执行，并有记录。要求对药品生产所用物料的购入、储存、发放、使用等制定管理制度；药品生产所用的物料应符合有关标准，不得对药品的质量产生不良影响，应从符合规定的单位购进，并按规定入库，将待验、合格、不合格物料设有易于识别的明显标志，进行严格管理；按物料的存放要求控制温度、湿度及其他有关条件；特殊管理的药品及易燃、易爆和其他危险品的验收、储存和保管要严格执行国家有关的规定；药品的标签、使用说明书必须与药品监督管理部门批准的内容、式样、文字相一致，应有专人保管，按品种、规格设有专柜或专库存放，并计数发放，印有批号的残损或剩余标签由专人负责计数销毁，且标签的发放、使用和销毁应有记录。成品放行前应当待验贮存，成品的贮存条件应当符合药品注册批准的要求。麻醉药品、精神药品、医疗用毒性药品（包括药材）、放射性药品、药品类易制毒化学品及易燃、易爆和其他危险品的验收、贮存、管理应当执行国家有关的规定。不合格的物料、中间产品、待包装产品和成品的每个包装容器上均应当有清晰醒目的标志，并在隔离区内妥善保存。不合格的物料、中间产品、待包装产品和成品的处理应当经质量管理负责人批准，并有记录。

第七章　确认与验证（138～149 条，共 12 条），企业应当确定需要进行的确认或验证工作，以证明有关操作的关键要素能够得到有效控制。确认或验证的范围和程度应当经过风险评估来确定。企业的厂房、设施、设备和检验仪器应当经过确认，应当采用经过验证的生产工艺、操作规程和检验方法进行生产、操作和检验，并保持持续的验证状态。应当建立确认与验证的文件和记录。采用新的生产处方或生产工艺前，应当验证其常规生产的适用性。生产工艺在使用规定的原辅料和设备条件下，应当能够始终生产出符合预定用途和注册要求的产品。当影响产品质量的主要因素，如原辅料、与药品直接接触的包装材料、生产设备、生产环境（或厂房）、生产工艺、检验方法等发生变更时，应当进行确认或验证。必要时，还应当经药品监督管理部门批准。确认或验证应当按照预先确定和批准的方案实施，并有记录。确认或验证工作完成后，应当写出报告，并经审核、批准。确认或验证的结果和结论（包括评价和建议）应当有记录并存档。

第八章　文件管理（150～183条，共34条），文件是质量保证系统的基本要素。要求药品生产企业应有产品生产管理文件（主要有生产工艺规程、岗位操作法或标准操作规程、批生产记录）和产品质量管理文件（主要有药品的申请与审批文件，物料、中间产品和成品质量标准及其检验操作规程，产品质量稳定性考察，批检验记录）；应有厂房、设施和设备的使用、维护、保养、检修等制度和记录；应有物料验收、生产操作、检验、发放、成品销售和用户投诉等制度和记录；应有不合格品管理、物料退库和报废、紧急情况处理等制度和记录；应有环境、厂房、设备、人员等卫生管理制度和记录；以及本规范和专业技术培训等制度和记录。同时要求各种文件的制定、审查和批准的责任应明确，并有责任人签名。每批药品应当有批记录，包括批生产记录、批包装记录、批检验记录和药品放行审核记录等与本批产品有关的记录。批记录应当由质量管理部门负责管理，至少保存至药品有效期后一年。质量标准、工艺规程、操作规程、稳定性考察、确认、验证、变更等其他重要文件应当长期保存。

第九章　生产管理（184～216条，共33条），要求产品生产管理文件不得任意更改，如需更改，应按其制定时的程序办理修订、审批手续；每批产品应进行物料平衡检查，以确认无潜在质量事故；批生产记录应真实、完整，不得撕毁和任意涂改，应按批号归档保存至有效期后一年；生产前应确认无上次生产遗留物，生产操作应防止尘埃的产生和扩散，不同产品品种、规格的生产操作不得在同一生产操作间同时进行，应防止生产过程中物料及产品所产生的气体、蒸汽等引起的交叉污染，对生产操作间以及生产用设备、容器应进行状态标志管理；拣选后药材的洗涤应分品种使用流动水进行；工艺用水应符合质量标准，并定期检验、记录；产品应有批包装记录；每批药品的每一生产阶段完成后必须清场，并填写清场记录（归入批生产记录）。

第十章　质量控制与质量保证（217～277条，共61条）质量控制实验室的人员、设施、设备应当与产品性质和生产规模相适应。企业通常不得进行委托检验，确需委托检验的，应当按照第十一章中委托检验部分的规定，委托外部实验室进行检验，但应当在检验报告中予以说明。应当分别建立物料和产品批准放行的操作规程，明确批准放行的标准、职责，并有相应的记录。质量控制实验室的检验人员至少应当具有相关专业中专或高中以上学历，并经过与所从事的检验操作相关的实践培训且通过考核。

质量控制实验室应当至少有下列详细文件：

1. 质量标准。
2. 取样操作规程和记录。
3. 检验操作规程和记录（包括检验记录或实验室工作记事簿）。
4. 检验报告或证书。
5. 必要的环境监测操作规程、记录和报告。
6. 必要的检验方法验证报告和记录。
7. 仪器校准和设备使用、清洁、维护的操作规程及记录。

质量管理部门应当对所有生产用物料的供应商进行质量评估，会同有关部门对主要物料供应商（尤其是生产商）的质量体系进行现场质量审计，并对质量评估不符合要求的供应商行使否决权。主要物料的确定应当综合考虑企业所生产的药品质量风险、物料用量以及物料对药品质量的影响程度等因素。企业法定代表人、企业负责人及其他部门的人员不得干扰或妨碍质量管理部门对物料供应商独立作出质量评估。应当按照操作规程，每年对所有生产的药品按品种进行产品质量回顾分析，以确认工艺稳定可靠，以及原辅料、成品现行质量标准的适用性，及时发现不良趋势，确定产品及工艺改进的方向。应当考虑以往回顾分析的历史数据，还应当对产品质量回顾分析的有效性进行自检。当有合理的科学依据时，可按照产品的剂型分类进行质量回顾，如固体制剂、液体制剂和无菌制剂等。回顾分析应当有报告。

第十一章　委托生产与委托检验（278～292条，共15条），为确保委托生产产品的质量和委托检验的准确性和可靠性，委托方和受托方必须签订书面合同，明确规定各方责任、委托生产或委托检验的内容及相关的技术事项。委托生产或委托检验的所有活动，包括在技术或其他方面拟采取的任何变更，均应当符合药品生产许可和注册的有关要求。

委托方应当向受托方提供所有必要的资料，以使受托方能够按照药品注册和其他法定要求正确实施所委托的操作。委托方应当使受托方充分了解与产品或操作相关的各种问题，包括产品或操作对受托方的环境、厂房、设备、人员及其他物料或产品可能造成的危害。委托方应当对受托生产或检验的全过程进行监督。委托方应当确保物料和产品符合相应的质量标准。

受托方必须具备足够的厂房、设备、知识和经验以及人员，满足委托方所委托的生产或检验工作的要求。受托方应当确保所收到委托方提供的物料、中间产品和待包装产品适用于预定用途。受托方不得从事对委托生产或检验的产品质量有不利影响的活动。

第十二章　产品发运与召回（293～305条，共13条），要求每批成品都应有销售记录，且销售记录能追查每批药品的售出情况，必要时能全部追回；销售记录保存至药品有效期后一年。要求药品生产企业建立药品退货和收回的书面程序和记录；因质量原因退货和收回的药品制剂应在质量管理部门的监督下销毁，并同时处理所涉及的其他批号的药品。产品召回负责人应当独立于销售和市场部门；如产品召回负责人不是质量受权人，则应当向质量受权人通报召回处理情况。因产品存在安全隐患决定从市场召回的，应当立即向当地药品监督管理部门报告。已召回的产品应当有标识，并单独、妥善贮存，等待最终处理决定。召回的进展过程应当有记录，并有最终报告。产品发运数量、已召回数量以及数量平衡情况应当在报告中予以说明。应当定期对产品召回系统的有效性进行评估。

第十三章　自检（306～309条，共4条）为自检方面的规定与要求。要求药品生产企业按预定的程序，对人员、厂房、设备、文件、生产、质量控制、药品销售、用户投诉和产品收回的处理等项目定期组织自检，以证实符合本规范的要求。自检要有记录，并形成报告。

第十四章　附则（310～313条，共4条）为附则部分。对规范中一些用语的含义作出界定与解释；将不同类别药品的生产质量管理特殊要求列入本规范附录作出补充规定；指出本规范由国家食品药品监督管理局负责解释，本规范自2011年3月1日起施行。

四、《药品生产质量管理规范》认证

为加强药品生产质量管理规范检查认证工作的管理，进一步规范检查认证行为，推动新版GMP的实施，原国家食品药品监督管理局组织修订，并于2011年8月2日颁布新的《药品生产质量管理规范认证管理办法》。第二条明确提出，药品GMP认证是药品监督管理部门依法对药品生产企业药品生产质量管理进行监督检查的一种手段，是对药品生产企业实施药品GMP情况的检查、评价并决定是否发给认证证书的监督管理过程。

（一）我国GMP认证的组织机构

1. 国家食品药品监督管理总局　主管全国药品GMP认证管理工作。负责注射剂、放射性药品、生物制品等药品GMP认证和跟踪检查工作；负责进口药品GMP境外检查和国家或地区间药品GMP检查的协调工作。

2. 省级药品监督管理部门　负责本辖区内除注射剂、放射性药品、生物制品以外其他药品GMP认证和跟踪检查工作以及国家食品药品监督管理总局委托开展的药品GMP检查工作。

3. 省级以上药品监督管理部门设立的药品认证检查机构　承担药品GMP认证申请的技术审查、现场检查、结果评定等工作。

（二）申请、受理与审查程序

1. 新开办药品生产企业或药品生产企业新增生产范围、新建车间的，应当按照《药品管理法实施条例》的规定申请药品GMP认证。

2. 已取得《药品GMP证书》的药品生产企业应在证书有效期届满前6个月，重新申请药品GMP认证。

药品生产企业改建、扩建车间或生产线的，应按本办法重新申请药品GMP认证。

3. 申请药品GMP认证的生产企业，应按规定填写《药品GMP认证申请书》，并按《药品GMP认证申请资料要求》报送相关资料。

4. 省级以上药品监督管理部门对药品GMP申请书及相关资料进行形式审查，申请材料齐全、符合法定形式的予以受理；未按规定提交申请资料的，以及申请资料不齐全或者不符合法定形式的，当场或者在5日内一次性书面告知申请人需要补正的内容。

5. 药品认证检查机构对申请资料进行技术审查，需要补充资料的，应当书面通知申请企业。申请企业应按通知要求，在规定时限内完成补充资料，逾期未报的，其认证申请予以终止。

技术审查工作时限为自受理之日起20个工作日。需补充资料的，工作时限按实际顺延。

（三）现场检查

1. 药品认证检查机构完成申报资料技术审查后，应当制定现场检查工作方案，并组织实施现场检查。制订工作方案及实施现场检查工作时限为40个工作日。

2. 现场检查实行组长负责制，检查组一般由不少于3名药品GMP检查员组成，从药品GMP检查员库中随机选取，并应遵循回避原则。检查员应熟悉和了解相应专业知识，必要时可聘请有关专家参加现场检查。

3. 药品认证检查机构应在现场检查前通知申请企业。现场检查时间一般为3～5天，可根据具体情况适当调整。

4. 申请企业所在地省级药品监督管理部门应选派一名药品监督管理工作人员作为观察员参与现场检查，并负责协调和联络与药品GMP现场检查有关的工作。

5. 现场检查开始时，检查组应向申请企业出示药品GMP检查员证或其他证明文件，确认检查范围，告知检查纪律、注意事项以及企业权利，确定企业陪同人员。

申请企业在检查过程中应及时提供检查所需的相关资料。

6. 检查组应严格按照现场检查方案实施检查，检查员应如实做好检查记录。检查方案如需变更的，应报经派出检查组的药品认证检查机构批准。

7. 现场检查结束后，检查组应对现场检查情况进行分析汇总，并客观、公平、公正地对检查中发现的缺陷进行风险评定。

分析汇总期间，企业陪同人员应回避。

8. 检查缺陷的风险评定应综合考虑产品类别、缺陷的性质和出现的次数。缺陷分为严重缺陷、主要缺陷和一般缺陷，其风险等级依次降低。具体如下：

（1）严重缺陷：指与药品 GMP 要求有严重偏离，产品可能对使用者造成危害的。

（2）主要缺陷：指与药品 GMP 要求有较大偏离的。

（3）一般缺陷：指偏离药品 GMP 要求，但尚未达到严重缺陷和主要缺陷程度的。

9. 检查组向申请企业通报现场检查情况，对检查中发现的缺陷内容，经检查组成员和申请企业负责人签字，双方各执一份。

申请企业对检查中发现的缺陷无异议的，应对缺陷进行整改，并将整改情况及时报告派出检查的药品认证检查机构。如有异议，可做适当说明。如不能达成共识，检查组应做好记录并经检查组成员和申请企业负责人签字后，双方各执一份。

（四）其他规定

该办法还对审批与发证、跟踪检查、GMP 证书管理作出具体规定。

第三节　中药生产监督管理

为加强药品生产的监督管理，原国家食品药品监督管理局 2004 年 8 月 5 日颁布《药品生产监督管理办法》。明确规定，药品生产监督管理是指药品监督管理部门依法对药品生产条件和生产过程进行审查、许可、监督检查等管理活动。

一、开办药品生产企业的申请与审批

（一）开办药品生产企业的条件

除应当符合国家制定的药品行业发展规划和产业政策外，开办药品生产企业还应当符合以下条件：

1. 具有依法经过资格认定的药学技术人员、工程技术人员及相应的技术工人，企业法定代表人或者企业负责人、质量负责人无《药品管理法》第七十六条规定的情形。

2. 具有与其药品生产相适应的厂房、设施和卫生环境。

3. 具有能对所生产药品进行质量管理和质量检验的机构、人员以及必要的仪器设备。

4. 具有保证药品质量的规章制度。

国家有关法律、法规对生产麻醉药品、精神药品、医疗用毒性药品、放射性药品、药品类易制毒化学品等另有规定的，依照其规定。

（二）开办药品生产企业的申请人应提交的材料

1. 申请人的基本情况及其相关证明文件。

2. 拟办企业的基本情况，包括拟办企业名称、生产品种、剂型、设备、工艺及生产能力；拟办企业的场地、周边环境、基础设施等条件说明以及投资规模等情况说明。

3. 工商行政管理部门出具的拟办企业名称预先核准通知书、生产地址及注册地址、企业类型、法定代表人或者企业负责人。

4. 拟办企业的组织机构图（注明各部门的职责及相互关系、部门负责人）。

5. 拟办企业的法定代表人、企业负责人、部门负责人简历、学历和职称证书；依法经过资格认定的药学及相关专业技术人员、工程技术人员、技术工人登记表，并标明所在部门及岗位；高级、中级、初级技术人员的比例情况表。

6. 拟办企业的周边环境图、总平面布置图、仓储平面布置图、质量检验场所平面布置图。

7. 拟办企业生产工艺布局平面图（包括更衣室、盥洗间、人流和物流通道、气闸等，并标明人、物流向和空气洁净度等级），空气净化系统的送风、回风、排风平面布置图，工艺设备平面布置图。

8. 拟生产的范围、剂型、品种、质量标准及依据。

9. 拟生产剂型及品种的工艺流程图，并注明主要质量控制点与项目。

10. 空气净化系统、制水系统、主要设备验证概况；生产、检验仪器、仪表、衡器校验情况。

11. 主要生产设备及检验仪器目录。

12. 拟办企业生产管理、质量管理文件目录。

申请人应当对其申请材料全部内容的真实性负责。

（三）开办药品生产企业的审批程序

《药品生产监督管理办法》还明确规定了开办药品生产企业的审批程序。

二、《药品生产许可证》的管理

1. 《药品生产许可证》分正本和副本　正、副本具有同等法律效力，有效期为5年。《药品生产许可证》由国家食品药品监督管理总局统一印制。

2. 《药品生产许可证》载明事项　应当载明许可证编号、企业名称、法定代表人、企业负责人、企业类型、注册地址、生产地址、生产范围、发证机关、发证日期、有效期限等项目。其中由药品监督管理部门核准的许可事项为：企业负责人、生产范围、生产地址。

企业名称、法定代表人、注册地址、企业类型等项目应当与工商行政管理部门核发的营业执照中载明的相关内容一致。

3. 变更事项　《药品生产许可证》变更分为许可事项变更（指企业负责人、生产范围、生产地址的变更）和登记事项变更（指企业名称、法定代表人、注册地址、企业类型等项目）。

药品生产企业变更《药品生产许可证》许可事项时，应当在许可事项发生变更30日前，向原发证机关申请《药品生产许可证》变更登记；未经批准，不得变更许可事项。

4. 期满换证的规定　《药品生产许可证》有效期届满，需要继续生产药品的，药品生产企业应当在有效期届满前6个月，向原发证机关申请换发《药品生产许可证》。

5. 撤销生产许可证的规定　药品生产企业终止生产药品或者关闭的，《药品生产许可证》由原发证机关缴销，并通知工商行政管理部门。

任何单位或个人不得伪造、变造、买卖、出租、出借《药品生产许可证》。

6. 2015年4月24日第十二届全国人民代表大会常务委员会第十四次会议通过关于修改《药品管理法》的决定，删去第七条第一款中的“凭《药品生产许可证》到工商行政管理部门办理登记注册”。

三、药品委托生产的管理

（一）《药品生产监督管理办法》的有关规定

1. 药品委托生产的委托方应当是取得该药品批准文号的药品生产企业。

2. 药品委托生产的受托方应当是持有与生产该药品的生产条件相适应的GMP认证证书的药品生产企业。

3. 委托方负责委托生产药品的质量和销售。委托方应当对受托方的生产条件、生产技术水平和质量管理状况进行详细考查，应当向受托方提供委托生产药品的技术和质量文件，对生产全过程进行指导和监督。

受托方应当按照GMP进行生产，并按照规定保存所有受托生产文件和记录。

4. 委托生产药品的双方应当签署合同，内容应当包括双方的权利与义务，并具体规定双方在药品委托生产技术、质量控制等方面的权利与义务，且应当符合国家有关药品管理的法律法规。

5. 药品的委托生产，由委托生产双方所在地省、自治区、直辖市食品药品监督管理部门负责受理和审批。

疫苗制品、血液制品以及国家食品药品监督管理总局规定的其他药品不得委托生产。

麻醉药品、精神药品、医疗用毒性药品、放射性药品、药品类易制毒化学品的委托生产按照有关法律法规规定办理。

6. 《药品委托生产批件》有效期不得超过2年，且不得超过该药品批准证明文件规定的有效期限。

7. 委托生产药品的质量标准应当执行国家药品质量标准，其处方、生产工艺、包装规格、标签、使用说明书、批准文号等应当与原批准的内容相同。在委托生产的药品包装、标签和说明书上，应当标明委托方企业名称和注册地址、受托方企业名称和生产地址。

8. 药品生产企业接受境外制药厂商的委托在中国境内加工药品的，应当在签署委托生产合同后30日内向所在地省、自治区、直辖市（食品）药品监督管理部门备案。所加工的药品不得以任何形式在中国境内销售、使用。

（二）新版GMP的有关规定

还应执行新版GMP第十一章委托生产的有关规定。

四、药品生产监督检查

《药品生产监督管理办法》明确规定，省、自治区、直辖市药品监督管理部门负责本行政区域内药品生产企业的监督检查工作，应当建立实施监督检查的运行机制和管理制度，明确设区的市级药品监督管理机构和县级药品监督管理机构的监督检查职责。

国家食品药品监督管理总局可以直接对药品生产企业进行监督检查，并对省、自治区、直辖市（食品）药品监督管理部门的监督检查工作及其认证通过的生产企业GMP的实施及认证情况进行监督和抽查。

监督检查的主要内容是药品生产企业执行有关法律、法规及实施GMP的情况，监督检查包括《药品生产许可证》换发的现场检查、GMP跟踪检查、日常监督检查等。

第四节　中药药用辅料和药包材的生产管理

一、药用辅料和药包材生产管理的重要性

药用辅料，是指在生产药品和调配处方时使用的赋形剂和附加剂，药用辅料除了赋形、充当载体、提高稳定性外，还具有增溶、助溶、缓控等重要功能。它们的质量优劣将会影响药物制剂在人体内的安全性和有效性。品质优良的辅料不但可以增强主药的稳定性，延长药品的有效期，调控主药在体内外的释放速度，还可以改变药物在体内的吸收，增加其生物利用度等。

药包材，主要指直接接触药品的包装材料和容器，根据《药品管理法》及《中华人民共和国药品管理法实施条例》，直接接触药品的包装材料和容器，必须符合药用要求，符合保障人体健康、安全的标准，并由药品监督管理部门在审批药品时一并审批。药品生产企业不得使用未经批准的直接接触药品的包装材料和容器。对不合格的直接接触药品的包装材料和容器，由药品监督管理部门责令停止使用。国家食品药品监督管理总局制定注册药包材产品目录，并对目录中的产品实行注册管理。对于不能确保药品质量的药包材，国家食品药品监督管理总局公布淘汰的药包材产品目录。目前CFDA批准的药包材5614个。

据统计，目前我国药用辅料约有1000多种，整个药用辅料市场规模占整个医药市场的15%～20%，约150亿元左右，并以每年20%的发展速度递增。但大多数是由医药化工、食品加工等小企业生产，缺少专业的药用辅料生产厂家，缺少规模化大生产的厂家，产品质量、生产工艺、技术水平等相对比较落后。很多辅料由于缺乏统一的质量标准，不同企业生产的同一产品质量相差很大，我国药用辅料标准数量少，标准项目不齐全，已公布的药用辅料标准占所使用药用辅料的比例不足30%，远远不能满足实际的需要，影响了管理和使用。药品生产企业一般采用药用标准辅料用于药品生产；没有药用标准或采购不到药用标准辅料的，一般采用食用标准辅料或其他标准产品替代。不少药用辅料生产企业采用ISO9000系列的质量标准体系，申请了ISO认证。齐二药假药事件反映出我国药用辅料在管理上存在的问题，也使我们充分认识到加强药用辅料监管的重要性。应该借鉴国外先进经验，制定出符合我国国情的监管政策。在完善相关的国家政策、法律法规的基础上，进一步健全药用辅料的标准体系，促使我国药用辅料标准与国际标准的逐步接轨。同时将药用辅料生产纳入GMP管理这一规范体系之中。

《药品管理法》第十一条明确规定：“生产药品所需的原料、辅料必须符合药用要求。”为加强药用辅料生产的质量管理，保证药用辅料质量，原国家食品药品监督管理局2006年3月23日颁布了《药用辅料生产质量管理规范》（简称药用辅料GMP）。虽然目前暂不要求企业强制通过《药用辅料GMP》认证，但国家正在通过不断完善相关的法律法规来强化对药用辅料的监管。2010年版《中国药典》中，收录的药用辅料比2005版有大幅度增加，还专门对药用辅料有一个附录，每年还会根据具体情况做药用辅料增补版。2015年版《中国药典》修订增加了“药用辅料通则”，强调了药用辅料的作用和安全性，同时对胶囊的标准做了改进，涉及明胶空心胶囊、肠溶明胶空心胶囊、胶囊用明胶，不仅为明胶空心胶囊生产采用的生产原料设定了标准，还对其质量设定了安全性底限，指标相对严格。

二、药用辅料生产管理

（一）《药用辅料管理办法》

为加强药用辅料的监督管理，保证药用辅料和药品质量，制定本办法。药用辅料生产、进口、使用以及进行相关药用辅料注册检验、监督管理，适用本办法。办法规定：生产、进口和使用的药用辅料，必须符合国家药用辅料标准。国家食品药品监督管理总局对药用辅料实行分级注册、分类管理制度。新的药用辅料、进口药用辅料由国家食品药品监督管理总局批准注册。已有国家标准的药用辅料（除按标准管理的药用辅料外）由省、自治区、直辖市（食品）药品监督管理部门批准注册。色素、添加剂、香精和试剂类药用辅料实行标准管理。国家鼓励研究、生产和使用新的药用辅料。

第一章　总则：五条

第二章　药用辅料的标准：四条

第三章　药用辅料的注册：三十六条

第四章　药用辅料的再注册：九条

第五章　药用辅料的补充申请：十八条

第六章　药的用辅料的注册检验：六条

第七章　复审：三条

第八章　监督与检查：六条

第九章　法律责任：四条

第十章　附则：三条

附：药用辅料注册申报资料要求目录

1. 新药用辅料注册申报资料要求。

2. 进口药用辅料注册申报资料要求。

3. 已有国家标准的药用辅料注册申报资料要求。

4. 已有国家标准的药用空心胶囊、胶囊用明胶和药用明胶注册申报资料要求。

5. 补充申请注册申报资料要求：

A. 药用辅料试行标准转正。

B. 新的药用辅料技术转让。

C. 修改药用辅料国家标准。

D. 变更药用辅料处方。

E. 变更药用辅料生产工艺。

F. 变更药用辅料有效期。

G. 变更进口药用辅料的注册证登记项目：如生产企业名称、注册地址等。

H. 改变进口药用辅料的生产地址。

I. 新的药用辅料生产企业内部变更生产场地。

J. 新的药用辅料变更生产企业名称。

K. 民有国家标准的药用辅料生产企业变更生产企业名称。

L. 已有国家标准的药用辅料生产企业内部变更生产场地。

6. 药用辅料再注册申报资料要求。

7. 药用辅料研制现场考核要求。

8. 药用辅料生产现场考核要求。

9. 药用辅料生产洁净度要求。

（二）《药用辅料生产质量管理规范》

《药品管理法》规定“生产药品所需的原料、辅料，必须符合药用要求”的规定，为确保辅料产品具备应有的质量和安全性，并符合使用要求。特制定《药用辅料生产质量管理规范》，本规范旨在确定药用辅料（以下简称辅料）生产企业实施质量管理的基本范围和要点。

第一章　总则：三条

第二章　机构、人员和职责：五条

第三章　厂房和设施：九条

第四章　设备：八条

第五章　物料：九条

第六章　卫生：七条

第七章　验证：五条

第八章　文件：六条

第九章　生产管理：二十一条

第十章　质量保证和质量控制：九条

第十一章　销售：二条

第十二章　自检和改进：六条

第十三章　附则：一条

三、药包材生产管理

直接接触药品的包装材料和容器是药品上市必不可少的组成部分，药包材质量的优劣直接影响着药品质量和临床用药安全。目前，我国药品包装材料行业整体水平较低，与发达国家差距甚大。“重药品，轻包装”观念落后，包装对医药经济的贡献率远低于国际水平。全国共有3000多个药包材注册证，涉及11大类药包材500多个品种规格。我国现有药包材生产企业数量1500多家，仍存在总体水平较低，集约化程度和科技含量不高的问题。

（一）《直接接触药品的包装材料和容器管理办法》概述

为加强直接接触药品的包装材料和容器（简称药包材）的监督管理，2001年12月1日起实施的修订的《药品管理法》已将药包材纳入药品监督管理的范畴，明确规定了对药包材的监督管理内容。原国家食品药品监督管理局于2004年7月20日颁布了《直接接触药品的包装材料和容器管理办法》（简称《办法》），和《药包材生产现场考核通则》对于规范我国药包材生产，提高药包材质量，促进药包材行业发展起到了推动作用。

1. 加强了对药包材标准的管理　《办法》明确了国家将对药品质量和药品安全影响较大的药包材品种制定目录。明确了在我国生产、进口和使用的药包材必须符合统一的国家标准，改变了原来国家局和省、自治区、直辖市（食品）药品监督管理部门两级均可制定药包材标准而容易造成标准执行中误差的状况。

2. 强化了药包材国家注册　国家制定药包材注册目录，并对目录中的产品实施生产和进口注册管理。

3. 按照《药品管理法》第四十九条的规定，使用未经批准的直接接触药品的包装材料和容器按劣药论处　《办法》在法律责任一章中增加了对药包材监督检查的内容，包括对药包材的抽验、生产管理、使用等各个环节的约束，以更全面地保证药品质量。

（二）《药包材生产现场考核通则》概述

《药包材生产现场考核通则》分十章，共63条，是药包材生产和质量管理的基本准则，适用于药包材生产的全过程，对于药包材企业，很多工作需符合制药企业的要求，也就是说要达到GMP的要求，因而《药包材生产现场考核通则》也称《药包材GMP》其结构如下：

A. 通则：2条；机构和人员：5条。

B. 厂房与设施：12条。

C. 设备：6条。

D. 物料：7条。

E. 卫生：10条。

F. 文件：5条。

G. 生产管理：6条。

H. 质量管理：6条。

I. 自检：2条。

J. 附则：2条。

近来各地药监部门发布关于进一步加强药包材生产监督管理的通知，主要要求如下：

1. 要把辖区内药包材生产企业的监督管理纳入药品质量安全目标责任考核，进一步加强药包材生产企业的日常监督管理，加大药包材生产企业日常监督检查的力度和频次，根据生产产品和监管的实际情况，采取有效措施，督促药包材生产企业提高企业质量意识和诚信意识，依法生产，保障产品质量安全。

2. 加强药包材生产企业质量体系运行检查。要按照《直接接触药品的包装材料和容器管理办法》和《药包材生产现场考核通则》，监督企业不断完善药包材生产企业质量管理，切实落实生产质量保障措施，保证质量管理体系的正常运行，建立健全辖区内药包材生产企业监督检查档案。

3. 实施药包材生产质量年度报告制度。要求辖区内药包材生产企业，对照《药包材生产现场考核通则》进行年度自查自检，定期上报《药包材生产企业年度自查报告》（附件），结合日常监管的要求，督促落实整改情况。

4. 加强药包材生产质量管理负责人和质量检验人员管理。实施质量管理负责人、质量检验人员备案制度；开展企业负责人、质量管理负责人和质量检验人员的培训，强化质量管理意识。

5. 规范和加强产品出厂检验的监督管理。督促企业依据药包材产品质量标准，建立相应的产品质量化验室，配备完善产品质量检验所需的设施设备，保障产品标准全项检验和原辅料验收检验工作的有效实施。对涉及大型检验仪器和生物试验暂不具备检验条件的，要根据实际生产情况，确定产品出厂检验项目，上报辖区食品药品监督管理部门备案，并要求企业委托有检验资质的单位，进行产品质量全项目检验。

6. 加强药包材产品质量监督检查。在监督检查过程中发现药包材产品质量可疑的，要依法进行现场抽样检验。对抽样检验不合格、不履行委托检验或不进行产品质量全项检验的企业，依法予以严肃处理，并将处理情况及时上报省局。

第五节 中药材生产质量管理规范

一、实施《中药材生产质量管理规范》的意义

《中药材生产质量管理规范（试行）》（good agricultural practice for chinese crude drugs, GAP）自 2002 年 6 月 1 日起施行。截至 2014 年年底，我国共发放 157 张 GAP 认证证书。

中药材是中药饮片、中成药生产的基础原料，是中药生产的三大支柱产业之一。中药现代化的先决条件就是中药材的标准化和中药材生产的规范化。我国中药材生产长期存在许多问题，如种质不清或退化、野生资源破坏、种植加工粗放、规格标准不规范、农药残留、重金属严重超标、储存及包装落后，未形成产业化、规模化，新技术、新方法难以推广。而且多为个体、分散经营难于管理。实施中药材 GAP，从源头上控制中药饮片，中成药及保健药品，保健食品的质量，对中药材生产全过程进行有效的质量控制，是保证中药材质量稳定、可控，保障中医临床用药安全有效的重要措施，有利于中药资源保护和持续利用，促进中药材生产的规模化、规范化和产业化发展。规范药材生产的各个环节乃至全过程，以达到药材“真实、优质、稳定、可控”的目的。其核心是：对药材生产实施全面质量管理，最大限度地保证药材内在质量的可靠性、稳定性，由此延伸至中药科研、生产、流通的所有质量领域。GAP 和 GLP、GCP、GMP 及 GSP 等共同组成完备的药品质量管理体系。

二、我国《中药材生产质量管理规范》的主要内容

（一）GAP框架结构

GAP共十章五十七条，其内容涵盖了中药材生产的全过程，是中药材生产和质量管理的基本准则。适用于中药材生产企业生产中药材（含植物药及动物药）的全过程。其内容为：

第一章　总则　　第二章　产地生态环境
第三章　种质和繁殖材料　　第四章　栽培与养殖管理
第五章　采收与初加工　　第六章　包装、运输与贮藏
第七章　质量管理　　第八章　人员和设备
第九章　文件管理　　第十章　附则

（二）GAP主要内容介绍

1. 产地生态环境　要求中药材生产企业按中药材产地适宜性优化原则，因地制宜，合理布局。中药材产地的环境如空气、土壤、灌溉水、动物饮用水应符合国家相应标准。药用动物养殖企业应满足动物种群对生态因子的需求及与生活、繁殖相适应的条件。

2. 种质和繁殖材料　对生产中药材采用的物种的种名、亚种、变种或品种应准确鉴定和审核；对种子、菌种和繁殖材料在生产、储运过程中应实行检验和检疫制度；对动物应按习性进行药用动物的引种及驯化。加强中药材良种选育、配种工作，建立良种繁殖基地，保护药用动植物种质资源。

3. 药用植物栽培　根据药用植物生产发育要求确定栽培区域，制定种植规程根据营养特点及土壤供肥能力，确定施肥种类、时间和数量，施用肥料的种类以有机肥为主，允许施用经充分腐熟达到无害化卫生标准的农家肥；根据药用植物不同生长发育时期需水规律及气候条件、土壤水分状况，适时合理灌溉和排水；根据生长发育特性和不同药用部位加强田间管理，及时打顶、摘蕾、整枝、修剪、覆盖遮荫，调控植株生长发育。

药用植物病虫害防治，采取综合措施，必须施用农药时，采用最小有效剂量并选高效、低毒、低残留农药，以降低其残留和重金属污染。

4. 药用动物养殖管理　根据生存环境、食性、行为特点及对环境适应能力，确定养殖方式和方法。科学配制饲料，定时定量投喂，适时适量补充精料、维生素、矿物质及必需的添加剂。不得添加激素等添加剂。确定适宜给水时间及次数；养殖环境应保持清洁卫生，建立消毒制度。对药用动物的疫病防治，应以预防为主，定期接种疫苗。禁止将中毒感染疫病的药用动物加工成中药材。

5. 采收与初加工

（1）野生或半野生药用动植物采集：应坚持“最大持续产量”原则：即不危害生态环境，可持续生产（采收）的最大产量。有计划进行野生抚育、轮采与封育，确定适宜采收期、采收年限和采收方法。

（2）确定适宜的采收时间和方法：根据产品质量及植物单位面积产量或动物养殖数量，参考传统经验等因素确定适宜的采收时间，包括采收期、采收年限以及采取方法。

（3）对采收机械、器具、加工场地的要求：采收机械、器具应保护清洁、无污染，

存放在无虫鼠和禽畜的干燥场所。

（4）对药用部分采收后的要求：药用部分采收后，经过拣选、清洗、切制或修整等加工，需干燥的应采用适宜的方法和技术迅速干燥，并控制温度和湿度，使中药材不受污染，有效成分不被破坏。鲜用药材可采用冷藏、砂藏、罐储、生物保鲜等保鲜方法，尽可能不使用保鲜剂和防腐剂。

（5）道地药材的加工：道地药材应按传统方法进行加工。如有改动，应提供充分试验数据。

6. 包装、运输与贮藏　GAP对包装操作、包装材料、包装记录的内容作了明确规定；对药材批量运输、药材仓库应具备的设施和条件也提出了要求。

（1）包装：材料应清洁、干燥、无污染、无破损，并符合药材质量要求。包装按标准操作规程操作，有批包装记录。包装记录包括品名、规格、产地、重量、包装工号、包装日期等。每件药材上，应标明品名、规格、产地、批号、包装日期、生产单位，并附有质量合格的标志。易破碎的应使用坚固的箱盒包装，毒性、麻醉性、贵细药材应作特殊包装，并贴上相应的标记。

（2）运输：批量运输时，不应与其他有毒、有害、易串味物质混装。运输容器应具有较好的通气性，以保持干燥，并应有防潮措施。

（3）储藏：仓库应通风、干燥、避光，必要时安装空调及除湿设备，并具有防鼠、虫、禽畜的措施。地面应整洁、无缝隙、易清洁。药材应存放在货架上，与墙壁保持足够距离，防止虫蛀、霉变、腐烂、泛油等发生，并定期检查。

7. 质量管理　生产企业应设质量管理部门，并对其主要职责做出明确规定。药材包装前，质量检验部门应对每批药材按国家规定或常规标准检验。项目至少包括药材性状与鉴别杂质、水分、灰分与酸不溶性灰分、浸出物、指标性成分或有效成分含量。农药残留量、重金属及微生物限度应符合国家标准和有关规定。不合格的中药材不得出厂和销售。

8. 人员和设备　生产企业、质量管理部门的技术负责人应有相关专业的大专以上学历和药材生产实践经验。

从事加工包装、检验的人员应定期健康检查，患传染病、皮肤病、外伤等疾病不得从事直接接触药材工作。从事中药材生产的有关人员应定期培训与考核。

生产企业的环境卫生、生产和检验用的仪器、仪表、量具衡器等，其适用范围和精密度应符合生产和检验的要求，有明显状态标志，并定期校验。

9. 文件管理　生产企业应有生产管理、质量管理等标准操作规程。对每种中药材的生产全过程均应详细记录，必要时可附图片、图像。

要求原始记录、生产计划及执行情况合同及协议书均应存档，至少保存5年。

10. 规范用语解释　GAP对中药材、中药材生产企业、最大持续产量、道地药材、种子、菌种和繁殖材料、病虫害综合防治、半野生药用动植物等所用术语均进行了解释。

三、《中药材生产质量管理规范》认证管理

2003年9月19日，原国家食品药品监督管理局印发了《中药材生产质量管理规范认证管理办法（试行）》及《中药材GAP认证检查评定标准（试行）》的通知。该办法规定，国家食品药品监督管理局负责全国中药材GAP认证工作，负责中药材GAP认证检查评定标准及相关文件的制定、修订工作，负责中药材GAP认证检查员的培训、考核和聘任等管理工作。由国家食品药品监督管理总局药品审核查验中心（原药品认证管理中心）承担中药材GAP认证的具体工作。

2016年2月份，为进一步推行简政放权，按国发（2016）10号文件《国务院关于取消13项国务院部门行政许可事项的决定》的规定，取消中药材生产质量管理（GAP）规范认证工作，药监部门将发挥监督职能，中药材生产企业将承担中药材质量责任。GAP后续管理规范尚未出台。

第六节　中药饮片生产管理

截至2015年10月，全国有中药饮片企业1323家。中药饮片是国家基本药物目录品种，质量优劣直接关系到中医医疗效果。中药饮片是中药产业三大支柱产业中较薄弱的环节，在GMP管理方面也是较薄弱的环节。近年来，中药饮片产业越来越受到国家的重视，推行GMP管理为中药饮片产业进步和发展指明了道路，落实中药饮片GMP对保证中药饮片质量至关重要。虽然目前中药饮片企业质量管理水平普遍较低，短时间内完全达到新版GMP要求有一定难度。但随着我国新版GMP的进一步实施，将有利于从源头上把好药品质量安全关，有利于与国际标准接轨，加快我国药品生产获得国际认可、药品包括中药进入国际主流市场步伐。

一、中药饮片生产管理有关GMP规定

国家中医药管理局1998年4月3日颁布《毒性中药材的饮片定点生产企业验收标准》，原国家药品监督管理局2003年1月30日发布《中药饮片、医用氧GMP补充规定》及《中药饮片GMP认证检查项目》，作为中药饮片生产实施GMP的补充，并规定自2008年1月1日起强制执行，所有中药饮片生产企业必须在符合GMP的条件下生产。新版GMP 2011年3月1日起正式施行，按照CFDA的规定，饮片生产企业应在2015年年底前达到新版GMP要求。

二、中药饮片生产行为监管

原卫生部、原国家食品药品监督管理局、国家中医药管理局2011年1月5日发布《关于加强中药饮片监督管理的通知》，其中加强中药饮片生产行为监管的规定如下：

1. 生产中药饮片必须持有《药品生产许可证》《药品GMP证书》。
2. 必须以中药材为起始原料，使用符合药用标准的中药材，并应尽量固定药材产地。
3. 必须严格执行国家药品标准和地方中药饮片炮制规范、工艺规程。

4. 必须在符合药品 GMP 条件下组织生产。

5. 出厂的中药饮片应检验合格，并随货附纸质或电子版的检验报告书。

6. 严禁生产企业外购中药饮片半成品或成品进行分包装或改换包装标签等行为。

三、毒性中药饮片定点生产管理及 GMP 有关规定

为加强毒性中药材的饮片生产管理，保证人民群众用药安全、有效，严禁不具备毒性中药材饮片生产条件的企业进行生产，防止未经依法炮制的毒性饮片进入药品流通领域，危害人民群众的身体健康，国家中医药管理局决定对毒性中药材的饮片生产企业实行定点发证管理制度。

（一）定点生产原则

国家药品监督管理部门对毒性中药材的饮片，实行统一规划，合理布局，定点生产。毒性中药材的饮片定点生产原则：

1. 对于市场需求量大，毒性药材生产较多的地区定点要合理布局，相对集中，按省区确定 2～3 个定点企业。

2. 对于一些产地集中的毒性中药材品种如朱砂、雄黄、附子等要全国集中统一定点生产，供全国使用。今后逐步实现以毒性中药材主产区为中心择优定点。

3. 毒性中药材的饮片定点生产企业，要符合《医疗用毒性药品管理办法》等要求。

（二）加强对定点生产毒性中药材的饮片企业的管理

1. 建立健全毒性中药材的饮片各项生产管理制度，包括生产管理、质量管理、仓储管理、营销管理等。

2. 强化和规范毒性中药材的饮片生产工艺技术管理，制定切实可行的工艺操作规程，建立批生产记录，保证生产过程的严肃性、规范性。

3. 加强毒性中药材的饮片包装管理，毒性中药材的饮片严格执行《中药饮片包装管理办法》，包装要有突出、鲜明的毒药标志。

4. 建立毒性中药材的饮片生产，技术经济指标统计报告制度。

5. 定点生产的毒性中药饮片，应销往具有经营毒性中药饮片的经营单位或直销到医疗单位。

（三）毒性中药饮片生产的 GMP 有关规定

1. 从事药材炮制操作人员应具有中药炮制专业知识和实际操作技能。

2. 从事毒性药材等有特殊要求的生产操作人员，应具有相关专业知识和技能，并熟知相关的劳动保护要求。

3. 从事对人体有毒、有害操作的人员应按规定着装防护。其专用工作服与其他操作人员的工作服应分别洗涤、整理，并避免交叉污染。

4. 中药材与中药饮片应分别设库，毒性药材等有特殊要求的药材应设置专库或专柜。

5. 毒性药材等有特殊要求的饮片生产应符合国家有关规定，并有专用设备及生产线。

6. 毒性药材等有特殊要求的药材生产操作应有防止交叉污染的特殊措施。

学习小结

1. 学习内容

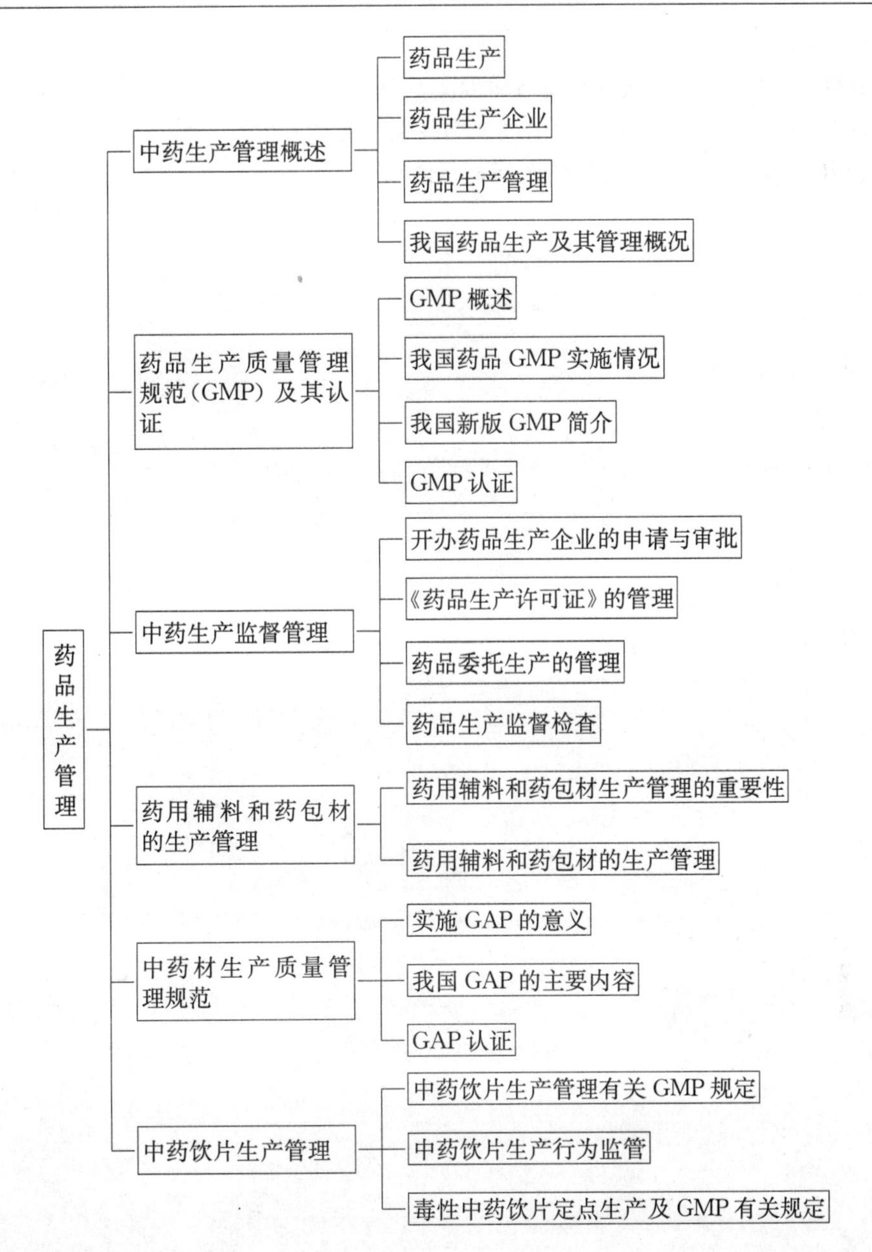

2. 学习方法

药品生产管理是保证和提高药品质量的关键环节，为了更好地掌握药品生产管理的理论基础及药品生产管理规范的实践效果，可通过理论学习、案例分析、实地参观制药企业 GMP 厂房及参阅相关生产文件帮助学生树立以药品质量为核心的药品生产管理意识，使学生掌握在药品生产环节中保证药品质量的管理实践及面临问题与发展趋势，并在今后的药品生产实践中理解并自觉遵循 GMP 等有关法律法规，解决实际问题，以保证药品质量。

复习思考题

1. 什么是 GMP？我国现行 GMP 是何时由何部门发布的？过去由政府有关部门颁布

的 GMP 有哪些？

2. GMP 的硬件系统和软件系统各主要的是什么？

3. 新版 GMP 在药品生产企业中规定哪些人是关键人员？

4. 开办药品生产企业应具备什么基本条件？

（张亚强）

第八章 药品流通与经营管理

学习目的

通过本章的学习，使同学们了解药品流通与经营管理的重要性，对中药流通与经营质量管理的规定有一个整体的认识，能够在今后从事药品经营活动中自觉遵守相关法规，确保消费者用药的安全和有效。

学习要点

药品流通与经营的定义；国家对药品经营的管理规定；GSP对药品批发与零售企业的管理措施；中药材与中药饮片贮存与养护的基本方法。

药品是关系到公众生命健康的特殊商品，设计生产出的合格药品必须经过一定的流通渠道才能供应给消费者，在此过程中，药品经营企业的经营行为对药品的质量及消费者的用药安全、有效、合理等具有重要影响。因此，必须对药品流通与经营活动实施严格管理。

对药品流通与经营严格管理是控制和保证药品安全性、有效性的必要手段，国家对药品经营活动的各个环节都作出了严格的管理规定。《药品管理法》（2015年新修订）对药品的生产、经营、使用、检验、科研、监督管理等均作出了法律规定。此外，国家还制订了一系列规范药品流通经营的法律文件，主要有《药品经营质量管理规范》（2015年国家食品药品监督管理总局令第13号）、《关于发布〈药品经营质量管理规范〉冷藏、冷冻药品的储存与运输管理等5个附录的公告》（国食药监总局公告2013第38号）、《药品经营质量管理规范认证管理办法》（国食药监市［2003］25号）、《药品经营许可证管理办法》（2004年局令第6号）、《药品流通监督管理办法》（2007年局令第26号）、《互联网药品信息服务管理办法》（2004年局令第9号）、《互联网药品交易服务审批暂行规定》（国食药监市［2005］480号）等。

第一节 药品流通与经营概述

一、药品流通与经营的概念

流通是商品经济条件下社会再生产过程的一个环节，商品流通是以货币为媒介的商品交换。药品流通（drug circulation）是药品从生产者转移到患者的活动、体系和过程，包括药品流、货币流、药品所有权流和药品信息流，属宏观经济范畴。

经营属于商品经济的范畴，经营的概念有广义与狭义之分。广义的经营，包括企业的经营目标、经营方针、经营思想、经营战略、经营体制在内的供产销全过程的一切经济活动。狭义的经营，专指市场供销活动，是在经营目标、经营方针、经营思想、经营战略指导下的市场营销机制及与其直接有关的经营活动。

药品经营（drug management）是指药品从生产者转移到消费者的全过程，专门从事药品经营活动的经济主体通过购进、销售、调拨、储运等方式将药品生产企业生产出来的药品供应给医疗机构或消费者，完成药品从生产领域向消费领域的转移，实现药品的使用价值。其中，专门从事药品经营的经济主体即为药品经营企业。

药品经营管理就是药品经营企业围绕经营活动，制定经营方针和目标，确定经营思想和战略，完善营销机制和策略，并用以指导经营的一系列管理活动。

二、药品经营活动的特点

药品品种、规格、批次多，其质量要求严格，药品的经营活动主要具有以下几个特点：

1. 专业性强　首先，药品具有很强的专属性，即通常说的对症下药，患什么病用什么药，使用不当可能造成严重后果。这就要求药品经营人员应较全面地掌握药学专业知识才能指导群众用药。其次，在经营过程中对药品质量要求较高，禁止假劣药品流入医药市场，药品经营人员必须充分理解和掌握药品管理相关的法律法规知识，并配备依法经过资格认定的药学技术人员。

2. 政策性强　为加强药品监督管理，保证药品质量，保障人体用药安全，维护人民身体健康和用药的合法权益，国家出台了药品管理的法律，国家药品监督管理部门还制定了一系列药品管理法规，此外，还推出了价格管理政策、税务管理政策等。药品经营企业必须依法经营，确保人民用药合理、安全、有效。

3. 综合交融性强　药品经营企业开展经营活动，除了经营药品的进、存、销、调拨，还要同金融、交通运输、医院药房、社会药房等各行各业及医师、药师、患者等联系。既有专业技术性工作，又有日常事务性工作，企业还要处理好国家、集体、个人之间的关系。

三、药品流通的特殊性

药品作为特殊商品，在流通过程中至少会表现出以下四个特殊性：

1. 不完全替代性　药品不同于其他普通商品，同类药品在使用时无法完全替代。换言之，药品在使用方面具有非常明显的专用性。

2. 效用的两重性　使用不当或失之监管，就会危害人民群众的身体健康甚至威胁生命，增加社会的不稳定因素。

3. 消费的信息不对称性　患者虽然是购买主体，但药品购买的选择权却被拥有专业优势的医务人员掌握，患者不可能因为药价高或药量大而拒绝购买，因而相对被动。

4. 需求的价格弱弹性　药品价格的上涨对其市场需求量变动的影响甚微，药品价格即使虚高数倍，消费需求也不会因此同比例减少。

药品流通的上述特性，迫切要求药品在流通过程中，必须将药品的安全性、有效性、专用性放在首位，而不是其赢利性和商品性。

四、我国药品流通管理体制的沿革

《药品经营质量管理规范》（good supply practice，GSP），意为“良好的供应规范”。GSP从实质意义上讲，是通过控制药品在流通环节中所有可能发生质量事故的因素，从而防止质量事故发生的一整套管理程序。由于药品管理体制和管理模式的差异，流通领域中的GSP在国际上尚未形成如GMP那样较为规范和通行的方法，目前世界上只有为数不多的国家在实行这一做法。但鉴于GSP在药品经营中的特殊意义，有关国际组织对此一直保持积极的看法。1980年国际药品联合会在西班牙马德里召开的全体大会上，通过决议呼吁各成员国实施《药品供应管理规范》，这对有关国家推行GSP起到了积极作用。

1. 完全计划经济时代（新中国成立至20世纪70年代末） 新中国成立后，直至改革开放的早期，药品流通管理一直是计划经济体制下高度集中的医药流通体制。药品流通体系由中央一级医药采购供应站、各省（地、市）的二级医药采购批发站和县级的医药公司组成，各流通企业对药厂的产品包购包销。医药批发企业根据各行政区的划分设置，药品的供应按一、二、三级批发逐级调拨。全国药品流通只有国营主渠道，当时全国只有北京、上海、沈阳、天津、广州五家一级批发站，二级批发站为地市级批发站，全国有1000余家，三级批发站为县级批发站，3000余家。

药品生产企业只能将药品按计划销向一级批发站及部分二级批发站，再由一级（或二级）批发站拨向下一级批发站，最后由三级批发站销向医院和药店。

2. 计划经济向市场经济的过渡时期（改革开放到20世纪90年代中期） 随着改革开放的深入和市场经济的发展，到了1985年左右，原有的计划体制被打破，我国的医药流通体制慢慢实现了从医药系统内部的封闭向开放式转变，医药流通领域得到了快速的发展，医药流通体制也打破了计划经济体制形成的一、二、三级批发的流通格局和计划调拨药品的供给模式，医药生产企业开始自己选择销售对象，形成了渠道多样化、环节逐步减少的医药流通体制。同时，医药流通企业的数量也开始增加，药品流通秩序改善，医药流通的效率得到了提高。药品生产企业可不经过上级批发站，而直接将药品销往下一级批发站或直接销向医院和药店，同时随着药品流通领域政策的放开，大量的行业外资源进入到药品流通领域，药品批发的中间商大量增加。

3. 市场经济阶段（20世纪90年代中期至今） 20世纪90年代中期以来，我国医药生产企业的数量、规模也急剧增长，药品品种不断丰富，各种进口药品也进入国内市场，医药生产过程的竞争也大大增强。另外我国流通体制的整体发展带动了医药流通的快速发展，各种药品流通企业数量快速增加。

在通常情况下，药品从出厂直至进入医疗机构，大致历经的环节链有：药品生产厂家-药品招标机构-药品批发公司-药品代理商-医院相关人员-患者。由此可以看出，目前药品流通中间环节过多，市场集中度不高，医药不分业。

4. 改革阶段 在新一轮的医改中，2009年正式推行国家基本药物制度，实行省级集中网上公开招标采购、统一配送，全部配备使用基本药物并实现零差率销售，基本药物全部纳入基本医疗保障药品报销目录，报销比例明显高于非基本药物，到2011年，初步建立国家基本药物制度；到2020年，全面实施规范的、覆盖城乡的国家基本药物制度。

国家基本药物制度致力于转变“以药补医”机制，让民众不用贵药就能治好病，同时实现科学遴选基本药物、规范药物生产流通、确保药物安全有效的三大目标。

第二节 药品经营的管理

我国的药品经营企业主要分为药品批发企业和药品零售企业两大类，国家均实行了准入控制，即批发或零售药品必须经政府有关部门审批，规定了审批的法定程序，设置批发或零售药品机构的最低条件，发给准予批发或零售药品的法定证照。

一、药品经营许可证制度

（一）申领《药品经营许可证》的条件

《药品管理法》第十四条规定，开办药品批发企业，须经企业所在地省、自治区、直辖市人民政府药品监督管理部门批准并发给《药品经营许可证》；开办药品零售企业，须经企业所在地县级以上地方药品监督管理部门批准并发给《药品经营许可证》。无《药品经营许可证》的，不得经营药品。《药品经营许可证》应当标明有效期和经营范围，到期重新审查发证。

开办药品经营企业，应当遵循合理布局和方便群众购药的原则，必须具备以下条件：①具有依法经过资格认定的药学技术人员；②具有与所经营药品相适应的营业场所、设备、仓储设施、卫生环境；③具有与所经营药品相适应的质量管理机构或人员；④具有保证所经营药品质量的规章制度。

1. 开办药品批发企业　开办药品批发企业应符合省、自治区、直辖市药品批发企业合理布局的要求，并符合以下设置标准：①具有保证所经营药品质量的规章制度。②具有与经营规模相适应的一定数量的执业药师。质量管理负责人具有大学以上学历，且必须是执业药师。③具有能够保证药品储存质量要求的、与其经营品种和规模相适应的常温库、阴凉库、冷库。仓库中具有适合药品储存的专用货架和实现药品入库、传送、分检、上架、出库现代物流系统的装置和设备。④具有独立的计算机管理信息系统，能覆盖企业内药品的购进、储存、销售以及经营和质量控制的全过程。⑤能全面记录企业经营管理及实施GSP方面的信息；符合GSP对药品经营各环节的要求，并具有可以实现接受当地药品监管部门监管的条件。⑥具有符合GSP对药品营业场所及辅助、办公用房以及仓库管理、仓库内药品质量安全保障和进出库、在库储存与养护方面的条件。

2. 开办药品零售企业　开办药品零售企业应符合当地常住人口数量、地域、交通状况和实际需要的要求，符合方便群众购药的原则，并符合以下设置标准：①具有保证所经营药品质量的规章制度。②具有依法经过资格认定的药学技术人员；经营处方药、甲类非处方药的药品零售企业，必须配有执业药师或者其他依法经过资格认定的药学技术人员。质量负责人应有一年以上（含一年）药品经营质量管理工作经验。③具有与所经营药品相适应的营业场所、设备、仓储设施以及卫生环境。在超市等其他商业企业内设立零售药店的，必须具有独立的区域。④具有能够配备满足当地消费者所需药品的能力，并能保证24小时供应。

（二）申领《药品经营许可证》的程序

1. 批发企业申领《药品经营许可证》的程序　申办人向拟办企业所在地的省、自治区、直辖市药品监督管理部门提出筹建申请，并提交以下材料：①拟办企业法定代表人、企业负责人、质量负责人学历证明原件、复印件及个人简历；②执业药师执业证书原件、复印件；③拟经营药品的范围；④拟设营业场所、设备、仓储设施及周边卫生环境等情况。

药品监督管理部门对申办人提出的申请，应当根据下列情况分别作出处理：①申请事项不属于本部门职权范围的，应当即时作出不予受理的决定，发给《不予受理通知书》，并告知申办人向有关药品监督管理部门申请。②申请材料存在可以当场更正错误的，应当允许申办人当场更正。③申请材料不齐或者不符合法定形式的，应当场或者在5日内发给申办人《补正材料通知书》，一次性告知需要补正的全部内容。逾期不告知的，自收到申请材料之日起即为受理。④申请事项属于本部门职权范围，材料齐全、符合法定形式，或者申办人按要求提交全部补正材料的，发给申办人《受理通知书》。《受理通知书》中注明的日期为受理日期。

药品监督管理部门自受理申请之日起30个工作日内对申报材料进行审查，作出是否同意筹建的决定，并书面通知申办人。不同意筹建的，应当说明理由，并告知申办人享有依法申请行政复议或提起行政诉讼的权利。

申办人完成筹建后，向受理申请的药品监督管理部门提出验收申请，并提交以下材料：①药品经营许可证申请表；②工商行政管理部门出具的拟办企业核准证明文件；③拟办企业组织机构情况；④营业场所、仓库平面布置图及房屋产权或使用权证明；⑤依法经过资格认定的药学专业技术人员资格证书及聘书；⑥拟办企业质量管理文件及仓储设施、设备目录。

受理申请的药品监督管理部门在收到验收申请之日起30个工作日内，依据开办药品批发企业验收实施标准组织验收，作出是否发给《药品经营许可证》的决定。符合条件的，发给《药品经营许可证》；不符合条件的，应当书面通知申办人并说明理由，同时告知申办人享有依法申请行政复议或提起行政诉讼的权利。

2. 零售企业申领《药品经营许可证》的程序　申办人向拟办企业所在地设区的市级药品监督管理机构或省、自治区、直辖市药品监督管理部门直接设置的县级药品监督管理机构提出筹建申请，并提交以下材料：①拟办企业法定代表人、企业负责人、质量负责人的学历、执业资格或职称证明原件、复印件及个人简历及专业技术人员资格证书、聘书；②拟经营药品的范围；③拟设营业场所、仓储设施、设备情况。

药品监督管理机构对申办人提出的申请，应当根据下列情况分别作出处理：①申请事项不属于本部门职权范围的，应当即时作出不予受理的决定，发给《不予受理通知书》，并告知申办人向有关药品监督管理部门申请。②申请材料存在可以当场更正的错误的，应当允许申办人当场更正。③申请材料不齐或者不符合法定形式的，应当场或者在5日内发给申办人《补正材料通知书》，一次性告知需要补正的全部内容。逾期不告知的，自收到申请材料之日起即为受理。④申请事项属于本部门职权范围，材料齐全、符合法定形式，或者申办人按要求提交全部补正材料的，发给申办人《受理通知书》。《受理通知书》中注明的日期为受理日期。

药品监督管理机构自受理申请之日起30个工作日内对申报材料进行审查，作出是否同意筹建的决定，并书面通知申办人。不同意筹建的，应当说明理由，并告知申办人依法享有申请行政复议或者提起行政诉讼的权利。

申办人完成筹建后，向受理申请的药品监督管理机构提出验收申请，并提交以下材料：①药品经营许可证申请表；②工商行政管理部门出具的拟办企业核准证明文件；③营业场所、仓库平面布置图及房屋产权或使用权证明；④依法经过资格认定的药学专业技术人员资格证书及聘书；⑤拟办企业质量管理文件及主要设施、设备目录。

受理申请的药品监督管理机构在收到验收申请之日起15个工作日内，依据开办药品零售企业验收实施标准组织验收，作出是否发给《药品经营许可证》的决定。符合条件的，发给《药品经营许可证》；不符合条件的，应当书面通知申办人并说明理由，同时，告知申办人享有依法申请行政复议或提起行政诉讼的权利。

（三）《药品经营许可证》的管理

1. 经营方式　药品经营方式分为药品批发和药品零售。

（1）药品批发企业：药品批发企业是指将购进的药品销售给药品生产企业、药品经营企业、医疗机构的药品经营企业。批发企业的经营特点是成批购进、成批出售，规模大，品种多，虽然不直接服务于最终消费者，但在药品的产、销中发挥了重要的沟通作用。

（2）药品零售企业：药品零售企业是指将购进的药品直接销售给消费者的药品经营企业。在我国通常称为药店，其规模小，品种少，但由于直接面对消费者，还提供相应的药学服务。

2. 经营范围　药品经营企业应当按照《药品经营许可证》许可的经营范围经营药品。药品经营范围是指经药品监督管理部门核准经营药品的品种类别，分为四大类：

（1）麻醉药品、精神药品、医疗用毒性药品。

（2）生物制品。

（3）中药材、中药饮片、中成药。

（4）化学原料药及其制剂、抗生素原料药及其制剂、生化药品。

对于从事药品零售的企业，应先核定经营类别，确定申办人经营处方药或非处方药、乙类非处方药的资格，并在经营范围中予以明确，再核定具体经营范围。

医疗用毒性药品、麻醉药品、精神药品、放射性药品和预防性生物制品的核定按照国家特殊药品管理和预防性生物制品管理的有关规定执行，蛋白同化制剂、肽类激素的核定按国家药品监督管理部门的有关规定执行。

3. 变更与换发

（1）变更类型：《药品经营许可证》变更分为许可事项变更和登记事项变更。许可事项变更是指经营方式、经营范围、注册地址、仓库地址（包括增减仓库）、企业法定代表人或负责人以及质量负责人的变更。

登记事项变更是指上述事项以外的其他事项的变更。

（2）变更程序：药品经营企业变更《药品经营许可证》许可事项的，应当在原许可事项发生变更30日前，向原发证机关申请《药品经营许可证》变更登记。未经批准，不得变更许可事项。原发证机关应当自收到企业变更申请和变更申请资料之日起15个工作日内作出准予变更或不予变更的决定。药品经营企业依法变更《药品经营许可证》的许可事项后，应依法向工商行政管理部门办理企业注册登记的有关变更手续。

企业分立、合并、改变经营方式、跨原管辖地迁移，应按照规定重新办理《药品经营许可证》。

药品经营企业变更《药品经营许可证》的登记事项的，应在工商行政管理部门核准变更后30日内，向原发证机关申请《药品经营许可证》变更登记。原发证机关应当自收到企业变更申请和变更申请资料之日起15个工作日内为其办理变更手续。登记事项变更后，应由原发证机关在《药品经营许可证》副本上记录变更的内容和时间，并按变更后的内容重新核发《药品经营许可证》正本，收回原《药品经营许可证》正本。变更后的《药品经营许可证》有效期不变。

（3）换发：《药品经营许可证》有效期为5年。有效期届满，需要继续经营药品的，持证企业应在有效期届满前6个月内，向原发证机关申请换发《药品经营许可证》。原发证机关对申办条件进行审查，符合条件的，收回原证，换发新证。不符合条件的，可限期3个月进行整改，整改后仍不符合条件的，注销原《药品经营许可证》。

4. 注销　有下列情形之一的，《药品经营许可证》由原发证机关注销：①《药品经营许可证》有效期届满未换证的；②药品经营企业终止经营药品或者关闭的；③《药品经营许可证》被依法撤销、撤回、吊销、收回、缴销或者宣布无效的；④不可抗力导致《药品经营许可证》的许可事项无法实施的；⑤法律、法规规定的应当注销行政许可的其他情形。

5. 监督检查　药品监督管理部门应当加强对《药品经营许可证》持证企业的监督检查，持证企业应当按规定接受监督检查。

监督检查的内容主要包括：①企业名称、经营地址、仓库地址、企业法定代表人（企业负责人）、质量负责人、经营方式、经营范围、分支机构等重要事项的执行和变动情况；②企业经营设施设备及仓储条件变动情况；③企业实施GSP情况；④发证机关需要审查的其他有关事项。

监督检查可以采取书面检查、现场检查或者书面与现场检查相结合的方式。发证机关可以要求持证企业报送《药品经营许可证》相关材料，通过核查有关材料，履行监督职责。有下列情况之一的企业，必须进行现场检查：①上一年度新开办的企业；②上一年度检查中存在问题的企业；③因违反有关法律、法规，受到行政处罚的企业；④发证机关认为需要进行现场检查的企业。《药品经营许可证》换证工作当年，监督检查和换证审查工作可一并进行。

二、药品流通监督管理

（一）药品流通监督管理概述

药品流通监督管理是指政府有关部门根据国家药事法规、标准和制度，对药品流通环节的药品质量、药学服务质量、药品销售机构的质量保证体系及药品广告、药品价格等进行监督管理活动的总称。

世界各国对药品流通的监督管理内容基本相同，主要包括：严格经营药品的准入控制，制定实施《药师法》和《药房法》，配备执业药师，推行GSP和《优良药房工作规范》（GPP），实施处方药与非处方药分类管理，重视药品标识物管理，控制药品价格和加强药品广告管理等。

（二）《药品流通监督管理办法》

2007年1月31日原国家食品药品监督管理局以26号令颁布了《药品流通监督管理办法》，自2007年5月1日起施行。该办法共5章47条，是为了规范药品流通秩序，保证药品质量，对药品生产、经营企业购销药品和医疗机构购进、储存药品作出的规定。

1. 药品生产、经营企业购销药品的监督管理　药品生产、经营企业对其药品购销行为负责，对其销售人员或设立的办事机构以本企业名义从事的药品购销行为承担法律责任。

药品生产、经营企业应当对其购销人员进行药品相关的法律、法规和专业知识培训，建立培训档案，培训档案中应当记录培训时间、地点、内容及接受培训的人员。加强对药品销售人员的管理，并对其销售行为作出具体规定。

2. 关于药品生产、经营企业购销药品的场所和品种的规定

（1）对药品生产企业的规定：药品生产企业不得在核准的地址以外的场所储存或者现货销售药品。所谓现货销售是指药品生产、经营企业或其委派的销售人员，在药品监督管理部门核准的地址以外的其他场所，携带药品现货向不特定对象销售药品的行为；药品生产企业只能销售本企业生产的药品，不得销售本企业受委托生产的或者他人生产的药品；不得以展示会、博览会、交易会、订货会、产品宣传会等方式现货销售药品；不得为他人以本企业的名义经营药品提供场所或资质证明文件。禁止非法收购药品。

（2）对药品经营企业的规定：药品经营企业应当按照《药品经营许可证》许可的经营范围经营药品，未经审核同意，不得改变经营方式；不得在核准的地址以外的场所储存或者现货销售药品；不得为他人以本企业的名义经营药品提供场所、资质证明文件或者票据等便利条件；不得以博览会等方式现货销售药品，不得购进和销售医疗机构配制的制剂。禁止非法收购药品。

3. 关于药品生产、经营企业资质证明文件和销售凭证　药品生产企业、药品批发企业销售药品时，应当提供下列资料：①加盖本企业原印章的《药品生产许可证》或《药品经营许可证》和《营业执照》的复印件、所销售药品的批准证明文件复印件；②销售进口药品的，按国家有关规定提供相关证明文件；③销售人员应当出示授权书原件及本人身份证原件，供药品采购方核实。

药品生产企业、经营企业销售药品时应当开具销售凭证，标明供货单位名称、药品名称、生产厂商、批号、数量、价格等。采购药品时，应索要、查验、留存资质证明文件，索取留存销售凭证，应当保存至超过药品有效期1年，不得少于3年。

4. 其他规定

（1）药品生产、经营企业不得为从事无证生产、经营药品者提供药品。

（2）药品零售企业应当凭处方销售处方药；当执业药师或者其他依法认定的药学技术人员不在岗时，应停止销售处方药和甲类非处方药。

（3）药品说明书要求低温、冷藏储存的药品应按规定运输、储存。

（4）药品生产、经营企业不得向公众赠送处方药或者甲类非处方药。不得采用邮售、互联网交易等方式直接向公众销售处方药。

5. 医疗机构购进、储存药品的规定

（1）购进药品的规定：医疗机构设置的药房，应当具有与所使用药品相适应的场所、设备、仓储设施和卫生环境，配备相应的药学技术人员，并设立药品质量管理机构或者配备质量管理人员，建立药品保管制度。采购药品时索要资质证明文件，建立采购药品检查验收制度，并建有真实完整的药品购进记录。

（2）储存药品的规定：医疗机构储存药品，应当制订和执行有关药品保管、养护的制度，并采取必要的冷藏、防冻、防潮、避光、通风、防火、防虫、防鼠等措施，保证药品质量。应当将药品与非药品分开存放；中药材、中药饮片、化学药品、中成药应分别储存、分类存放。

（3）不得从事的行为：医疗机构和计划生育技术服务机构不得未经诊疗直接向患者提供药品。医疗机构不得采用邮售、互联网交易等方式直接向公众销售处方药。

6. 对药监部门及其工作人员的规定　药品监督管理部门及其工作人员玩忽职守，对应当予以制止和处罚的违法行为不予制止、处罚的，对直接负责的主管人员和其他直接责任人员给予行政处分；构成犯罪的，依法追究刑事责任。

三、城镇职工基本医疗保险定点零售药店管理

（一）定点零售药店的概念

根据《城镇职工基本医疗保险定点零售药店管理暂行方法》（劳社部［1999］16号）的规定，城镇职工基本医疗保险定点零售药店是指经统筹地区劳动保障行政部门审查，并经社会保险经办机构确定的，为城镇职工基本医疗保险参保人员提供处方外配服务的零售药店。

处方外配是指参保人员持定点医疗机构处方，在定点零售药店购药的行为。

（二）定点零售药店的申请与审批

1. 定点零售药店审查和确定原则　在审查和确定定点零售药店时，应遵循保证基本医疗保险用药的品种和质量，引入竞争机制、合理控制药品服务成本，方便参保人员就医后购药和便于管理的原则。

2. 定点零售药店的资格与条件　定点零售药店应具备以下资格与条件：①持有《药品经营企业许可证》《药品经营企业合格证》和《营业执照》，经药品监督管理部门年检合格；②遵守《药品管理法》及有关法规，有健全和完善的药品质量保证制度，能确保供药安全、有效和服务质量；③严格执行国家、省（自治区、直辖市）规定的药品价格政策，经物价部门监督检查合格；④具备及时供应基本医疗保险用药、24小时提供服务的能力；⑤能保证营业时间内至少有1名药师在岗，营业人员需经地级以上药品监督管理部门培训合格；⑥严格执行城镇职工基本医疗保险制度有关政策规定，有规范的内部管理制度，配备必要的管理人员和设备。

3. 定点零售药店的申请与审批程序　愿意承担城镇职工基本医疗保险定点服务的零售药店，应向统筹地区劳动保障行政部门提出书面申请，并提供相关材料，劳动保障行政部门根据零售药店的申请及提供的各项材料，对零售药店的定点资格进行审查。统筹地区社会保险经办机构在获得定点资格的零售药店范围内确定定点零售药店，统发定点零售药店标牌，并向社会公布，供参保人员选择购药。

（三）定点零售药店和处方外配的管理要求

1. 社会保险经办机构要与定点零售药店签订包括服务范围、服务内容、服务质量、药费结算办法以及药费审核与控制等内容的协议，明确双方的责任、权利和义务。协议有效期一般为1年。

2. 定点零售药店应配备专（兼）职管理人员，与社会保险经办机构共同做好各项管理工作。外配处方必须由定点医疗机构医师开具，有医师签名和定点医疗机构盖章。处方要有药师审核签字，并保存2年以上备查。定点零售药店对外配处方要分别管理、单独建账，定期向统筹地区社会保险经办机构报告处方外配服务及费用发生情况。社会保险经办机构要加强对定点零售药店处方外配服务情况的检查和费用的审核。

3. 劳动保障行政部门要组织药品监督管理、物价、医药行业主管部门等加强对定点零售药店处方外配服务和管理的监督检查。要对定点零售药店的资格进行年度审核。对违反规定的定点零售药店，劳动保障行政部门可视不同情况，责令其限期改正，或取消其定点资格。

四、《优良药房工作规范》（试行）

《优良药房工作规范》（good pharmacy practice，GPP）最早是由新加坡提出的涉及整个药房工作的标准，它涉及医疗机构药房和社会药房（零售药店）的诸多方面，如调剂、制剂、特殊药品管理、静脉配液、药品预包装、库存管理、入库验收、药物不良反应、药物信息服务以及差错防范等内容。它要求医疗机构或社会药房必须提供符合伦理和职业标准的药学服务，保证人民用药安全、有效、经济，并应遵守相关的法律法规。

2002年11月，中国非处方药物协会联合10余家单位共同发布了《关于在我国实施优良药房工作规范的宣言》，倡导在我国推行GPP，2003年2月，中国非处方药物协会发布了《优良药房工作规范》（试行），正式推出了我国医药行业第一部与国际药学服务标准接轨的行业自律性规范。

GPP是在社会药房严格执行国家相关法律、法规的基础上，主要针对社会药房面向大众的药学服务和零售药店从业人员的素质提出的指导原则和评价依据。零售药店是医疗保健体系中为大众提供服务的最终环节，零售药店的从业人员特别是药学技术人员是医疗保健体系中重要的成员，其首要责任是确保病人或消费者获得高质量的药学服务，目的是保证药品使用的安全、有效，从而促进病人或消费者健康水平和生活质量的提高。

1. 药学服务　药学服务是提供与药品使用相关的各种服务的一种现代化药房工作模式。根据中国非处方药物协会发布的GPP的要求，我国的零售药店要按照有关法律、法规及GSP的规定经营药品，配备相应的人员和设施设备，并应具备一定规模，建立药店专业分区和服务区，以保证提供合适、合格的药品、保健品，进行免费用药咨询，指导合理用药，并保护特殊病人或消费者咨询对话的隐私权。

零售药店应根据需要对病人或消费者进行售药记录和用药跟踪，建立药历（用药档案）制度。药历内容包括病人的一般资料、家族史、嗜好、过敏史以及历次用药的药品名称、剂量、疗程、不良反应等。药历可保障病人用药安全、有效，增进客户关系，推进药学服务进程。

零售药店应为病人或消费者提供多种多样的特色服务，其中包含对特殊人群的优良服务、社区公益性健康讲座和服务；发放由政府、合法的学术或行业团体编写的自我药疗、自我保健等健康科普资讯，资讯内容要符合国家有关规定；配备相应的药学服务参考书，供本店药学技术人员和病人或消费者学习。

2. 从业人员的素质要求　零售药店从业人员的思想道德和文化水平必须符合 GSP 的要求。他们应为每一个病人或消费者提供高质量产品和服务，包括向病人或消费者依据病情提供合适的药品；向病人或消费者提供有关药品使用的信息；根据病人或消费者的需要进行有关的自我保健指导；参加培训和继续教育；同有关的卫生保健人员、企业和公共机构建立良好的协调关系；参与卫生保健公益活动等。

3. GPP 与 GSP 的关系　GSP 是国家的强制性规范，法律上有明确要求，《药品管理法》第 16 条规定药品经营企业必须按照 GSP 经营药品；GPP 则是一种药品零售行业的自律性规范，自愿参与。GSP 是以保证药品质量为中心而制定的一整套规范的管理制度，它从药品流通环节的特殊性出发，从进货、入库验收、在库养护、销售审核、售后服务等环节入手，保证药品质量；而 GPP 则以服务为中心，从病人或消费者安全、有效使用药物的角度出发，以达到治疗目标为最终要求，通过规范化服务，提高病人或消费者生活质量。

此外，GPP 从零售药店的专业特点出发，并参考国际药学服务的发展趋势，发挥了零售药店在医疗保健体系中的作用。对病人或消费者来说，GPP 是以顾客利益为最高利益的经营管理理念，通过药学服务来保证病人或消费者用药的安全、有效、合理、经济与方便；对经营者自身来讲，GPP 是全面提升药房服务水平的平台，也是实施差异化竞争的武器，有利于引导零售药店摆脱恶性竞争，从根本上提升竞争能力。

五、互联网药品经营管理

2004 年 7 月 8 日，原国家食品药品监督管理局颁布实施了《互联网药品信息服务管理办法》，次年 9 月，《互联网药品交易服务审批暂行规定》（国食药监市［2005］480 号）公布实施，两个文件分别对互联网药品信息服务及药品交易服务作出了明确规定。

（一）互联网药品信息服务的管理

1. 定义及分类　《互联网药品信息服务管理办法》（局令第 9 号）第 2 条规定："本办法所称互联网药品信息服务，是指通过互联网向上网用户提供药品（含医疗器械）信息的服务活动。"互联网药品信息服务分为经营性和非经营性两类。

经营性互联网药品信息服务是指通过互联网向上网用户有偿提供药品信息等服务的活动。

非经营性互联网药品信息服务是指通过互联网向上网用户无偿提供公开的、共享性药品信息等服务的活动。

2. 互联网药品信息服务主体的资格　申请提供互联网药品信息服务，除应当符合《互联网信息服务管理办法》（国务院令 292 号）规定的要求外，还应当具备下列条件：①互联网药品信息服务的提供者应当为依法设立的企事业单位或者其他组织；②具有与开展互联网药品信息服务活动相适应的专业人员、设施及相关制度；③有 2 名以上熟悉药品、医疗器械管理法律、法规和药品、医疗器械专业知识，或者依法经资格认定的药学、医疗器械技术人员。

3.《互联网药品信息服务资格证书》的管理　申请提供互联网药品信息服务，应当填写《互联网药品信息服务申请表》，向网站主办单位所在地省、自治区、直辖市药品监督管理部门提出申请并提交相应材料，药品监督管理部门自受理之日起20日内对申请提供互联网药品信息服务的材料进行审核，并作出是否同意的决定。同意的，由省、自治区、直辖市药品监督管理部门核发《互联网药品信息服务资格证书》，同时报CFDA备案并发布公告；不同意的，应当书面通知申请人并说明理由，同时告知申请人享有依法申请行政复议或者提起行政诉讼的权利。

《互联网药品信息服务资格证书》有效期为5年。有效期届满，需要继续提供互联网药品信息服务的，持证单位应当在有效期届满前6个月内，向原发证机关申请换发《互联网药品信息服务资格证书》。

（二）互联网药品交易服务的管理

1. 定义及类型　互联网药品交易服务是指通过互联网提供药品（包括医疗器械、直接接触药品的包装材料和容器）交易服务的电子商务活动。

互联网药品交易服务分为三类：第一类是为药品生产企业、药品经营企业和医疗机构之间的互联网药品交易提供的服务；第二类是药品生产企业、药品批发企业通过自身网站与本企业成员之外的其他企业进行的互联网药品交易；第三类是向个人消费者提供的互联网药品交易服务。

2. 互联网药品交易服务主体的资格　为药品生产企业、药品经营企业和医疗机构之间的互联网药品交易提供服务的企业，应当具备以下条件：①依法设立的企业法人；②提供互联网药品交易服务的网站已获得从事互联网药品信息服务的资格；③拥有与开展业务相适应的场所、设施、设备，并具备自我管理和维护的能力；④具有健全的网络与交易安全保障措施以及完整的管理制度；⑤具有完整保存交易记录的能力、设施和设备；具备网上查询、生成订单、电子合同、网上支付等交易服务功能；⑥具有保证上网交易资料和信息的合法性、真实性的完善的管理制度、设备与技术措施；⑦具有保证网络正常运营和日常维护的计算机专业技术人员，具有健全的企业内部管理机构和技术保障机构；⑧具有药学或者相关专业本科学历，熟悉药品、医疗器械相关法规的专职专业人员组成的审核部门负责网上交易的审查工作。

通过自身网站与本企业成员之外的其他企业进行互联网药品交易的药品生产企业和药品批发企业应当具备以下条件：①提供互联网药品交易服务的网站已获得从事互联网药品信息服务的资格；②具有与开展业务相适应的场所、设施、设备，并具备自我管理和维护的能力；③具有健全的管理机构，具备网络与交易安全保障措施以及完整的管理制度；④具有完整保存交易记录的设施、设备；⑤具备网上查询、生成订单、电子合同等基本交易服务功能；⑥具有保证网上交易的资料和信息的合法性、真实性的完善管理制度、设施、设备与技术措施。

向个人消费者提供互联网药品交易服务的企业，应当具备以下条件：①依法设立的药品连锁零售企业；②提供互联网药品交易服务的网站已获得从事互联网药品信息服务的资格；③具有健全的网络与交易安全保障措施以及完整的管理制度；④具有完整保存交易记录的能力、设施和设备；⑤具备网上咨询、网上查询、生成定单、电子合同等基本交易服务功能；⑥对上网交易的品种有完整的管理制度与措施；⑦具有与上网交易的品种相适应的药品配送系统；⑧具有执业药师负责网上实时咨询，并有保存完整咨询内容的设施、设备及相关管理制度；⑨从事医疗器械交易服务，应当配备拥有医疗器械相关专业学历、熟悉医疗器械相关法规的专职专业人员。

3.《互联网药品交易服务机构资格证书》的管理　从事互联网药品交易服务的企业必须经过审查验收并取得互联网药品交易服务机构资格证书。

CFDA对为药品生产企业、药品经营企业和医疗机构之间的互联网药品交易提供服务的企业进行审批。

省级药品监督管理部门对本行政区域内通过自身网站与本企业成员之外的其他企业进行互联网药品交易的药品生产企业、药品批发企业和向个人消费者提供互联网药品交易服务的企业进行审批。

《互联网药品交易服务机构资格证书》有效期5年。

第三节　药品经营质量管理规范

《药品经营质量管理规范》（good supply practice，GSP）是药品经营过程的质量管理，是药品生产质量管理的延伸。作为一种国际通用的概念，其目的是保持药品的安全、有效和质量稳定性，防止假劣药及其他不合格药品进入流通领域，是对药品流通环节所有可能的风险因素加以控制的一整套管理程序。

一、《药品经营质量管理规范》的产生

1980年国际药品联合会在西班牙马德里召开的全体大会上，通过决议呼吁各成员国实施《药品供应管理规范》，这对有关国家推行GSP起到了积极作用。日本推广GSP较积极，在1982年，日本药品经营企业制定了《医药品供应管理规范》，是实施GSP最早的国家之一。

1984年，经原国家医药管理局审查批准，中国医药公司下发了《医药商品质量管理规范（试行）》，1992年，原国家医药管理局正式颁布了《医药商品质量管理规范》，这标志着我国GSP已经成为政府规章。

1993年，原国家医药管理局质量司制定《医药商品质量管理规范达标企业（批发）验收细则（试行）》，并于1994年在全国医药批发企业中开展GSP达标企业的验收试点工作，进而把医药批发、零售企业的达标验收及合格验收工作推向全国。2000年，原国家药品监督管理局以第20号局令发布了《药品经营质量管理规范》，并从2000年7月1日起施行。2000年11月，原国家药品监督管理局制定了《药品经营质量管理规范实施细则》和《药品经营质量管理规范认证管理办法（试行）》。

最新修订的《药品经营质量管理规范》于2015年5月18日经国家食品药品监督管理总局局务会议审议通过，自2015年6月25日起施行。

二、《药品经营质量管理规范》的主要内容

我国现行的GSP共4章，187条。

第一章　总则，共4条。主要阐明了GSP制定的依据、目的、适用客体范围、经营

活动的诚信原则。

第二章　药品批发的质量管理，分为14节，共118条。主要内容包括药品批发企业的质量管理体系、组织机构与质量管理职责、人员与培训、质量管理体系文件、设施与设备、校准与验证、计算机系统、采购、收货与验收、储存与养护、销售、出库、运输与配送、售后管理。

第三章　药品零售的质量管理，分为8节，共59条。主要内容包括药品零售企业的质量管理与职责、人员管理、文件、设施与设备、采购与验收、陈列与储存、销售管理、售后管理。

第四章　附则，共6条。主要是阐述了本规范中使用的用语含义、本规范的解释权以及实施时间。

三、药品批发的质量管理

（一）质量管理体系

1. 质量管理体系的建立及要素　药品批发企业应当建立质量管理体系，确定质量方针，制定质量管理体系文件，开展质量策划、质量控制、质量保证、质量改进和质量风险管理等活动。

企业质量管理体系应当与其经营范围和规模相适应，包括组织机构、人员、设施设备、质量管理体系文件及相应的计算机系统筹。

2. 质量方针　企业制定的质量方针文件应当明确企业总的质量目标和要求，并贯彻到药品经营活动的全过程。

3. 内审　企业应当定期以及在质量管理体系关键要素发生重大变化时，组织开展内审，应当对内审的情况进行分析，依据分析结论制定相应的质量管理体系改进措施，不断提高质量控制水平，保证质量管理体系持续有效运行。

4. 质量风险管理　企业应当采用前瞻或者回顾的方式，对药品流通过程中的质量风险进行评估、控制、沟通和审核。

5. 外审　企业应当对药品供货单位、购货单位的质量管理体系进行评价，确认其质量保证能力和质量信誉，必要时进行实地考察。

6. 全员质量管理　企业应当全员参与质量管理。各部门、岗位人员应当正确理解并履行职责，承担相应质量责任。

（二）组织机构与质量管理职责

1. 企业负责人及质量负责人　企业负责人是药品质量的主要责任人，全面负责企业日常管理，负责提供必要的条件，保证质量管理部门和质量管理人员有效履行职责，确保企业实现质量目标并按照GSP的要求经营药品。

企业质量负责人应当由高层管理人员担任，全面负责药品质量管理工作，独立履行职责，在企业内部对药品质量管理具有裁决权。

2. 质量管理部门　企业应当设立质量管理部门，有效开展质量管理工作。质量管理部门的职责不得由其他部门及人员履行。

质量管理部门应当履行的职责包括：督促相关部门和岗位人员执行药品管理的法律法规及本规范；组织制订质量管理体系文件，并指导、监督文件的执行；负责对供货单位和购货单位的合法性、购进药品的合法性以及供货单位销售人员、购货单位采购人员的合法资格进行审核，并根据审核内容的变化进行动态管理；负责质量信息的收集和管理，并建立药品质量档案；负责药品的验收，指导并监督药品采购、储存、养护、销售、退货、运输等环节的质量管理工作；负责不合格药品的确认，对不合格药品的处理过程实施监督；负责药品质量投诉和质量事故的调查、处理及报告；负责假劣药品的报告；负责药品质量查询；负责指导设定计算机系统质量控制功能；负责计算机系统操作权限的审核和质量管理基础数据的建立及更新；组织验证、校准相关设施设备；负责药品召回的管理；负责药品不良反应的报告；组织质量管理体系的内审和风险评估；组织对药品供货单位及购货单位质量管理体系和服务质量的考察和评价；组织对被委托运输的承运方运输条件和质量保障能力的审查；协助开展质量管理教育和培训；其他应当由质量管理部门履行的职责。

（三）人员与培训

1. 各类人员的资质要求

（1）企业负责人：应当具有大学专科以上学历或者中级以上专业技术职称，经过基本的药学专业知识培训，熟悉有关药品管理的法律法规及GSP。

（2）企业质量负责人：应当具有大学本科以上学历、执业药师资格和3年以上药品经营质量管理工作经历，在质量管理工作中具备正确判断和保障实施的能力。

（3）企业质量管理部门负责人：应当具有执业药师资格和3年以上药品经营质量管理工作经历，能独立解决经营过程中的质量问题。

（4）企业质量管理、验收及养护等岗位人员：①从事质量管理工作的，应当具有药学中专或者医学、生物、化学等相关专业大学专科以上学历或者具有药学初级以上专业技术职称；②从事验收、养护工作的，应当具有药学或者医学、生物、化学等相关专业中专以上学历或者具有药学初级以上专业技术职称；③从事中药材、中药饮片验收工作的，应当具有中药学专业中专以上学历或者具有中药学中级以上专业技术职称；从事中药材、中药饮片养护工作的，应当具有中药学专业中专以上学历或者具有中药学初级以上专业技术职称；直接收购地产中药材的，验收人员应当具有中药学中级以上专业技术职称。

经营疫苗的企业还应当配备2名以上专业技术人员专门负责疫苗质量管理和验收工作，专业技术人员应当具有预防医学、药学、微生物学或者医学等专业本科以上学历及中级以上专业技术职称，并有3年以上从事疫苗管理或者技术工作经历。

2. 人员培训　企业应当按照培训管理制度制定年度培训计划并开展培训，使相关人员能正确理解并履行职责，并做好记录、建立档案。培训内容应当与职责和工作内容相关，包括相关法律法规、药品专业知识及技能、质量管理制度、职责及岗位操作规程等的岗前培训和继续培训。

从事特殊管理的药品和冷藏冷冻药品的储存、运输等工作的人员，应当接受相关法律法规和专业知识培训并经考核合格后方可上岗。

3. 卫生及着装　企业应当制定员工个人卫生管理制度，储存、运输等岗位人员的着装应当符合劳动保护和产品防护的要求。

质量管理、验收、养护、储存等直接接触药品岗位的人员应当进行岗前及年度健康检查，并建立健康档案。患有传染病或者其他可能污染药品的疾病的，不得从事直接接触药品的工作。身体条件不符合相应岗位特定要求的，不得从事相关工作。

（四）质量管理体系文件

1. 文件管理　从文件内容上看，企业制定质量管理体系文件应当包括质量管理制度、部门及岗位职责、操作规程、档案、报告、记录和凭证等。

从文件执行上看，企业应当保证各岗位获得与其工作内容相对应的必要文件，并严格按照规定开展工作，文件应当定期审核、修订，使用的文件应当为现行有效的文本。

2. 质量管理制度　企业的质量管理制度应当包括以下内容：质量管理体系内审的规定；质量否决权的规定；质量管理文件的管理；质量信息的管理；供货单位、购货单位、供货单位销售人员及购货单位采购人员等资格审核的规定；药品采购、收货、验收、储存、养护、销售、出库、运输的管理；特殊管理的药品的规定；药品有效期的管理；不合格药品、药品销毁的管理；药品退货的管理；药品召回的管理；质量查询的管理；质量事故、质量投诉的管理；药品不良反应报告的规定；环境卫生、人员健康的规定；质量方面的教育、培训及考核的规定；设施设备保管和维护的管理；设施设备验证和校准的管理；记录和凭证的管理；计算机系统的管理；执行药品电子监管的规定。

3. 部门及岗位职责　部门及岗位职责应当包括：质量管理、采购、储存、销售、运输、财务和信息管理等部门职责；企业负责人、质量负责人及质量管理、采购、储存、销售、运输、财务和信息管理等部门负责人的岗位职责；质量管理、采购、收货、验收、储存、养护、销售、出库复核、运输、财务、信息管理等岗位职责；与药品经营相关的其他岗位职责。

4. 操作规程和相关记录的建立与保存　企业应当制定药品采购、收货、验收、储存、养护、销售、出库复核、运输等环节及计算机系统的操作规程。企业应当建立药品采购、验收、养护、销售、出库复核、销后退回和购进退出、运输、储运温湿度监测、不合格药品处理等相关记录，做到真实、完整、准确、有效和可追溯。

书面记录及凭证应当及时填写，并做到字迹清晰，不得随意涂改，不得撕毁。更改记录的，应当注明理由、日期并签名，保持原有信息清晰可辨。记录及凭证应当至少保存5年。疫苗、特殊管理的药品的记录及凭证按相关规定保存。

通过计算机系统记录数据时，有关人员应当按照操作规程，通过授权及密码登录后方可进行数据的录入或者复核；数据的更改应当经质量管理部门审核并在其监督下进行，更改过程应当留有记录。

（五）设施与设备

企业应当具有与其药品经营范围、经营规模相适应的经营场所和库房。

1. 仓库条件　库房的选址、设计、布局、建造、改造和维护应当符合药品储存的要求，防止药品的污染、交叉污染、混淆和差错。药品储存作业区、辅助作业区应当与办公区和生活区分开一定距离或者有隔离措施。

库房的规模及条件应当满足药品的合理、安全储存，并达到以下要求，便于开展储存作业：库房内外环境整洁，无污染源，库区地面硬化或者绿化；库房内墙、顶光洁，地面平整，门窗结构严密；库房有可靠的安全防护措施，能够对无关人员进入实行可控管理，防止药品被盗、替换或者混入假药；有防止室外装卸、搬运、接收、发运等作业受异常天气影响的措施。

经营中药材、中药饮片的，应当有专用的库房和养护工作场所，直接收购地产中药材的应当设置中药样品室（柜）。

2. 仓库设施设备　企业的库房应当配备以下设施设备：药品与地面之间有效隔离的设备；避光、通风、防潮、防虫、防鼠等设备；有效调控温湿度及室内外空气交换的设备；自动监测、记录库房温湿度的设备；符合储存作业要求的照明设备；用于零货拣选、拼箱发货操作及复核的作业区域和设备；包装物料的存放场所；验收、发货、退货的专用场所；不合格药品专用存放场所；经营特殊管理的药品有符合国家规定的储存设施。

3. 冷藏冷冻药品的设施设备　经营冷藏、冷冻药品的，应当配备以下设施设备：与其经营规模和品种相适应的冷库，经营疫苗的应当配备两个以上独立冷库；用于冷库温度自动监测、显示、记录、调控、报警的设备；冷库制冷设备的备用发电机组或者双回路供电系统；对有特殊低温要求的药品，应当配备符合其储存要求的设施设备；冷藏车及车载冷藏箱或者保温箱等设备。

4. 运输与冷链运输设施设备　运输药品应当使用封闭式货物运输工具。运输冷藏、冷冻药品的冷藏车及车载冷藏箱、保温箱应当符合药品运输过程中对温度控制的要求。冷藏车具有自动调控温度、显示温度、存储和读取温度监测数据的功能；冷藏箱及保温箱具有外部显示和采集箱体内温度数据的功能。

储存、运输设施设备的定期检查、清洁和维护应当由专人负责，并建立记录和档案。

（六）校准与验证

1. 设施设备的校准验证　企业应当按照国家有关规定，对计量器具、温湿度监测设备等定期进行校准或者检定。对冷库、储运温湿度监测系统以及冷藏运输等设施设备进行使用前验证、定期验证及停用时间超过规定时限的验证。

2. 验证控制文件与验证报告　企业应当根据相关验证管理制度，形成验证控制文件，包括验证方案、报告、评价、偏差处理和预防措施等。验证应当按照预先确定和批准的方案实施，验证报告应当经过审核和批准，验证文件应当存档。企业应当根据验证确定的参数及条件，正确、合理使用相关设施设备。

（七）计算机系统

1. 系统的建立　企业应当建立能够符合经营全过程管理及质量控制要求的计算机系统，实现药品质量可追溯，并满足药品电子监管的实施条件。

2. 系统的要求　企业计算机系统应当符合以下要求：有支持系统正常运行的服务器和终端机；有安全、稳定的网络环境，有固定接入互联网的方式和安全可靠的信息平台；有实现部门之间、岗位之间信息传输和数据共享的局域网；有药品经营业务票据生成、打印和管理功能；有符合本规范要求及企业管理实际需要的应用软件和相关数据库。

3. 系统的运行　各类数据的录入、修改、保存等操作应当符合授权范围、操作规程和管理制度的要求，保证数据原始、真实、准确、安全和可追溯。

计算机系统运行中涉及企业经营和管理的数据应当采用安全、可靠的方式储存并按日备份，备份数据应当存放在安全场所，记录类数据至少保存5年。

（八）采购

1. 药品采购的要求　企业的采购活动应当做到“三个确定”和“一个协议”，包括供货单位的合法资格的确定、所购入药品合法性的确定、供货单位销售人员合法资格的确定以及与供货单位签订质量保证协议。

2. 首营企业与首营品种的审核　首营企业是指采购药品时，与本企业首次发生供需关系的药品生产或者经营企业。首营品种是指本企业首次采购的药品。

采购中涉及的首营企业、首营品种，采购部门应当填写相关申请表格，经过质量管理部门和企业质量负责人的审核批准。必要时应当组织实地考察，对供货单位质量管理体系进行评价。

对首营企业的审核，应当查验加盖其公章原印章的以下资料，确认真实、有效：《药品生产许可证》或者《药品经营许可证》复印件；营业执照及其年检证明复印件；《药品生产质量管理规范》认证证书或者 GSP 认证证书复印件；相关印章、随货同行单（票）样式；开户户名、开户银行及账号；《税务登记证》和《组织机构代码证》复印件。

采购首营品种应当审核药品的合法性，索取加盖供货单位公章原印章的药品生产或者进口批准证明文件复印件并予以审核，审核无误的方可采购。

以上资料应当归入药品质量档案。

3. 对销售人员的审核　企业应当核实、留存供货单位销售人员以下资料：加盖供货单位公章原印章的销售人员身份证复印件；加盖供货单位公章原印章和法定代表人印章或者签名的授权书，授权书应当载明被授权人姓名、身份证号码，以及授权销售的品种、地域、期限；供货单位及供货品种相关资料。

4. 质量保证协议　企业与供货单位签订的质量保证协议至少包括以下内容：明确双方质量责任；供货单位应当提供符合规定的资料且对其真实性、有效性负责；供货单位应当按照国家规定开具发票；药品质量符合药品标准等有关要求；药品包装、标签、说明书符合有关规定；药品运输的质量保证及责任；质量保证协议的有效期限。

5. 票据管理　采购药品时，企业应当向供货单位索取发票。发票应当列明药品的通用名称、规格、单位、数量、单价、金额等；不能全部列明的，应当附《销售货物或者提供应税劳务清单》，并加盖供货单位发票专用章原印章、注明税票号码。发票上的购、销单位名称及金额、品名应当与付款流向及金额、品名一致，并与财务账目内容相对应。发票按有关规定保存。

6. 采购记录　采购药品应当建立采购记录。采购记录应当有药品的通用名称、剂型、规格、生产厂商、供货单位、数量、价格、购货日期等内容，采购中药材、中药饮片的还应当标明产地。

7. 药品直调　发生灾情、疫情、突发事件或者临床紧急救治等特殊情况，以及其他符合国家有关规定的情形，企业可采用直调方式购销药品，将已采购的药品不入本企业仓库，直接从供货单位发送到购货单位，并建立专门的采购记录，保证有效的质量跟踪和追溯。

8. 药品采购综合评审　企业应当定期对药品采购的整体情况进行综合质量评审，建立药品质量评审和供货单位质量档案，并进行动态跟踪管理。

（九）收货与验收

1. 收货程序　企业应当按照规定的程序和要求对到货药品逐批进行收货、验收，防止不合格药品入库。药品到货时，收货人员应当核实运输方式是否符合要求，并对照随货同行单（票）和采购记录核对药品，做到票、账、货相符。随货同行单（票）应当包括供货单位、生产厂商、药品的通用名称、剂型、规格、批号、数量、收货单位、收货地址、发货日期等内容，并加盖供货单位药品出库专用章原印章。收货人员对符合收货要求的药品，应当按品种特性要求放于相应待验区域，或者设置状态标志，通知验收。

冷藏、冷冻药品到货时，应当对其运输方式及运输过程的温度记录、运输时间等质量控制状况进行重点检查并记录，不符合温度要求的应当拒收。冷藏、冷冻药品应当在冷库内待验。

2. 检验报告书　验收药品应当按照药品批号查验同批号的检验报告书。供货单位为批发企业的，检验报告书应当加盖其质量管理专用章原印章。检验报告书的传递和保存可以采用电子数据形式，但应当保证其合法性和有效性。

3. 验收抽样　企业应当对每次到货药品进行逐批抽样验收，抽取的样品应当具有代表性：同一批号的药品应当至少检查一个最小包装，但生产企业有特殊质量控制要求或者打开最小包装可能影响药品质量的，可不打开最小包装；破损、污染、渗液、封条损坏等包装异常以及零货、拼箱的，应当开箱检查至最小包装；外包装及封签完整的原料药、实施批签发管理的生物制品，可不开箱检查。

验收人员应当对抽样药品的外观、包装、标签、说明书以及相关的证明文件等逐一进行检查、核对；验收结束后，应当将抽取的完好样品放回原包装箱，加封并标示。

特殊管理的药品应当按照相关规定在专库或者专区内验收。

4. 验收记录　验收药品应当做好验收记录，包括药品的通用名称、剂型、规格、批准文号、批号、生产日期、有效期、生产厂商、供货单位、到货数量、到货日期、验收合格数量、验收结果等内容。验收人员应当在验收记录上签署姓名和验收日期。

中药材验收记录应当包括品名、产地、供货单位、到货数量、验收合格数量等内容。中药饮片验收记录应当包括品名、规格、批号、产地、生产日期、生产厂商、供货单位、到货数量、验收合格数量等内容，实施批准文号管理的中药饮片还应当记录批准文号。

验收不合格的还应当注明不合格事项及处置措施。

5. 药品电子监管码管理　对实施电子监管的药品，企业应当按规定进行药品电子监管码扫码，并及时将数据上传至中国药品电子监管网系统平台。

企业对未按规定加印或者加贴中国药品电子监管码，或者监管码的印刷不符合规定要求的，应当拒收。监管码信息与药品包装信息不符的，应当及时向供货单位查询，未得到确认之前不得入库，必要时向当地药品监督管理部门报告。

6. 库存记录　企业应当建立库存记录，验收合格的药品应当及时入库登记；验收不合格的，不得入库，并由质量管理部门处理。

7. 委托验收　企业进行药品直调的，可委托购货单位进行药品验收。购货单位应当严格按照本规范的要求验收药品和进行药品电子监管码的扫码与数据上传，并建立专门的直调药品验收记录。验收当日应当将验收记录相关信息传递给直调企业。

（十）储存与养护

1. 药品储存的要求　企业应当根据药品的质量特性对药品进行合理储存，并符合以下要求：

（1）按包装标示的温度要求储存药品，包装上没有标示具体温度的，按照《中国药典》规定的贮藏要求进行储存。

（2）储存药品相对湿度为35%～75%。

（3）在人工作业的库房储存药品，按质量状态实行色标管理：合格药品为绿色，不合格药品为红色，待确定药品为黄色。

（4）储存药品应当按照要求采取避光、遮光、通风、防潮、防虫、防鼠等措施。

（5）搬运和堆码药品应当严格按照外包装标示要求规范操作，堆码高度符合包装图示要求，避免损坏药品包装。

（6）药品按批号堆码，不同批号的药品不得混垛，垛间距不小于5cm，与库房内墙、顶、温度调控设备及管道等设施间距不小于30cm，与地面间距不小于10cm。

（7）药品与非药品、外用药与其他药品分开存放，中药材和中药饮片分库存放。

（8）特殊管理的药品应当按照国家有关规定储存。

（9）拆除外包装的零货药品应当集中存放。

（10）储存药品的货架、托盘等设施设备应当保持清洁，无破损和杂物堆放；

（11）未经批准的人员不得进入储存作业区，储存作业区内的人员不得有影响药品质量和安全的行为。

（12）药品储存作业区内不得存放与储存管理无关的物品。

2. 药品养护的要求　养护人员应当根据库房条件、外部环境、药品质量特性等对药品进行养护，主要内容是：指导和督促储存人员对药品进行合理储存与作业；检查并改善储存条件、防护措施、卫生环境；对库房温湿度进行有效监测、调控；按照养护计划对库存药品的外观、包装等质量状况进行检查，并建立养护记录；对储存条件有特殊要求的或者有效期较短的品种应当进行重点养护；发现有问题的药品应当及时在计算机系统中锁定和记录，并通知质量管理部门处理；对中药材和中药饮片应当按其特性采取有效方法进行养护并记录，所采取的养护方法不得对药品造成污染；定期汇总、分析养护信息。

3. 有效期管理　企业应当采用计算机系统对库存药品的有效期进行自动跟踪和控制，采取近效期预警及超过有效期自动锁定等措施，防止过期药品销售。

4. 破损药品处理　药品因破损而导致液体、气体、粉末泄漏时，应当迅速采取安全处理措施，防止对储存环境和其他药品造成污染。

5. 质量可疑药品的处理　对质量可疑的药品应当立即采取停售措施，并在计算机系统中锁定，同时报告质量管理部门确认。对存在质量问题的药品应当采取以下措施：存放于标志明显的专用场所，并有效隔离，不得销售；怀疑为假药的，及时报告药品监督管理部门；属于特殊管理的药品，按照国家有关规定处理；不合格药品的处理过程应当有完整的手续和记录；对不合格药品应当查明并分析原因，及时采取预防措施。

6. 定期盘点　企业应当对库存药品定期盘点，做到账、货相符。

（十一）销售

1. 确认购货单位合法资质　企业应当将药品销售给合法的购货单位，并对购货单位的证明文件、采购人员及提货人员的身份证明进行核实，保证药品销售流向真实、合法。企业应当严格审核购货单位的生产范围、经营范围或者诊疗范围，并按照相应的范围销售药品。

2. 销售票据　企业销售药品，应当如实开具发票，做到票、账、货、款一致。

3. 销售记录　企业应当做好药品销售记录。销售记录应当包括药品的通用名称、规格、剂型、批号、有效期、生产厂商、购货单位、销售数量、单价、金额、销售日期等内容。进行药品直调的，应当建立专门的销售记录。

中药材销售记录应当包括品名、规格、产地、购货单位、销售数量、单价、金额、销售日期等内容；中药饮片销售记录应当包括品名、规格、批号、产地、生产厂商、购货单位、销售数量、单价、金额、销售日期等内容。

（十二）出库

1. 不得出库的情形　出库时应当对照销售记录进行复核。发现以下情况不得出库，并报告质量管理部门处理：

（1）药品包装出现破损、污染、封口不牢、衬垫不实、封条损坏等问题。

（2）包装内有异常响动或者液体渗漏。

（3）标签脱落、字迹模糊不清或者标识内容与实物不符。

（4）药品已超过有效期。

（5）其他异常情况的药品。

2. 出库记录　药品出库复核应当建立记录，包括购货单位、药品的通用名称、剂型、规格、数量、批号、有效期、生产厂商、出库日期、质量状况和复核人员等内容。

3. 药品和直调药品的出库要求　药品出库时，应当附加盖企业药品出库专用章原印章的随货同行单（票）。

直调药品出库时，由供货单位开具两份随货同行单（票），分别发往直调企业和购货单位。随货同行单（票）的内容应当标明直调企业名称。

4. 冷藏冷冻药品发运　冷藏、冷冻药品的装箱、装车等项作业，应当由专人负责并符合以下要求：车载冷藏箱或者保温箱在使用前应当达到相应的温度要求；应当在冷藏环境下完成冷藏、冷冻药品的装箱、封箱工作；装车前应当检查冷藏车辆的启动、运行状态，达到规定温度后方可装车；启运时应当做好运输记录，内容包括运输工具和启运时间等。

5. 药品电子监管　对实施电子监管的药品，应当在出库时进行扫码和数据上传。

（十三）运输与配送

1. 运输工具的要求　运输药品，应当根据药品的包装、质量特性并针对车况、道路、天气等因素，选用适宜的运输工具，采取相应措施防止出现破损、污染等问题。

发运药品时，应当检查运输工具，发现运输条件不符合规定的，不得发运。运输药品过程中，运载工具应当保持密闭。

2. 运输中的保温与冷藏　企业应当根据药品的温度控制要求，在运输过程中采取必要的保温或者冷藏、冷冻措施。运输过程中，药品不得直接接触冰袋、冰排等蓄冷剂，防止对药品质量造成影响。

在冷藏、冷冻药品运输途中，应当实时监测并记录冷藏车、冷藏箱或者保温箱内的温度数据。企业应当制定冷藏、冷冻药品运输应急预案，对运输途中可能发生的设备故障、异常天气影响、交通拥堵等突发事件，能够采取相应的应对措施。

3. 委托运输　企业委托其他单位运输药品的，应当对承运方运输药品的质量保障能力进行审计，索取运输车辆的相关资料，符合相关运输设施设备条件和要求的方可委托；应当与承运方签订运输协议，明确药品质量责任、遵守运输操作规程和在途时限等内容；应当有记录，实现运输过程的质量追溯。记录至少包括发货时间、发货地址、收货单位、收货地址、货单号、药品件数、运输方式、委托经办人、承运单位，采用车辆运输的还应当载明车牌号，并留存驾驶人员的驾驶证复印件。记录应当至少保存5年。

已装车的药品应当及时发运并尽快送达。委托运输的，企业应当要求并监督承运方严格履行委托运输协议，防止因在途时间过长影响药品质量。

4. 其他运输要求　企业应当按照质量管理制度的要求，严格执行运输操作规程，并采取有效措施保证运输过程中的药品质量与安全。

企业应当严格按照外包装标示的要求搬运、装卸药品。

企业应当采取运输安全管理措施，防止在运输过程中发生药品盗抢、遗失、调换等事故。

特殊管理的药品的运输应当符合国家有关规定。

（十四）售后管理

1. 退货　企业应当加强对退货的管理，保证退货环节药品的质量和安全，防止混入假冒药品。

2. 投诉管理　企业应当按照质量管理制度的要求，制定投诉管理操作规程，内容包括投诉渠道及方式、档案记录、调查与评估、处理措施、反馈和事后跟踪等。

企业应当配备专职或者兼职人员负责售后投诉管理，对投诉的质量问题查明原因，采取有效措施及时处理和反馈，并做好记录，必要时应当通知供货单位及药品生产企业。企业应当及时将投诉及处理结果等信息记入档案，以便查询和跟踪。

3. 药品召回管理　企业发现已售出药品有严重质量问题，应当立即通知购货单位停售、追回并做好记录，同时向药品监督管理部门报告。企业应当协助药品生产企业履行召回义务，按照召回计划的要求及时传达、反馈药品召回信息，控制和收回存在安全隐患的药品，并建立药品召回记录。

4. 药品不良反应监测与报告　企业质量管理部门应当配备专职或者兼职人员，按照国家有关规定承担药品不良反应监测和报告工作。

四、药品零售的质量管理

（一）质量管理与职责

1. 质量管理文件　企业应当按照有关法律法规的要求制定质量管理文件，开展质量管理活动，确保药品质量。

企业应当具有与其经营范围和规模相适应的经营条件，包括组织机构、人员、设施设备、质量管理文件，并按照规定设置计算机系统。

2. 企业负责人　企业负责人是药品质量的主要责任人，负责企业日常管理，负责提供必要的条件，保证质量管理部门和质量管理人员有效履行职责，确保企业按照要求经营药品。

3. 质量管理部门或人员　企业应当设置质量管理部门或者配备质量管理人员，履行以下职责：督促相关部门和岗位人员执行药品管理的法律法规及本规范；组织制订质量管理文件，并指导、监督文件的执行；负责对供货单位及其销售人员资格证明的审核；负责对所采购药品合法性的审核；负责药品的验收，指导并监督药品采购、储存、陈列、销售等环节的质量管理工作；负责药品质量查询及质量信息管理；负责药品质量投诉和质量事故的调查、处理及报告；负责对不合格药品的确认及处理；负责假劣药品的报告；负责药品不良反应的报告；开展药品质量管理教育和培训；负责计算机系统操作权限的审核、控制及质量管理基础数据的维护；负责组织计量器具的校准及检定工作；指导并监督药学服务工作。

（二）人员管理

1. 各类人员的资质要求

（1）企业法定代表人或者企业负责人：应当具备执业药师资格。企业应当按照国家有关规定配备执业药师，负责处方审核，指导合理用药。

（2）质量管理、验收、采购人员：应当具有药学或者医学、生物、化学等相关专业学历或者具有药学专业技术职称。

（3）从事中药饮片质量管理、验收、采购人员：应当具有中药学中专以上学历或者具有中药学专业初级以上专业技术职称。

（4）营业员：应当具有高中以上文化程度或者符合省级药品监督管理部门规定的条件。

（5）中药饮片调剂人员：应当具有中药学中专以上学历或者具备中药调剂员资格。

企业各岗位人员应当接受相关法律法规及药品专业知识与技能的岗前培训和继续培训。

2. 人员培训　企业应当按照培训管理制度制定年度培训计划并开展培训，使相关人员能正确理解并履行职责。培训工作应当做好记录并建立档案。

企业应当为销售特殊管理的药品、国家有专门管理要求的药品、冷藏药品的人员接受相应培训提供条件，使其掌握相关法律法规和专业知识。

3. 卫生及着装　在营业场所内，企业工作人员应当穿着整洁、卫生的工作服。

企业应当对直接接触药品岗位的人员进行岗前及年度健康检查，并建立健康档案。患有传染病或者其他可能污染药品的疾病的，不得从事直接接触药品的工作。

在药品储存、陈列等区域不得存放与经营活动无关的物品及私人用品，在工作区域内不得有影响药品质量和安全的行为。

（三）文件

1. 文件管理　从文件的内容上看，企业应当制定符合企业实际的质量管理文件。文件包括质量管理制度、岗位职责、操作规程、档案、记录和凭证等，并对质量管理文件定期审核、及时修订。

从文件的执行上看，企业应当采取措施确保各岗位人员正确理解质量管理文件的内容，保证质量管理文件有效执行。

2. 质量管理制度　药品零售质量管理制度应当包括以下内容：药品采购、验收、陈列、销售等环节的管理，设置库房的还应当包括储存、养护的管理；供货单位和采购品种的审核；处方药销售的管理；药品拆零的管理；特殊管理的药品和国家有专门管理要求的药品的管理；记录和凭证的管理；收集和查询质量信息的管理；质量事故、质量投诉的管理；中药饮片处方审核、调配、核对的管理；药品有效期的管理；不合格药品、药品销毁的管理；环境卫生、人员健康的规定；提供用药咨询、指导合理用药等药学服务的管理；人员培训及考核的规定；药品不良反应报告的规定；计算机系统的管理；执行药品电子监管的规定等。

3. 岗位职责　企业应当明确企业负责人、质量管理、采购、验收、营业员以及处方审核、调配等岗位的职责，设置库房的还应当包括储存、养护等岗位职责。

质量管理岗位、处方审核岗位的职责不得由其他岗位人员代为履行。

4. 操作规程和相关记录的建立与保存　药品零售操作规程应当包括：药品采购、验收、销售；处方审核、调配、核对；中药饮片处方审核、调配、核对；药品拆零销售；特殊管理的药品和国家有专门管理要求的药品的销售；营业场所药品陈列及检查；营业场所冷藏药品的存放；计算机系统的操作和管理；设置库房的还应当包括储存和养护的操作规程。

企业应当建立药品采购、验收、销售、陈列检查、温湿度监测、不合格药品处理等相关记录，做到真实、完整、准确、有效和可追溯。记录及相关凭证应当至少保存 5 年。特殊管理的药品的记录及凭证按相关规定保存。

通过计算机系统记录数据时，相关岗位人员应当按照操作规程，通过授权及密码登录计算机系统，进行数据的录入，保证数据原始、真实、准确、安全和可追溯。电子记录数据应当以安全、可靠方式定期备份。

（四）设施与设备

企业的营业场所应当与其药品经营范围、经营规模相适应，并与药品储存、办公、生活辅助及其他区域分开。

1. 经营场所的设施设备　营业场所应当具有相应设施或者采取其他有效措施，避免药品受室外环境的影响，并做到宽敞、明亮、整洁、卫生。

营业场所应当有以下营业设备：货架和柜台；监测、调控温度的设备；经营中药饮片的，有存放饮片和处方调配的设备；经营冷藏药品的，有专用冷藏设备；经营第二类精神药品、毒性中药品种和罂粟壳的，有符合安全规定的专用存放设备；药品拆零销售所需的调配工具、包装用品。

2. 库房的设施设备　企业设置库房的，应当做到库房内墙、顶光洁，地面平整，门窗结构严密；有可靠的安全防护、防盗等措施。储存中药饮片应当设立专用库房。经营特殊管理的药品应当有符合国家规定的储存设施。

药品零售企业的仓库应当有以下设施设备：药品与地面之间有效隔离的设备；避光、通风、防潮、防虫、防鼠等设备；有效监测和调控温湿度的设备；符合储存作业要求的照明设备；验收专用场所；不合格药品专用存放场所；经营冷藏药品的，有与其经营品种及经营规模相适应的专用设备。

企业应当按照国家有关规定，对计量器具、温湿度监测设备等定期进行校准或者检定。

3. 计算机系统　企业应当建立能够符合经营和质量管理要求的计算机系统，并满足药品电子监管的实施条件。

（五）采购与验收

1. 药品采购　药品零售企业采购药品，参照批发企业的有关规定进行。

2. 收货与验收　药品到货时，收货人员应当按采购记录，对照供货单位的随货同行单（票）核实药品实物，做到票、账、货相符。企业应当按规定的程序和要求对到货药品逐批进行验收，并按照本规范第八十条规定做好验收记录。验收抽取的样品应当具有代表性。

药品零售企业的冷藏药品验收参照批发企业的有关规定进行。

3. 验收结果处理　验收合格的药品应当及时入库或者上架，实施电子监管的药品，还应当按照有关规定进行扫码和数据上传，验收不合格的，不得入库或者上架，并报告质量管理人员处理。

（六）陈列与储存

1. 温湿度监控与卫生检查　企业应当对营业场所温度进行监测和调控，以使营业场所的温度符合常温要求。企业应当定期进行卫生检查，保持环境整洁。存放、陈列药品的设备应当保持清洁卫生，不得放置与销售活动无关的物品，并采取防虫、防鼠等措施，防止污染药品。

2. 药品陈列要求　药品的陈列应当符合以下要求：

（1）按剂型、用途以及储存要求分类陈列，并设置醒目标志，类别标签字迹清晰、放置准确。

（2）药品放置于货架（柜），摆放整齐有序，避免阳光直射。

（3）处方药、非处方药分区陈列，并有处方药、非处方药专用标识。

（4）处方药不得采用开架自选的方式陈列和销售。

（5）外用药与其他药品分开摆放。

（6）拆零销售的药品集中存放于拆零专柜或者专区。

（7）第二类精神药品、毒性中药品种和罂粟壳不得陈列。

（8）冷藏药品放置在冷藏设备中，按规定对温度进行监测和记录，并保证存放温度符合要求。

（9）中药饮片柜斗谱的书写应当正名正字；装斗前应当复核，防止错斗、串斗；应当定期清斗，防止饮片生虫、发霉、变质；不同批号的饮片装斗前应当清斗并记录。

（10）经营非药品应当设置专区，与药品区域明显隔离，并有醒目标志。

3. 药品定期检查　企业应当定期对陈列、存放的药品进行检查，重点检查拆零药品和易变质、近效期、摆放时间较长的药品以及中药饮片。发现有质量疑问的药品应当及时撤柜，停止销售，由质量管理人员确认和处理，并保留相关记录。

企业应当对药品的有效期进行跟踪管理，防止近效期药品售出后可能发生的过期使用。

（七）销售管理

1. 企业及其人员的资质公示　企业应当在营业场所的显著位置悬挂《药品经营许可证》、营业执照、执业药师注册证等。营业人员应当佩戴有照片、姓名、岗位等内容的工作牌，是执业药师和药学技术人员的，工作牌还应当标明执业资格或者药学专业技术职称。在岗执业的执业药师应当挂牌明示。

2. 药品销售管理 销售药品应当符合以下要求：

（1）处方经执业药师审核后方可调配；对处方所列药品不得擅自更改或者代用，对有配伍禁忌或者超剂量的处方，应当拒绝调配，但经处方医师更正或者重新签字确认的，可以调配；调配处方后经过核对方可销售。

（2）处方审核、调配、核对人员应当在处方上签字或者盖章，并按照有关规定保存处方或者其复印件。

（3）销售近效期药品应当向顾客告知有效期。

（4）销售中药饮片做到计量准确，并告知煎服方法及注意事项；提供中药饮片代煎服务，应当符合国家有关规定。

企业销售药品应当开具销售凭证，内容包括药品名称、生产厂商、数量、价格、批号、规格等，并做好销售记录。

3. 药品拆零销售管理 药品拆零销售应当符合以下要求：负责拆零销售的人员经过专门培训；拆零的工作台及工具保持清洁、卫生，防止交叉污染；做好拆零销售记录，内容包括拆零起始日期、药品的通用名称、规格、批号、生产厂商、有效期、销售数量、销售日期、分拆及复核人员等；拆零销售应当使用洁净、卫生的包装，包装上注明药品名称、规格、数量、用法、用量、批号、有效期以及药店名称等内容；提供药品说明书原件或者复印件；拆零销售期间，保留原包装和说明书。

4. 药品销售宣传 药品广告宣传应当严格执行国家有关广告管理的规定。

5. 药品电子监管 对实施电子监管的药品，在售出时，应当进行扫码和数据上传。

（八）售后管理

1. 药品退换 除药品质量原因外，药品一经售出，不得退换。

2. 投诉管理 企业应当在营业场所公布药品监督管理部门的监督电话，设置顾客意见簿，及时处理顾客对药品质量的投诉。

3. 药品召回管理 企业发现已售出药品有严重质量问题，应当及时采取措施追回药品并做好记录，同时向药品监督管理部门报告。企业应当协助药品生产企业履行召回义务，控制和收回存在安全隐患的药品，并建立药品召回记录。

4. 药品不良反应监测与报告 企业应当按照国家有关药品不良反应报告制度的规定，收集、报告药品不良反应信息。

五、《药品经营质量管理规范》认证管理

GSP认证是药品监督管理部门依法对药品经营企业的经营质量进行监督检查的一种手段，是对药品经营企业实施GSP的情况进行检查、评价并决定是否发给认证证书的监督管理过程。2003年4月，国务院药品监督管理部门正式颁布施行《药品经营质量管理规范认证管理办法》（国食药监市［2003］25号），规定了GSP认证的具体要求。

（一）GSP认证程序

申请GSP认证的药品经营企业，应符合以下条件：

1. 属于以下情形之一的药品经营单位：①具有企业法人资格的药品经营企业；②非专营药品的企业法人下属的药品经营企业；③不具有企业法人资格且无上级主管单位承担质量管理责任的药品经营实体。

2. 具有依法领取的《药品经营许可证》和《企业法人营业执照》或《营业执照》。

3. 企业经过内部评审，基本符合 GSP 及其实施细则规定的条件和要求。

4. 在申请认证前 12 个月内，企业没有因违规经营造成的经销假劣药品问题（以药品监督管理部门给予行政处罚的日期为准）。

GSP 认证的基本程序见图 8-1。

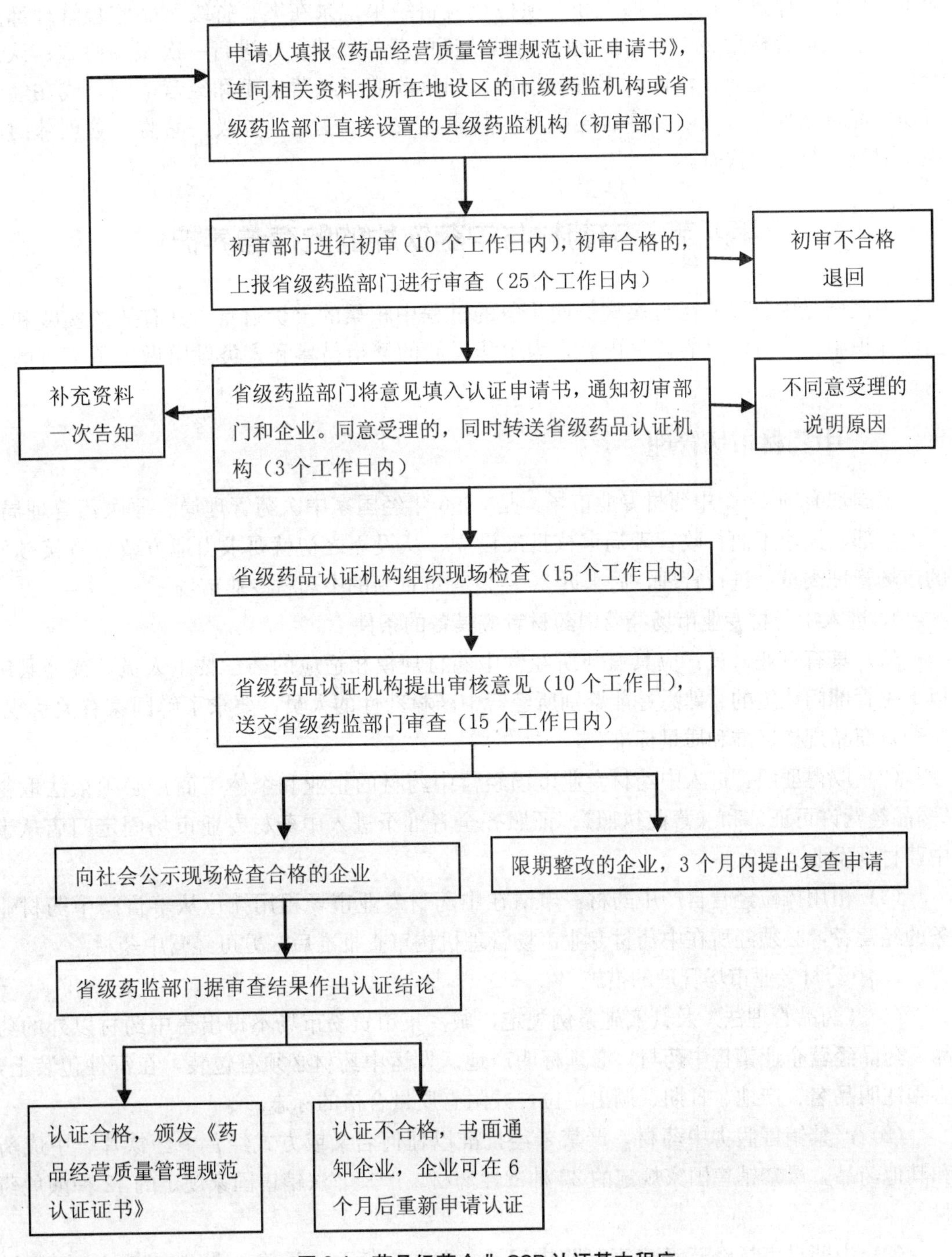

图 8-1　药品经营企业 GSP 认证基本程序

（二）GSP 检查

对药品经营企业进行监督管理不仅要重视事前的市场准入、审批认证，还应当对其认证后的经营行为进行监督检查。各级药品监督管理部门应定期对认证合格的药品经营企业进行监督检查，以确认认证合格药品经营企业是否仍然符合认证标准。

监督检查包括跟踪检查、日常抽查和专项检查三种形式。跟踪检查按照认证现场检查的方法和程序进行；日常抽查和专项检查应将结果记录在案。省级药品监督管理部门应在企业认证合格后 24 个月内，组织对其认证的药品经营企业进行一次跟踪检查；认证合格的药品经营企业在认证证书有效期内，如果改变了经营规模和经营范围，或在经营场所、经营条件等方面以及零售连锁门店数量上发生了变化，省级药品监督管理部门应组织对其进行专项检查。

第四节　中药材与中药饮片的贮存与养护

中医药是中华民族在与疾病长期斗争的过程中积累的宝贵财富，其有效的实践和丰富的知识中蕴含着深厚的科学内涵，为中华民族的繁衍昌盛和人类健康做出了不可磨灭的贡献。

一、中药材市场管理

我国现有的 17 个中药材专业市场，是 1996 年经国家中医药管理局、原医药管理局、原卫生部、国家工商行政管理局审核批准设立，从设立之初就要求由地方政府直接领导的市场管理委员会进行管理，后来近 20 年没有审批新的中药材专业市场。

1. 进入中药材专业市场经营中药材者应具备的条件

（1）具有专业人员：应具有与所经营中药材规模相适应的药学技术人员，或经县级以上主管部门认定的、熟悉并能鉴别所经营中药材药性的人员。要求了解国家有关法规、中药材商品规格标准和质量标准。

（2）取得证照：进入中药材专业市场经营中药材的企业和个体工商户必须依法取得《药品经营许可证》和《营业执照》。证照齐全者准予进入中药材专业市场固定门店从事中药材批发业务。

（3）租用摊位经营自产中药材：申请在中药材专业市场租用摊位从事自产中药材业务的经营者，必须经所在中药材专业市场管理机构审查批准后，方可经营中药材。

2. 中药材专业市场管理的措施

（1）《药品管理法》及其实施条例规定，城乡集市贸易市场不得出售中药材以外的药品。药品经营企业销售中药材，必须标明产地。发运中药材必须有包装，在每件包装上，必须注明品名、产地、日期、调出单位，并附有质量合格的标志。

（2）严禁销售假劣中药材，严禁未经批准以任何名义或方式经营中药饮片、中成药和其他药品，严禁销售国家规定的 27 种毒性药材，严禁非法销售国家规定的 42 种濒危药材。

（3）中药材市场经营者应完善购进记录、验收、储存、运输、调剂、临方炮制等过程的管理制度和措施。严禁从事饮片分包装、改换标签等活动。

(4) 中药材专业市场所在地的药品监督管理部门要制定该市场的质量检查制度，对该市场经营品种组织抽验。严厉打击经销假劣药材的行为，查清并阻断假劣中药材流向，严防假劣中药材进入正规生产流通领域。

17个中药材专业市场所在地是：河北保定市，黑龙江哈尔滨市，安徽亳州市，江西宜春市，山东菏泽市，河南许昌市，湖北黄冈市，湖南长沙市、邵阳市，广东广州市、揭阳市，广西玉林市，重庆渝中区，四川成都市，云南昆明市，陕西西安市，甘肃兰州市。

二、中药饮片的质量管理

中药饮片是在中医药理论指导下，根据辨证施治和调剂、制剂的需要，对中药材进行特殊加工炮制后的制成品。中医临床用以治病的药物是中药饮片和中成药，而中成药的原料是中药饮片。

为加强中药饮片生产经营管理，2011年1月5日原国家食品药品监督管理局、原卫生部、国家中医药管理局以国食药监安［2011］25号印发《关于加强中药饮片监督管理的通知》，中药饮片生产经营必须依法取得许可证照。

1. 中药饮片生产监管

(1) 标准：中药饮片生产是以中医理论为指导的我国特有的制药技术。《药品管理法》规定："中药饮片的炮制，必须按照国家药品标准炮制，国家药品标准没有规定的，必须按照省、自治区、直辖市药品监督管理部门制定的炮制规范炮制。"

(2) 证照：生产中药饮片必须持有《药品生产许可证》《药品GMP证书》，必须以中药材为起始原料，使用符合药用标准的中药，并尽量固定药材产地。

(3) 包装：中药饮片包装必须印有或贴有标签，标签必须注明品名、规格、产地、生产企业、产品批号、生产日期、实施批准文号管理的中药饮片还必须注明批准文号。

严禁未取得合法资质的企业和个人从事中药饮片生产、中药提取；严禁生产企业外购中药饮片半成品或成品进行分包装或改换包装标签等行为。

2. 中药饮片经营监管

为保证中药饮片质量，GSP对药品经营企业中影响中药饮片质量的关键环节及人员资质提出要求。

(1) 药品批发企业：经营中药材、中药饮片的药品批发企业，应当有专用的库房和养护工作场所，直接收购地产中药材的应当设置中药样品室（柜）。

购进中药饮片应当有验收记录，验收记录应当包括品名、规格、批号、产地、生产日期、生产厂商、供货单位、到货数量、验收合格数量等内容，实施批准文号管理的中药饮片还应当记录批准文号。

(2) 药品零售企业：经营中药饮片的零售企业应当设立专用库房储存中药饮片，中药饮片柜斗谱的书写应当正名正字，防止错斗串斗。定期清斗，防止饮片生虫、发霉、变质，不同批号的饮片装斗前应当清斗并记录。

企业应定期对陈列、存放的药品进行检查，重点检查拆零药品和易变质、近效期、摆放时间较长的药品以及中药饮片。发现有质量疑问的药品应当及时撤柜，停止销售，由质量管理人员确认和处理，并保留相关记录。

销售中药饮片应做到计量准确，并告知煎服方法及注意事项。

(3) 医疗机构：要加强对医疗机构中药饮片采购行为的监管，严禁医疗机构从中药材市场或其他没有资质的单位和个人违法采购中药饮片调剂使用。

医疗机构如加工少量自用特殊规格饮片，应将品种、数量、加工理由和特殊性等情况向所在地市级以上药品监督管理部门备案。

三、中药材与中药饮片的贮存与养护

中药材和中药饮片的储存养护是否得当，直接影响着中药的质量和临床疗效。由于受中药本身性质、水分、温度、光线以及储存养护的方法等因素的影响，使得中药的颜色、气味、形态、内部组织容易发生变异，从而影响中药质量和临床应用。

(一) 中药材和中药饮片常见的变质现象

中药贮存中常见的变质现象主要有霉变、虫蛀、变色、走油、散失气味、风化、潮解、升华、挥发、粘连、腐烂等，都会导致药材质量的变化而影响药效。

1. 发霉　空气中存在大量的霉菌孢子，在适当的温度、湿度、适宜的环境和足够的营养条件下，易使中药发生霉变而变质。如人参、枸杞子、鹿茸等就容易发霉。

2. 虫蛀　中药材在采集时受污染，储存过程中害虫侵入或沾有虫卵，都可能使药材遭受虫蛀。在中药库中，蛀食根茎类药材的害虫主要有大谷盗、药谷盗；蛀食果实或种子的害虫有米象、谷象、干酪螨；蛀食芳香性药材的害虫有谷盗、日本标本虫、谷蛾、蟑螂、烟草甲虫等。药材受蛀后，可发生蛀洞和蛀粉，甚至可使药材全部报废。如泽泻、柏子仁、郁李仁、酸枣仁、桃仁、杏仁、款冬花、党参、黄芪、枸杞、山药、大黄、人参、白芷、白蔹等易虫蛀。

3. 变色　各种药材都有其固定的颜色，若加工贮藏养护不当，其颜色极易发生变化。变色的原因比较多，如药材所含成分在酶的作用下降解变色；药材经常日晒，因氧化而变色；药材加工中，烘焙温度过高也可致变色；某些杀虫剂如硫黄烟熏药材后，可使药材褪色。如黄芩、牡丹皮等。

4. 走油（泛油）　某些含油药材在储存过程中有油分向外溢出，或药材在受潮、变色、变质后表面呈现油样物质的变化称为“走油”。药材在干燥和贮存时，因温度过高或贮存年限过久，或药材本身所含某些成分关系，致使药材中所含脂肪油、挥发油、糖及其他成分逸出药材表面，呈现油样的质变。走油后的药材，一般变色变质，药效降低。常易走油的药材有桃仁、杏仁、麦冬、天冬、白术、怀牛膝、柏子仁、郁李仁、酸枣仁、当归、肉桂、党参，桂圆、枸杞子等。

5. 风化　因空气干燥而使药材失去结晶水而风化，如芒硝、胆矾等。

6. 升华　储存温度变化、密封不严而使某些药物升华散失，如冰片、樟脑等。

7. 潮解　因吸湿而使固体液化或成分降解，如大青盐、硇砂等。

（二）中药储藏养护的措施

1. 防霉　对购进的中药材和中药饮片严格验收检查，尤其是控制好水分含量；加强对库存中药的检查，保持库房通风良好。

2. 防虫蛀

（1）预防：室内环境应保持干燥通风，温度适宜（温度控制在30℃以下，相对湿度在70%以下），药物进仓前应将容器、货位打扫干净。拒收有灰屑、虫迹、潮软或质量低劣的药品。

（2）高温杀虫：①温度48～52℃时，短时间即能杀死害虫；②日晒亦能起到杀虫效果，薄摊勤翻，一般摊3～5cm为宜，每小时翻动一次。晒后先将药聚堆，保持堆内高温，达到杀虫目的。③现代使用的干燥养护技术（包括远红外加热干燥和微波干燥加热）、蒸汽加热养护技术、气体灭菌养护技术、γ射线辐射杀虫灭菌养护技术等也能起到很好的效果。

（3）酒精防虫：白酒或95%的酒精撒在中药的表面，然后密闭。栝楼、当归、大枣、枸杞、黄精等不宜曝晒烘烤的药物可用此法。

（4）熏蒸杀虫：用磷化铝熏蒸可以达到杀虫目的。

（5）低温养护：低温养护法是梅雨季节来临时，将中药材贮存于冷藏库（温度2～10℃）中，即能防霉、防虫、防变色和走油，又不影响药材品质。此法需要一定的设备，成本较高，主要用于贵重药材，特别是容易霉变的药材以及无其他较好办法保管的药材。

3. 防变色　加强日常养护，将药物置于阴凉干燥处，避光、防止受潮、受热。利用蒸、焯等炮制方法杀酶防变色。

4. 防走油　①低温防潮储存；②加快周转，缩短库存时间；③若走油不严重，可依据中药性质采用晾晒、低温烘烤、酒喷等方法使之回润。

此外，为了防止中药材和中药饮片在储存过程中出现风化、升华、潮解等变异，必须加强温湿度的控制和正确掌握通风、密闭等条件。

（三）药材同贮养护法

利用不同品种的中药所散发的特殊气味、吸湿性能或特有的化学成分来防止另一种药材发生质量变异的一种贮存方法，相当于现代生物防治中类似以虫治虫、以药治药的一种形式。

1. 泽泻、山药与牡丹皮同贮防虫保色　泽泻、山药易生虫，丹皮易变色，将三者交互层层存放或泽泻与山药分别与牡丹皮贮存在一起，既可防止泽泻、山药生虫，又可防止丹皮变色。

2. 藏红花可防冬虫夏草生虫　藏红花、冬虫夏草属贵重药材，藏红花与冬虫夏草同贮于低温干燥处，可使冬虫夏草久贮而不生虫。此外，冬虫夏草在装箱时，先于箱底铺放用纸包好的木炭，再放些碎丹皮，然后在其上放置冬虫夏草并密封，即可防止霉蛀发生。

3. 蜜拌桂圆肉可保味保色　桂圆肉富含糖类、蛋白质和脂肪，在高温梅雨季节，极易发霉、生虫和变色，可将晒至干爽不粘手的桂圆放进适宜容器中，加适量的蜂蜜拌匀，然后倒入洁净的陶瓷缸内，密封置阴凉干燥处贮藏，用此方法保管桂圆肉，可安全度过两个夏季，且色味完好。同理，贮存肉桂时，在容器底部放一碗蜂蜜，然后装上带孔的隔板，将肉桂置于隔板上加盖保存，此法可保持肉桂色、香、味不变。

4. 大蒜防芡实、薏苡仁生虫　芡实和薏苡仁富含淀粉，在贮藏中极易造成虫害，贮存时加适量用纸包好的生大蒜瓣，并在纸包上扎若干小孔，使大蒜气味能够扩散，即可起到良好的防虫效果，具体操作是将中药材与生大蒜按 20∶1 匀放，并装入缸内盖严即可。

此外，大蒜与土鳖虫、斑蝥、全蝎、僵蚕等药材同贮，即能使这些药材不易生虫。

5. 细辛、花椒养护鹿茸　鹿茸易生虫难保管，若在锯茸后，将细辛碾末调成糊状，涂于锯口或裂缝边缘处，再烘干置于密闭的木箱，在箱内撒些樟脑或细辛盖严密封后置阴凉干燥处贮藏可防生虫。

此外，花椒与鹿茸同贮也能防虫，方法是将鹿茸装入盒内，盒底先铺一层花椒，盖好密封即可。

6. 生姜可防蜂蜜"涌潮"　蜂蜜于夏季易发酵上涌，俗称"涌潮"，可将生姜洗净，晾干后切片撒于蜂蜜上（每 100kg 蜂蜜用姜 2～3kg），盖严封紧即可防止蜂蜜发酵"涌潮"。如果蜂蜜已经发生了"涌潮"现象，可用生姜汁兑入"涌潮"蜂蜜中，可使"涌潮"下落。下落之后，再在蜂蜜上撒些姜片，盖严即可。

7. 当归防麝香走香变色　取麝香和当归各 0.5～1kg，分件用纸一起包好，然后一件件依次装入瓷罐内，盖严密封，置干燥处保存。这样贮存麝香不变色也不失香气。

学习小结

1. 学习内容

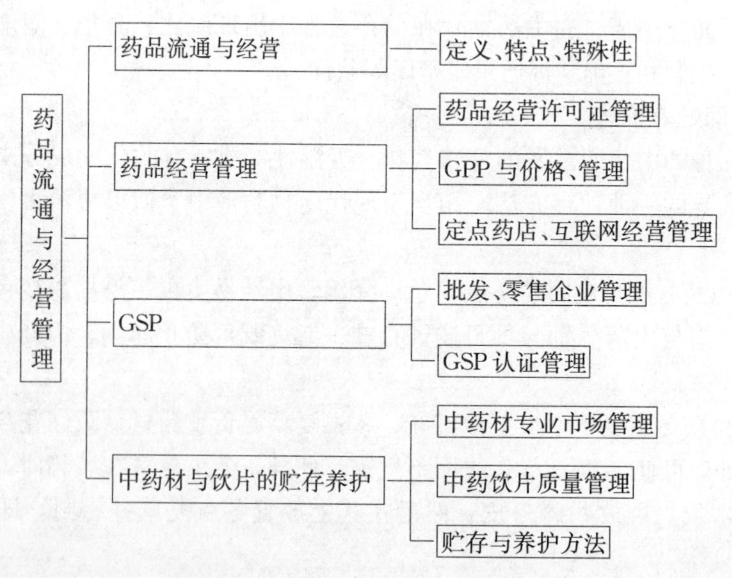

2. 学习方法

药品是关系到公众生命健康的特殊商品，药品的设计与生产固然对药品质量起到了关键性的作用，但药品经营企业的经营行为对药品的质量及消费者的用药安全、有效、合理等亦具有重要影响。因此，国家对药品流通领域各环节的活动均作出了严格的规定。根据教学大纲要求，建议同学们针对各种不同类型的药品经营企业的特点，对照国家制定的各项管理制度进行学习和掌握，必要时可在老师的指导下，深入药品批发企业和零售企业进行现场教学，加深对理论知识的理解和掌握。

复习思考题

1. 药品的经营范围共分为哪几类？

2. 什么是首营企业？对首营企业的审核应当核实哪些资料？

3. 根据《药品经营许可证》的管理规定，哪些企业必须进行现场检查？

4. 发运中药材时，包装上必须注明哪些内容？

5. 为了保证中药饮片的经营质量，国家对经营中药饮片的零售企业作出了哪些管理规定？

（叶代望）

第九章　药品上市后监督管理

学习目的

通过本章内容的学习，使同学们认识药品上市后再评价对保障公众用药安全的重要性，并进一步掌握药品上市后再评价的概念和处理方式、药品不良反应报告和监测模式、药品召回的实施过程。

学习要点

药品上市后再评价的处理方式；药品不良反应报告基本要求；药品不良反应报告模式；药品召回的实施过程。

第一节　药品上市后再评价

药品上市后再评价（post-marketing drug assessment）是药品上市前研究的延续，是药品监督管理的重要环节，也是确保用药安全、有效的必要手段。受限于上市前研究试验病例少、研究时间短、受试病例范围窄等，药品上市前研究不能发现罕见的或迟发的不良反应，药品的安全性和有效性评价还有待在更广泛人群中进一步深入。根据《药品管理法》规定：国务院药品监督管理部门组织药学、医学和其他技术人员，对新药进行审评，对已经批准生产的药品进行再评价。目前，我国药品上市后再评价主要法律法规依据为《药品管理法》《药品管理法实施条例》《药品不良反应报告和监测管理办法》和《药品召回管理办法》。

一、药品上市后再评价概述

药品上市后再评价是运用药理学、药剂学、临床医学、药物流行病学、药物经济学等学科的方法和知识，对上市后药品的安全性、有效性、经济性等进行系统客观评价并做出风险管理决策的过程。

（一）药品上市后再评价的必要性

药品上市前研究的局限性不仅表现在非临床研究过程（如人和动物的种属差异、动物实验难以观察到药物对人类主观反应的影响、有限的实验动物数量等），而且更多表现在药品上市前临床试验研究过程。药物临床试验的局限性主要表现为病例数少，研究时间短，试验对象年龄范围窄，用药条件控制较严，试验设计目的单纯。因此药品上市后在广大人群中应用的有效性、长期效应剂量和疗程、新适应证以及影响药品疗效的因素等都无法在上市前研究中获得，导致对药品的安全性和有效性评价不充分，使得药品上市后再评价成为必然。

（二）药品上市后再评价的作用

1. 为药品监督管理提供科学依据　在上市后药品不良反应监测信息评价的基础上，发现可能存在于药品生产、流通、使用环节的风险信号，为药品监管部门提供决策依据。同时药品上市后再评价的实施，能提高药品监管部门修订药品标准、药品再注册、《国家基本药物目录》《国家基本医疗保险和工伤保险药品目录》以及非处方药目录的遴选、药品召回、药品淘汰等工作的科学性和有效性。2009 年，我国全面启动中药注射剂再评价工作，陆续对双黄连注射液、参麦注射液、鱼腥草注射液等开展综合评价。

2. 促进制药企业药品市场开发　通过药品上市后再评价，掌握药品利用信息，扩大用药人群，发现新的适应证，修改说明书，改变药品使用途径，促进制药企业占有和扩大药品市场。

3. 改善临床用药方案，提高临床合理用药水平　通过对更大范围人群开展临床研究，为临床用药提供更佳的给药方案。同时应用药物流行病学、药物经济学、循证医学等学科研究方法，进一步为临床药物使用目录筛选提供支持，提高合理用药水平。

二、我国药品上市后再评价的实施

目前，我国上市后药品再评价主要开展药品安全性再评价。2007 年，国务院办公厅发布《关于印发国家食品药品安全“十一五”规划的通知》提出：制定实施《药品再评价管理办法》，制定配套的技术规范与指南，对已上市药品分期分批开展再评价研究；建立并完善上市后药品监测、预警、应急、撤市、淘汰的风险管理长效机制。目前，除《药品管理法》和《药品再评价管理办法》（征求意见稿）从原则上规定了上市后药品再评价制度，仍无药品再评价相关法律法规。

（一）药品上市后再评价的组织机构

国务院药品监督管理部门主管全国药品上市后再评价工作，省级食品药品监督管理部门协助监督管理本行政区域内药品上市后再评价工作。国家食品药品监督管理总局药品评价中心承担药品上市后再评价的具体技术业务工作，其主要负责制定药品不良反应技术标准和规范，开展药品不良反应、药品滥用监测工作，开展药品安性再评价工作，参与拟定、调整国家基本药物目录和非处方药目录。

（二）药品上市后再评价的处理方式

1. 撤销批准文号或进口药品注册证书　《药品管理法》第四十二条第一款规定：国务院药品监督管理部门对已经批准生产或者进口的药品，应当组织调查；对疗效不确、不良反应大或者其他原因危害人体健康的药品，应当撤销批准文号或者进口药品注册证书。

2. 停止生产、销售、使用　《药品管理法》第七十一条规定：国家实行药品不良反应报告制度。药品生产企业、药品经营企业和医疗机构必须经常考察本单位所生产、经营、使用的药品质量、疗效和反应。发现可能与用药有关的严重不良反应，必须及时向当地省、自治区、直辖市人民政府药品监督管理部门和卫生行政部门报告。对已确认发生严重不良反应的药品，国务院或者省、自治区、直辖市人民政府的药品监督管理部门可以采取停止生产、销售、使用的紧急控制措施，并应当在五日内组织鉴定，自鉴定结论作出之日起十五日内依法作出行政处理决定。

3. 修改药品说明书　《药品管理法实施条例》第四十一条规定：国务院药品监督管理部门对已批准生产、销售的药品进行再评价，根据药品再评价结果，可以采取责令修改说明书、暂停生产、销售和使用的措施；对不良反应大或者其他原因危害人体健康的药品，应当撤销该药品批准证明文件。

4. 不予再注册　《药品注册管理办法》第一百二十六条规定：经国家食品药品监督管理总局再评价属于疗效不确切、不良反应大或者其他原因危害人体健康药品不予再注册。

第二节　药品不良反应监测管理

药品不良反应监测是药品上市后安全性再评价的主要途径。通过开展药品不良反应监测，发现药品的安全风险，采取有效控制措施，最大限度保障公众用药安全。依据《药品管理法》，原卫生部和原国家药品监督管理局于1999年11月发布了《药品不良反应监测管理办法（试行）》。2001年我国对《药品管理法》进行修订，并提出国家实行药品不良反应报告制度。2004年3月，原卫生部和原国家食品药品监督管理局发布了我国首部药品不良反应报告和监测的行政法规《药品不良反应报告和监测管理办法》。随着药品不良反应监测体系的不断完善，药品不良反应报告数从2005年的17万份不断增加到2010年的69万份。但是，我国药品生产企业主动开展药品不良反应报告和监测工作积极性不高。根据2012年国家药品不良反应监测年度报告，来自医疗机构的不良反应/事件报告占74.8%，来自药品生产和经营企业的报告占24.4%，来自个人的报告占0.8%。2011年5月，原卫生部发布了《药品不良反应报告和监测管理办法》，进一步明确了药品不良反应监测机构职责，规范报告程序，增加了对严重药品不良反应、群体药品不良事件调查核实评价的要求，针对药品生产企业提出按时提交定期安全性更新报告和开展重点监测的要求。

一、药品不良反应监测的相关概念

（一）药品不良反应的概念和分类

1. 药品不良反应的概念　依据我国《药品不良反应报告和监测管理办法》，药品不良反应（adverse drug reaction，ADR）是指合格药品在正常用法用量下出现的与用药目的无关的有害反应。其中包括副作用、毒性作用、后遗效应、变态反应、继发反应、特异质反应、药物依赖性等。WHO认为，药品不良反应是指在人类预防、诊断和治疗疾病或调节生理功能的过程中，正常使用药物剂量时发生的一种有害的和非预期的反应。

2. 药品不良反应的分类　根据药品不良反应与药理作用的关系，药品不良反应分为A型、B型和C型药品不良反应。

（1）A型药品不良反应：由药品本身的药理作用加强所致，常和剂量有关。一般具有发生率高、死亡率低、易预测、停药或降低用药剂量后症状减轻或消除的特点。临床表现为副作用、过度作用、后遗效应、首剂效应、撤药反应、毒性反应等。

（2）B型药品不良反应：与药品本身的药理作用无关，与用药剂量无关。一般具有发生率低、死亡率高、难预测的特点。临床表现为变态反应、特异质反应等。

（3）C型药品不良反应：与药品无明确的时间关系，多发生在长期用药后，潜伏期长。一般具有用药史复杂、难预测、机制不清的特点。临床表现为致畸、致癌、致突变等。

(二) 其他相关概念

1. 药品不良事件　药品不良事件（adverse drug event，ADE）是指药物治疗期间所发生的任何有害的，并怀疑与药品有关的医疗事件，但该事件并非一定与用药有因果关系。

2. 药品不良反应报告和监测　是指药品不良反应的发现、报告、评价和控制的过程。

3. 严重药品不良反应　严重药品不良反应是指因使用药品引起以下损害情形之一的反应：①导致死亡；②危及生命；③致癌、致畸、致出生缺陷；④导致显著的或者永久的人体伤残或者器官功能的损伤；⑤导致住院或者住院时间延长；⑥导致其他重要医学事件，如不进行治疗可能出现上述所列情况的。

4. 新的药品不良反应　新的药品不良反应是指药品说明书中未载明的不良反应。说明书中已有描述，但不良反应发生的性质、程度、后果或者频率与说明书描述不一致或者更严重的，按照新的药品不良反应处理。

5. 药品群体不良事件　药品群体不良事件指同一药品在使用过程中，在相对集中的时间、区域内，对一定数量人群的身体健康或者生命安全造成损害或者威胁，需要予以紧急处置的事件。其中同一药品是指同一生产企业生产的同一药品名称、同一剂型、同一规格的药品。

6. 药品重点监测　药品重点监测是指为进一步了解药品的临床使用和不良反应发生情况，研究不良反应的发生特征、严重程度、发生率等，开展的药品安全性监测活动。

二、药品不良反应报告和监督主体

(一) 药品不良反应报告主体和报告要求

1. 报告主体　药品生产企业（包括进口药品的境外制药厂商）、药品经营企业、医疗机构是药品不良反应报告主体，并应当按照规定报告所发现的药品不良反应。同时，国家鼓励公民、法人和其他组织报告药品不良反应。

2. 报告要求

(1) 药品生产、经营企业和医疗机构建立药品不良反应报告和监测管理制度，获知或者发现可能与用药有关的不良反应，应当通过国家药品不良反应监测信息网络报告；不具备在线报告条件的，应当通过纸质报表报所在地药品不良反应监测机构，由所在地药品不良反应监测机构代为在线报告。报告内容应当真实、完整、准确。

(2) 药品生产、经营企业和医疗机构应当配合药品监督管理部门、卫生行政部门和药品不良反应监测机构对药品不良反应或者群体不良事件的调查，并提供调查所需的资料。

(3) 药品生产、经营企业和医疗机构应当建立并保存药品不良反应报告和监测档案。

(4) 药品生产企业应当设立专门机构并配备专职人员，药品经营企业和医疗机构应当设立或者指定机构并配备专（兼）职人员，承担本单位的药品不良反应报告和监测工作。

（二）药品不良反应监督主体

CFDA 主管全国药品不良反应报告和监测工作，地方各级药品监督管理部门主管本行政区域内的药品不良反应报告和监测工作。各级卫生行政部门负责本行政区域内医疗机构与实施药品不良反应报告制度有关的管理工作。地方各级药品监督管理部门应当建立健全药品不良反应监测机构，负责本行政区域内药品不良反应报告和监测的技术工作。

三、药品不良反应的报告和处置

（一）个例药品不良反应的报告和处置

1. 个人报告程序　个人发现新的或者严重的药品不良反应，可以向经治医师报告，也可以向药品生产、经营企业或者当地的药品不良反应监测机构报告，必要时提供相关的病历资料。

2. 药品不良反应报告主体报告程序

（1）报告原则：药品生产、经营企业和医疗机构应当主动收集药品不良反应，获知或者发现药品不良反应后应当详细记录、分析和处理，填写《药品不良反应/事件报告表》并报告。

（2）报告范围：新药监测期内的国产药品应当报告该药品的所有不良反应；其他国产药品，报告新的和严重的不良反应。进口药品自首次获准进口之日起 5 年内，报告该进口药品的所有不良反应；满 5 年的，报告新的和严重的不良反应。

（3）报告时限：药品生产、经营企业和医疗机构发现或者获知新的、严重的药品不良反应应当在 15 日内报告，其中死亡病例须立即报告；其他药品不良反应应当在 30 日内报告。有随访信息的，应当及时报告。药品生产企业应当对获知的死亡病例进行调查，详细了解死亡病例的基本信息、药品使用情况、不良反应发生及诊治情况等，并在 15 日内完成调查报告，报药品生产企业所在地的省级药品不良反应监测机构。

3. 对设区的市级、县级药品不良反应监测机构要求

（1）总体要求：设区的市级、县级药品不良反应监测机构应当对收到的药品不良反应报告的真实性、完整性和准确性进行审核。严重药品不良反应报告的审核和评价应当自收到报告之日起 3 个工作日内完成，其他报告的审核和评价应当在 15 个工作日内完成。

（2）对死亡病例的调查要求：设区的市级、县级药品不良反应监测机构应当对死亡病例进行调查，详细了解死亡病例的基本信息、药品使用情况、不良反应发生及诊治情况等，自收到报告之日起 15 个工作日内完成调查报告，报同级药品监督管理部门和卫生行政部门以及上一级药品不良反应监测机构。

4. 对省级药品不良反应监测机构的要求

（1）总体要求：省级药品不良反应监测机构应当在收到下一级药品不良反应监测机构提交的严重药品不良反应评价意见之日起 7 个工作日内完成评价工作。

（2）对死亡病例的调查要求：对死亡病例，事件发生地和药品生产企业所在地的省级药品不良反应监测机构均应当及时根据调查报告进行分析、评价，必要时进行现场调查，并将评价结果报省级药品监督管理部门和卫生行政部门，以及国家药品不良反应监测中心。

5. 对国家药品不良反应监测机构的要求　国家药品不良反应监测中心应当及时对死

亡病例进行分析、评价，并将评价结果报 CFDA 和国家卫生和计划生育委员会。

（二）药品群体不良事件的报告和处置

1. 药品不良反应报告主体报告程序　药品生产、经营企业和医疗机构获知或者发现药品群体不良事件后，应当立即通过电话或者传真等方式报所在地的县级药品监督管理部门、卫生行政部门和药品不良反应监测机构，必要时可以越级报告；同时填写《药品群体不良事件基本信息表》，对每一病例还应当及时填写《药品不良反应/事件报告表》，通过国家药品不良反应监测信息网络报告。

2. 对药品不良反应监督主体的要求

（1）设区的市级、县级药品监督管理部门获知药品群体不良事件后，应当立即与同级卫生行政部门联合组织开展现场调查，并及时将调查结果逐级报至省级药品监督管理部门和卫生行政部门。

（2）省级药品监督管理部门与同级卫生行政部门联合对设区的市级、县级的调查进行督促、指导，对药品群体不良事件进行分析、评价，对本行政区域内产生的影响较大的药品群体不良事件，还应当组织现场调查，评价和调查结果应当及时报 CFDA 和国家卫生和计划生育委员会。

（3）对全国范围内影响较大并造成严重后果的药品群体不良事件，CFDA 应当与国家卫生和计划生育委员会联合开展相关调查工作。

3. 处理措施　药品生产企业、经营企业、医疗机构、药监部门和卫生行政部门获知药品群体不良事件后应采取不同的处理措施。见表 9-1。

表 9-1　不同组织类型的处理措施

组织类型	采取措施
药品生产企业	立即开展调查，详细了解药品群体不良事件的发生、药品使用、患者诊治以及药品生产、储存、流通、既往类似不良事件等情况，在 7 日内完成调查报告，报所在地省级药品监督管理部门和药品不良反应监测机构；同时迅速开展自查，分析事件发生的原因，必要时应当暂停生产、销售、使用和召回相关药品，并报所在地省级药品监督管理部门
药品经营企业	立即告知药品生产企业，同时迅速开展自查，必要时应当暂停药品的销售，并协助药品生产企业采取相关控制措施
医疗机构	积极救治患者，迅速开展临床调查，分析事件发生的原因，必要时可采取暂停药品的使用等紧急措施
药品监督管理部门	采取暂停生产、销售、使用或者召回药品等控制措施
卫生行政部门	采取措施积极组织救治患者

（三）境外发生的严重药品不良反应的报告程序

1. 报告程序　进口药品和国产药品在境外发生的严重药品不良反应（包括自发报告系统收集的、上市后临床研究发现的、文献报道的），药品生产企业应当填写《境外发生的药品不良反应/事件报告表》，自获知之日起 30 日内报送国家药品不良反应监测中心。国家药品不良反应监测中心要求提供原始报表及相关信息的，药品生产企业应当在 5 日内提交。国家药品不良反应监测中心应当对收到的药品不良反应报告进行分析、评价，每半年向 CFDA 和国家卫生和计划生育委员会报告，发现提示药品可能存在安全隐患的信息应当及时报告。

2. 处理措施　进口药品和国产药品在境外因药品不良反应被暂停销售、使用或者撤市的，药品生产企业应当在获知后24小时内书面报CFDA和国家药品不良反应监测中心。

（四）定期安全性更新报告

药品生产企业应当对本企业生产药品的不良反应报告和监测资料进行定期汇总分析，汇总国内外安全性信息，进行风险和效益评估，撰写定期安全性更新报告。

1. 报告时间　设立新药监测期的国产药品，应当自取得批准证明文件之日起每满1年提交一次定期安全性更新报告，直至首次再注册，之后每5年报告一次；其他国产药品，每5年报告一次。首次进口的药品，自取得进口药品批准证明文件之日起每满一年提交一次定期安全性更新报告，直至首次再注册，之后每5年报告一次。定期安全性更新报告的汇总时间以取得药品批准证明文件的日期为起点计，上报日期应当在汇总数据截止日期后60日内。

2. 报告程序　国产药品的定期安全性更新报告向药品生产企业所在地省级药品不良反应监测机构提交。进口药品（包括进口分包装药品）的定期安全性更新报告向国家药品不良反应监测中心提交。省级药品不良反应监测机构应当对收到的定期安全性更新报告进行汇总、分析和评价，于每年4月1日前将上一年度定期安全性更新报告统计情况和分析评价结果报省级药品监督管理部门和国家药品不良反应监测中心。国家药品不良反应监测中心应当对收到的定期安全性更新报告进行汇总、分析和评价，于每年7月1日前将上一年度国产药品和进口药品的定期安全性更新报告统计情况和分析评价结果报CFDA和国家卫生和计划生育委员会。

（五）药品重点监测

1. 药品重点监测分类　根据药品重点监测是否由药品生产企业发起可分为主动重点监测和被动重点监测。

（1）主动重点监测：药品生产企业应当经常考察本企业生产药品的安全性，对新药监测期内的药品和首次进口5年内的药品，应当开展重点监测，并按要求对监测数据进行汇总、分析、评价和报告；对本企业生产的其他药品，应当根据安全性情况主动开展重点监测。

（2）被动重点监测：省级以上药品监督管理部门根据药品临床使用和不良反应监测情况，可以要求药品生产企业对特定药品进行重点监测，必要时，也可以直接组织药品不良反应监测机构、医疗机构和科研单位开展药品重点监测。

2. 省级以上药品不良反应监督主体职责　省级以上药品不良反应监测机构负责对药品生产企业开展的重点监测进行监督、检查，并对监测报告进行技术评价。省级以上药品监督管理部门可以联合同级卫生行政部门指定医疗机构作为监测点，承担药品重点监测工作。

四、药品不良反应评价与控制

（一）药品生产企业对药品不良反应的评价与控制措施

药品生产企业应当对收集到的药品不良反应报告和监测资料进行分析、评价，并主动开展药品安全性研究。

1. 对已确认发生严重药品不良反应药品采取的措施　药品生产企业对已确认发生严重不良反应的药品，应当通过各种有效途径将药品不良反应、合理用药信息及时告知医务人员、患者和公众；采取修改标签和说明书，暂停生产、销售、使用和召回等措施，减少和防止药品不良反应的重复发生。

2. 对不良反应大的药品采取的措施　应当主动申请注销其批准证明文件。

药品生产企业应当将药品安全性信息及采取的措施报所在地省级药品监督管理部门和CFDA。

（二）药品经营企业和医疗机构对药品不良反应的评价与控制措施

药品经营企业和医疗机构应当对收集到的药品不良反应报告和监测资料进行分析和评价，并采取有效措施减少和防止药品不良反应的重复发生。

（三）药品不良反应监督主体的评价与控制措施

1. 省级药品监督管理部门　省级药品监督管理部门根据分析评价结果，可以采取暂停生产、销售、使用和召回药品等措施，并监督检查，同时将采取的措施通报同级卫生行政部门。

2. 省级药品不良反应监测机构　省级药品不良反应监测机构应当每季度对收到的药品不良反应报告进行综合分析，提取需要关注的安全性信息，并进行评价，提出风险管理建议，及时报省级药品监督管理部门、卫生行政部门和国家药品不良反应监测中心。省级以上药品不良反应监测机构根据分析评价工作需要，可以要求药品生产、经营企业和医疗机构提供相关资料，相关单位应当积极配合。

3. 国家食品药品监督管理总局　CFDA根据药品分析评价结果，可以要求企业开展药品安全性、有效性相关研究。必要时，应当采取责令修改药品说明书，暂停生产、销售、使用和召回药品等措施，对不良反应大的药品，应当撤销药品批准证明文件，并将有关措施及时通报国家卫生和计划生育委员会。

4. 国家药品不良反应监测中心　国家药品不良反应监测中心应当每季度对收到的严重药品不良反应报告进行综合分析，提取需要关注的安全性信息，并进行评价，提出风险管理建议，及时报CFDA和国家卫生和计划生育委员会。

五、药品不良反应报告与监测的相关法律责任

（一）药品生产企业的法律责任

药品生产企业有下列情形之一的，由所在地药品监督管理部门给予警告，责令限期改正，可以并处五千元以上三万元以下的罚款：①未按照规定建立药品不良反应报告和监测管理制度，或者无专门机构、专职人员负责本单位药品不良反应报告和监测工作的；②未建立和保存药品不良反应监测档案的；③未按照要求开展药品不良反应或者群体不良事件报告、调查、评价和处理的；④未按照要求提交定期安全性更新报告的；⑤未按照要求开展重点监测的；⑥不配合严重药品不良反应或者群体不良事件相关调查工作的；⑦其他违反《药品不良反应报告和监测管理办法》规定的。药品生产企业有以上第4、5情形之一的，按照《药品注册管理办法》的规定对相应药品不予再注册。

（二）药品经营企业的法律责任

药品经营企业有下列情形之一的，由所在地药品监督管理部门给予警告，责令限期改正；逾期不改的，处三万元以下的罚款：①无专职或者兼职人员负责本单位药品不良反应监测工作的；②未按照要求开展药品不良反应或者群体不良事件报告、调查、评价和处理的；③不配合严重药品不良反应或者群体不良事件相关调查工作的。

（三）医疗机构的法律责任

医疗机构有下列情形之一的，由所在地卫生行政部门给予警告，责令限期改正；逾期不改的，处三万元以下的罚款。情节严重并造成严重后果的，由所在地卫生行政部门对相关责任人给予行政处分：①无专职或者兼职人员负责本单位药品不良反应监测工作的；②未按照要求开展药品不良反应或者群体不良事件报告、调查、评价和处理的；③不配合严重药品不良反应和群体不良事件相关调查工作的。药品监督管理部门发现医疗机构有以上情形之一的，应当移交同级卫生行政部门处理。卫生行政部门对医疗机构作出行政处罚决定的，应当及时通报同级药品监督管理部门。

（四）其他

1. 各级药品监督管理部门、卫生行政部门和药品不良反应监测机构及其有关工作人员在药品不良反应报告和监测管理工作中违反《药品不良反应报告和监测管理办法》，造成严重后果的，依照有关规定给予行政处分。

2. 药品生产、经营企业和医疗机构违反相关规定，给药品使用者造成损害的，依法承担赔偿责任。

六、我国药品不良反应监测情况

1986 年，原卫生部在北京、上海指定 10 家医院，开展药品不良反应监测报告试点，1989 年试点单位进一步扩大，并在原中国药品生物制品检定所成立药品不良反应监察机构，负责全国药品不良反应监察管理工作。1998 年国家药品监督管理局成立，加强药品不良反应监测工作。同年我国正式加入世界卫生组织国际药品监测合作中心，成为第 68 个成员国。目前，我国已经建立了覆盖全国 31 个省、解放军、新疆生产建设兵团和 316 个地市级的药品不良反应监测体系，完全实现了网络在线实时报告，报告数量和技术手段等都取得很大的进步。同时，我国还建立药品不良反应信息通报制度，及时反馈有关药品新的、严重的安全隐患，为药品监督管理部门、卫生行政部门的监督管理和医疗机构临床用药提供参考。截至 2016 年年底，国家药品不良反应监测中心已发布了 72 期《药品不良反应信息通报》。此外，CFDA 自 2011 年起发布了药品不良反应监测年度报告。2014 年药品不良反应监测年度报告显示，我国医疗机构的报告占 82.2%，药品经营企业的报告占 16.0%，药品生产企业的报告占 1.4%，个人及其他来源的报告占 0.4%。

第三节　药品召回管理

药品召回制度是国际上通行的对缺陷药品管理的有效模式。美国、加拿大、日本、欧盟等都分别制定了药品召回相关法律法规。为保障广群众用药安全、规范药品市场秩序，原国家食品药品监督管理局依据《药品管理法》《药品管理法实施条例》及《国务院关于加强食品等产品安全监督管理的特别规定》于2007年12月10日发布了《药品召回管理办法》。

一、药品召回的概念及分类

（一）药品召回的概念

药品召回（drug recalls）是指药品生产企业，包括进口药品的境外制药厂商，按照规定的程序收回已上市销售的存在安全隐患的药品。其中安全隐患是指由于研发、生产等原因可能使药品具有的危及人体健康和生命安全的不合理危险。已经确认为假药、劣药的则不适用于召回程序。

（二）药品召回的分类

1. 药品召回的类型 根据药品召回主体的不同，药品召回分为：

（1）主动召回：指药品生产企业对收集的药品信息进行分析，对可能存在安全隐患的药品按照《药品召回管理办法》中相关条款的要求进行调查评估，发现其存在安全隐患的，自行主动决定召回。

（2）责令召回：指药品监督管理部门经过调查评估，认为存在安全隐患，药品生产企业应当召回药品而未主动召回的，责令药品生产企业所实施的召回。必要时，药品监督管理部门可以要求药品生产企业、经营企业和使用单位立即停止销售和使用该药品。

2. 药品召回的等级 根据药品安全隐患的严重程度，药品召回分为：

（1）一级召回：使用该药品可能引起严重健康危害的。

（2）二级召回：使用该药品可能引起暂时的或者可逆的健康危害的。

（3）三级召回：使用该药品一般不会引起健康危害，但由于其他原因需要收回的。

（三）药品安全隐患的调查与评估

药品生产企业应当建立健全的药品质量保证体系和药品不良反应监测系统，收集、记录药品的质量问题与药品不良反应信息，并按规定及时向药品监督管理部门报告。药品生产企业应当对药品可能存在的安全隐患进行调查。药品监督管理部门对药品可能存在的安全隐患开展调查时，药品生产企业应当积极予以协助。药品经营企业、使用单位应当配合药品生产企业或者药品监督管理部门开展有关药品安全隐患的调查，提供有关资料。

1. 药品安全隐患调查的内容可以包括：①已发生药品不良事件的种类、范围及原因；②药品使用是否符合药品说明书、标签规定的适应证、用法用量的要求；③药品质量是否符合国家标准，药品生产过程是否符合GMP等规定，药品生产与批准的工艺是否一致；④药品储存、运输是否符合要求；⑤药品主要使用人群的构成及比例；⑥可能存在安全隐患的药品批次、数量及流通区域和范围；⑦其他可能影响药品安全的因素。

2. 药品安全隐患评估的主要内容 主要包括：①该药品引发危害的可能性，以及是否已经对人体健康造成了危害；②对主要使用人群的危害影响；③对特殊人群，尤其是高危人群的危害影响，如老年、儿童、孕妇、肝肾功能不全者、外科病人等；④危害的严重与紧急程度；⑤危害导致的后果。

二、药品召回的实施

（一）药品生产、经营、使用单位和境外制药厂商的责任

1. 药品生产企业的责任 药品生产企业应当建立和完善药品召回制度，收集药品安

全的相关信息，对可能具有安全隐患的药品进行调查、评估，召回存在安全隐患的药品。

2. 药品经营企业和使用单位的责任

(1) 药品经营企业、使用单位应当协助药品生产企业履行召回义务，按照召回计划的要求及时传达、反馈药品召回信息，控制和收回存在安全隐患的药品。

(2) 药品经营企业、使用单位发现其经营、使用的药品存在安全隐患的，应当立即停止销售或者使用该药品，通知药品生产企业或者供货商，并向药品监督管理部门报告。

(3) 药品生产企业、经营企业和使用单位应当建立和保存完整的购销记录，保证销售药品的可溯源性。

3. 进口药品境外制药厂商的责任　进口药品的境外制药厂商在境外实施药品召回的，应当及时报告 CFDA；在境内进行召回的，由进口单位按照规定负责具体实施。

（二）药品召回组织机构

1. 国家食品药品监督管理总局　CFDA 监督全国药品召回的管理工作。CFDA 和省、自治区、直辖市药品监督管理部门应当建立药品召回信息公开制度，采用有效途径向社会公布存在安全隐患的药品信息和药品召回的情况。

2. 省级药品监督管理部门　召回药品的生产企业所在地省、自治区、直辖市药品监督管理部门负责药品召回的监督管理工作，其他省、自治区、直辖市药品监督管理部门应当配合、协助做好药品召回的有关工作。

（三）药品召回程序

1. 药品主动召回的程序

(1) 制定召回计划并组织实施：药品生产企业在作出药品召回决定后，应当制定召回计划并组织实施，一级召回在 24 小时内，二级召回在 48 小时内，三级召回在 72 小时内，通知到有关药品经营企业、使用单位停止销售和使用，同时向所在地省、自治区、直辖市药品监督管理部门报告。

(2) 提交调查评估报告和召回计划：药品生产企业在启动药品召回后，一级召回在 1 日内，二级召回在 3 日内，三级召回在 7 日内，应当将调查评估报告和召回计划提交给所在地省、自治区、直辖市药品监督管理部门备案。省、自治区、直辖市药品监督管理部门应当将收到一级药品召回的调查评估报告和召回计划报告 CFDA。

(3) 评估召回计划：省、自治区、直辖市药品监督管理部门可以根据实际情况组织专家对药品生产企业提交的召回计划进行评估，认为药品生产企业所采取的措施不能有效消除安全隐患的，可以要求药品生产企业采取扩大召回范围、缩短召回时间等更为有效的措施。

(4) 变更召回计划：药品生产企业对上报的召回计划进行变更的，应当及时报药品监督管理部门备案。

(5) 汇报召回进展：药品生产企业在实施召回的过程中，一级召回每日，二级召回每 3 日，三级召回每 7 日，向所在地省、自治区、直辖市药品监督管理部门报告药品召回进展情况。

(6) 召回药品处理：药品生产企业对召回药品的处理应当有详细的记录，并向药品生产企业所在地省、自治区、直辖市药品监督管理部门报告。必须销毁的药品，应当在药品监督管理部门监督下销毁。

（7）召回总结报告：药品生产企业在召回完成后，应当对召回效果进行评价，向所在地省、自治区、直辖市药品监督管理部门提交药品召回总结报告。

（8）召回效果评价：省、自治区、直辖市药品监督管理部门应当自收到总结报告之日起10日内对报告进行审查，并对召回效果进行评价，必要时组织专家进行审查和评价。审查和评价结论应当以书面形式通知药品生产企业。经过审查和评价，认为召回不彻底或者需要采取更为有效的措施的。

2. 药品责令召回的程序

（1）送达责令召回通知书：药品监督管理部门作出责令召回决定，应当将责令召回通知书送达药品生产企业，通知书包括以下内容：①召回药品的具体情况，包括名称、批次等基本信息；②实施召回的原因；③调查评估结果；④召回要求，包括范围和时限等。

（2）制定召回计划、组织实施并提交召回计划：药品生产企业在收到责令召回通知书后，应当按照主动召回的要求通知药品经营企业和使用单位，制定、提交召回计划，并组织实施。

（3）药品召回计划变更、汇报进展情况、召回药品处理及召回总结报告：药品生产企业应当按照主动召回药品的相应规定向药品监督管理部门报告药品召回的相关情况，进行召回药品的后续处理。

（4）召回效果评价：药品监督管理部门应当按照主动召回的规定对药品生产企业提交的药品召回总结报告进行审查，并对召回效果进行评价。经过审查和评价，认为召回不彻底或者需要采取更为有效的措施的，药品监督管理部门可以要求药品生产企业重新召回或者扩大召回范围。

三、药品召回的相关法律责任

（一）药品生产企业的相关法律责任

1. 药品监督管理部门确认药品生产企业因违反法律、法规、规章规定造成上市药品存在安全隐患，依法应当给予行政处罚，但该企业已经采取召回措施主动消除或者减轻危害后果的，依照《行政处罚法》的规定从轻或者减轻处罚；违法行为轻微并及时纠正，没有造成危害后果的，不予处罚。药品生产企业召回药品的，不免除其依法应当承担的其他法律责任。

2. 药品生产企业发现药品存在安全隐患而不主动召回药品的，责令召回药品，并处应召回药品货值金额3倍的罚款；造成严重后果的，由原发证部门撤销药品批准证明文件，直至吊销《药品生产许可证》。

3. 药品监督管理部门责令召回，药品生产企业拒绝召回药品的，处应召回药品货值金额3倍的罚款；造成严重后果的，由原发证部门撤销药品批准证明文件，直至吊销《药品生产许可证》。

4. 药品生产企业作出药品召回决定后，未在规定时间内通知药品经营企业、使用单位停止销售和使用需召回药品的，予以警告，责令限期改正，并处3万元以下罚款。

5. 药品生产企业未按照药品监督管理部门要求采取改正措施或者召回药品的，予以警告，责令限期改正，并处3万元以下罚款。

6. 药品生产企业未对召回药品的处理详细记录、未向药品生产企业所在地省、自治区、直辖市药品监督管理部门报告、未对必须销毁的药品在药品监督管理部门监督下销毁，予以警告，责令限期改正，并处3万元以下罚款。

7. 药品生产企业有下列情形之一的，予以警告，责令限期改正；逾期未改正的，处2万元以下罚款：

(1) 未按《药品召回管理办法》规定建立药品召回制度、药品质量保证体系与药品不良反应监测系统的；

(2) 拒绝协助药品监督管理部门开展调查的；

(3) 未按照《药品召回管理办法》规定提交药品召回的调查评估报告和召回计划、药品召回进展情况和总结报告的；

(4) 变更召回计划，未报药品监督管理部门备案的。

(二) 药品经营、使用单位的相关法律责任

1. 药品经营企业、使用单位发现其经营存在安全隐患的药品未立即停止销售或使用、未通知药品生产企业或供货商、未向药品监督管理部门报告，责令停止销售和使用，并处1000元以上5万元以下罚款；造成严重后果的，由原发证部门吊销《药品经营许可证》或者其他许可证。

2. 药品经营企业、使用单位拒绝配合药品生产企业或者药品监督管理部门开展有关药品安全隐患调查、拒绝协助药品生产企业召回药品的，予以警告，责令改正，可以并处2万元以下罚款。

(三) 药品监督管理部门及人员的相关法律责任

药品监督管理部门及其工作人员不履行职责或者滥用职权的，按照有关法律、法规规定予以处理。

学习小结

1. 学习内容

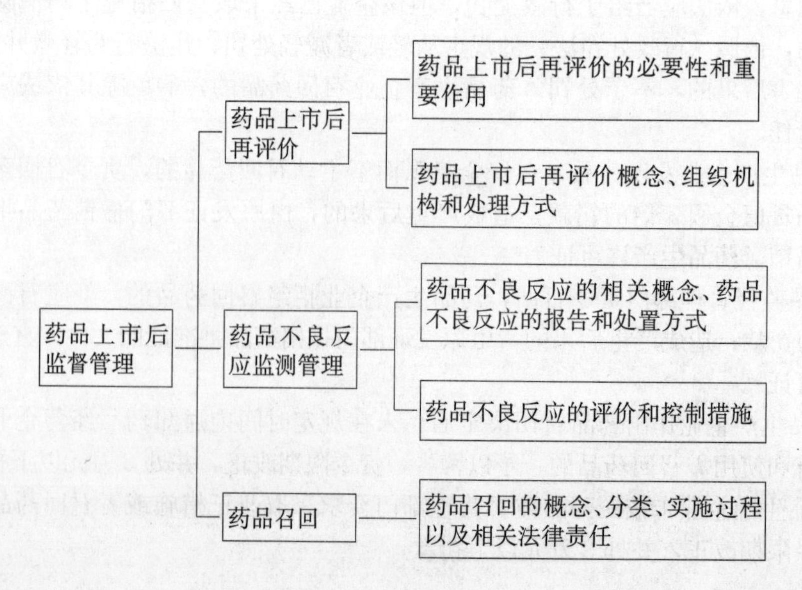

2. 学习方法

药品上市后再评价是药品上市前审评过程的延续，是药品全生命周期质量管理的重要环节，其主要内容包括药品有效性、安全性和经济性研究。目前，我国已经制定了《药品不良反应报告和监测管理办法》《药品召回管理办法》对药品安全性评价和缺陷药品管理进行详细规定。但是，我国仍未制定《药品再评价管理办法》。在学习中，应建立药品上市前研究和上市后评价整体观念，强调上市前后评价的系统化、一致化原则，并结合美国、日本等国家相关制度，思考我国药品上市后再评价的实践。

复习思考题

1. 药品上市后再评价的处理方式有哪些？

2. 如何理解药品上市后再评价与Ⅳ期临床实验的区别和联系？

3. 依据《药品不良反应报告和监测管理办法》，药品定期安全性报告的药品范围是什么？

4. 根据《药品不良反应报告和监测管理办法》，药品不良反应报告和监测涉及哪些组织机构，各自职责是什么？

5. 药品召回的分类是什么？

6. 药品主动召回和责令召回的程序是什么？

（闫娟娟）

第十章 中药调剂管理

学习目的

通过本章的学习，使同学们了解中药调剂的概念和当前相关的药事管理规定，熟悉中药调剂的类型、特点和方式，了解中药临方炮制的概念、目的及方法，熟悉并掌握中药处方的格式及书写规范、中药处方的审核、中药处方点评的内容，为今后从事中药调剂活动奠定基础。

学习要点

中药调剂的概念、规定；中药饮片调剂和中成药调剂的特点与方式；中药临方炮制的概念、目的与方法；中药处方的格式及书写规范、中药处方的审核内容、中药处方的点评管理。

第一节 中药调剂概述

一、中药调剂的概念

中药调剂（Chinese drugs dispensing）是以中医药理论为基础，根据医师处方的要求，将中药饮片或中成药、调配给患者使用的过程，包括审方、计价、调配、复核、发药等步骤。中药调剂工作是一项负有法律责任的专业操作技术，不仅需要有扎实过硬的中医学基础、中药学、中药鉴定学、中药炮制学、方剂学、中药制剂学、药事管理学等学科知识和技能，并熟悉常用中药饮片或中成药的组成、剂型、功能主治、用法用量、注意事项等知识，还应掌握《药品管理法》《处方管理法》《医院中药饮片管理规范》《中药处方格式及书写规范》《中成药临床应用指导原则》及药品标准等相关药事法律法规知识，以便指导患者合理用药，为患者提供药学咨询服务。

二、中药调剂的规定

为规范中药调剂室的硬件及人员资质等管理，原卫生部、国家中医药管理局根据《医疗机构药事管理规定》《处方管理法》等规定，分别下发了《医院中药饮片管理规范》《医院中药房基本标准》《关于中药饮片处方用名和调剂给付有关问题的通知》，对全国各级中医医院、中西医结合医院、综合医院的中药调剂管理做出了明确规定。2012 年 5 月、2013 年 1 月，国家中医药管理局又分别印发了《三级中医医院、中西医结合医院评审标准实施细则》（2012 年版）、《二级中医医院、中西医结合医院和中医专科医院评审标准实施细则》（2013 年版），对各级医院中药调剂的硬件、人员资质等予以进一步分类细化。

（一）硬件

1. 中药调剂室的硬件　《医院中药房基本标准》规定医院中药房应当提供中药饮片调剂、中成药调剂服务。调剂室面积应当与医院的规模和业务需求相适应。其中，中药饮片调剂室的面积三级医院不低于 $100m^2$，二级医院不低于 $80m^2$；中成药调剂室的面积三级医院不低于 $60m^2$，二级医院不低于 $40m^2$。

中药房应当远离各种污染源。中药饮片调剂室、中成药调剂室应当宽敞、明亮，地面、墙面、屋顶应当平整、洁净、无污染、易清洁，应当有有效的通风、除尘、防积水以及消防等设施。

2. 中药调剂的设备（器具）　中药调剂的设备（器具）应当与医院的规模和业务需求相适应。

（1）中药饮片调剂设备（器具）：药斗（架）、调剂台、称量用具（药戥、电子秤等）、粉碎用具（铜缸或小型粉碎机）、冷藏柜、新风除尘设备（可根据实际情况选配）、贵重药品柜、毒麻药品柜。

（2）中成药调剂设备（器具）：药架（药品柜）、调剂台、贵重药品柜、冷藏柜。

（3）临方炮制设备（器具）（可根据实际情况选配）：小型切片机、小型炒药机、小型煅炉烘干机、消毒锅、标准筛。

3. 中药调剂的品种、数量　《医院中药房基本标准》规定中药调剂的品种、数量应当与医院的规模和业务需求相适应，常用中药饮片品种应在 400 种左右。

《医院评审标准实施细则》则要求积极使用小包装中药饮片，三级中医医院、三级中西医结合医院、二级中医医院的小包装中药饮片品种不少于 300 种，而二级专科医院则不少于 200 种。

（二）人员资质

1. 中药专业技术人员占药学专业技术人员比例至少达到 20%，中医医院中药专业技术人员占药学专业技术人员比例至少达到 60%。三级医院具有大专以上学历的中药人员不低于 50%，二级医院不低于 40%。

2. 三级医院的中药房主任或副主任应当是有副主任中药师以上专业技术职务任职资格的人员；二级医院应当有主管中药师以上专业技术职务任职资格的人员。

3. 中药饮片调剂组、中成药调剂组负责人至少应具备主管中药师以上专业技术职务任职资格。

4. 中药饮片调剂复核人员应具有主管中药师以上专业技术职务任职资格，而小包装饮片的复核人员应具有中药师以上专业技术职务任职资格。

5. 负责中药饮片临方炮制工作的，应是具有三年以上炮制经验的中药学专业技术人员。

（三）其他

1. 中药饮片调剂室的药斗等储存中药饮片的容器应当排列合理，有品名标签。药品名称应当符合《中国药典》或省、自治区、直辖市药品监督管理部门制定的规范名称。标签和药品要相符。

2. 中药饮片装斗时要清斗，认真核对，装量适当，不得错斗、串斗。

3. 医院调剂用计量器具应当按照质量技术监督部门的规定定期校验，不合格的不得使用。

4. 中药饮片调剂人员在调配处方时，应当按照《处方管理办法》和中药饮片调剂规程的有关规定进行审方和调剂。对存在“十八反”“十九畏”、妊娠禁忌、超过常用剂量等可能引起用药安全问题的处方，应当由处方医生确认（“双签字”）或重新开具处方后方可调配。

5. 中药饮片调配后，必须经复核后方可发出，复核率应当达到100%。

6. 医院应当定期对中药饮片调剂质量进行抽查并记录检查结果。中药饮片调配每剂重量误差应当在±5%以内。

7. 调配含有毒性中药饮片的处方，每次处方剂量不得超过二日极量。对处方未注明“生用”的，应给付炮制品。如在审方时对处方有疑问，必须经处方医生重新审定后方可调配。处方保存两年备查。

8. 罂粟壳不得单方发药，必须凭有麻醉药处方权的执业医师签名的淡红色处方方可调配，每张处方不得超过三日用量，连续使用不得超过七天，成人一次的常用量为每天3～6g。处方保存三年备查。

9. 医师开具中药饮片处方对饮片炮制有特殊要求的，应当在药品名称之前写明。

10. 中药饮片调剂人员应当按照本单位中药饮片处方调剂给付规定进行调剂，对未按规定书写中药饮片处方的应由处方医师修正后再给予调剂。对有特殊炮制要求的中药饮片，调剂时应临方炮制。

11. 医院进行临方炮制，应严格遵照国家药品标准和省、自治区、直辖市药品监督管理部门制定的炮制规范炮制，并填写“饮片炮制加工及验收记录”，经医院质量检验合格后方可投入临床使用。

第二节　中药调剂

一、中药饮片调剂

目前，医院中药房使用的中药饮片主要有散装中药饮片、小包装中药饮片和中药配方颗粒等三种调剂方式。散装中药饮片是我国传统中医的重要组成部分，历经数千年发展，已经形成了一套较完整的体系，一直沿袭“手抓戥秤，逐一分贴”的方式，具有可随证加减等优点。随着中药调剂方式的革新，全国19家医院于2007年起开展了小包装中药饮片的试点推广，小包装中药饮片的出现，药师无须称量而直接调配，迅速成为当前中药饮片调剂的主要形式。中药配方颗粒则是通过提取、浓缩、成型等工序而将传统中药饮片制作成颗粒剂，自2001年开始在全国范围试点推广，至今也已具有超过十年临床应用经验。上述三种调剂方式各有利弊，在中药饮片调剂中逐渐形成了共存的局面。

（一）散装中药饮片

散装中药饮片调剂是由药师手抓戥称的方式进行调配，调配时先逐一称取饮片总量，再按剂数进行等量分剂。这种调剂方式自北宋以来一直延续至今天。

1. 优点

（1）包装剂量规格无限制，适合“辨证论治、临证加减”的治疗特色。

（2）价格相对低廉。

2. 缺点

（1）称量不准，分帖不匀：调剂用戥秤的准确性易受人为因素影响，称量和分剂量容易产生误差，分帖时无法真正等量递减，分帖不匀，影响药效。

（2）配方效率低，核对困难：调剂人员劳动强度大，配方速度慢，患者候药时间长；饮片调配后药物混包，因药味较多，分帖时难做到按序排列，给核对带来一定难度。若发生错配、漏配，往往难以纠正。

（3）调剂环境较差：调剂室“脏、乱、差”的现象普遍存在，尤其是一些草药品种倒入容器和分帖时，容易造成饮片散落和粉尘飞扬，调剂人员吸入大量粉尘，不利于员工健康。

（4）难以养护：散装饮片长期暴露于空气，容易出现虫蛀、霉变、泛油、变色、气味散失、风化、潮解、粘连、腐烂等现象，养护相对困难。

（5）药品浪费大，难以账目相符：散装饮片均为散包，上药、称药和包装药的过程中饮片易散落，造成浪费，盘点难以准确。

3. 调剂方式　散装中药饮片调剂按工作流程分为审方、计价、调配、复核和发药五个环节。审方计价是调配前的准备，调配是中药饮片调剂的主要内容，复核是确保用药安全的关键，发药是药物到患者手中的最后环节，这是一个不可分割的连续过程。

（二）小包装中药饮片

小包装中药饮片是根据中药饮片的临床常用剂量，将加工炮制合格的中药饮片进行精确称量，采用聚乙烯树脂类塑料薄膜材料或无纺布等包装而成的一种新型中药饮片。小包装中药饮片改变了传统散装中药饮片的调剂形式，药师无须“抓药”称量，而是直接“数包”调配，克服了散装中药饮片称不准、分不匀、效率低、复核难、养护难、浪费大、卫生差等弊端。2008年8月国家中医药管理局下发了《关于推广使用小包装中药饮片的通知》和《小包装中药饮片医疗机构应用指南》，小包装中药饮片迅速在全国各级医院普及使用。

1. 优点

（1）称量准确，分帖均匀：定量独立包装，用药剂量准确、均匀。

（2）配方效率高，易于复核：调配无须称量，加快了调配速度，缩短了患者的候药时间。外包装标注有药物名称、产地、规格、批号日期，包装内的饮片清晰可见，有利于调剂复核和有效期管理。

（3）调剂环境清洁：饮片清洁、干净，粉尘少。

（4）药品浪费少，易于账目相符：以包为单位进行调配，可减少因手工调配而散落浪费的饮片，便于统计数量，盘点准确性高。

2. 缺点

（1）包装剂量规格有限制，不太适合“辨证论治、临证加减”的治疗特色。

（2）不利于外观性状鉴别：为确保机器分包均匀，不少品种的饮片包装前已被机械打碎，饮片的性状特征被破坏，不利于外观性状特征的鉴别和药物等级的区分。

（3）难以养护：塑料外包装密不透气，高温季节，某些饮片由于水分不能挥发容易霉变、生虫；遇到梅雨天气等时节，调剂室或中药库房需要配置足够的空调和抽湿设备，防止饮片变质。

（4）造成一定的塑料白色污染：聚乙烯树脂类塑料降解时间长。

（5）所需调剂面积较大。

总之，小包装中药饮片是中药调剂方法的一项改革，在一定程度上促进了中药饮片的规范化、标准化。虽然存在一定不足，但是利远大于弊，值得推广应用。

3. 调剂方式　作为一种新型中药饮片调剂技术，不少医院一经使用便将信息技术和条形码技术引入小包装中药饮片的调剂，包括电子处方系统、审方软件、处方后台打印、电子显示屏叫号、条形码自动识别技术等，使中药饮片的调剂速度更快，调剂准确率更高。

电子处方系统是通过医院信息系统（hospital information system，HIS）实现的数字化和无纸化处方。医师问诊后直接在电脑中开具电子处方，患者可持 IC 卡缴费取药，加快了各部门的工作效率，方便了患者。

审方软件是电脑合理用药数据库，嵌入医院 HIS 系统后，即可实现处方实时审查和药品信息查询等功能，包括“十八反”“十九畏”、妊娠期用药禁忌等。

为加快中药饮片的调剂速度，采用信息技术建立饮片储存货位码。根据货柜编写饮片货位号，后台打印的取药单中的饮片，可根据货位码自动排序。调配人员取药一圈，即可配齐药品，无须再走回头路，还可避免漏拿，实现快速配药。此外，系统中可设置处方重复开方和用量上、下限的提醒功能，也可嵌入“十八反”“十九畏”等的配伍禁忌审方软件，避免中医师因疏忽造成的差错；还可设置饮片缺货自动提示功能，避免因缺药使患者来回修改处方。

4. 调剂流程　在患者的收费发票上，标记取药编号。收费的同时，处方信息立即传到中药房后台，后台调剂人员打印取药单。审方，配药，再将配好的中药饮片和取药单放到前台发药窗口。发药人员输入取药编号，电子显示屏和叫号系统立即显示和播报该处方的患者姓名或取药编号。患者前来取药时，电脑能显示该处方患者姓名、编号、饮片明细，发药人员核对无误后扫描发药，每扫描一个药，由 HIS 系统自动比对处方所示药品条形码与扫描所得药品条形码符合程度，当两者一致时，处方中对应的药品即由白底变为蓝底；不一致时，电脑处方中的药品不变颜色，同时在屏幕右边跳出一栏，红字显示扫描是何种药，发药人员及时纠正错误。需要先煎、后下的饮片单独放置，所有药品扫描核对完后，再单独向患者交代先煎后下和用药注意事项。

（三）中药配方颗粒

中药配方颗粒又称免煎中药饮片、单味中药浓缩颗粒剂，是以符合炮制规范的单味中药饮片为原料，经过适当溶媒提取、分离、浓缩、干燥、制粒和包装等生产工序，或者直接将单味中药饮片经超微粉碎，制成统一规格、剂量、质量标准的中药颗粒剂。根据医师处方将颗粒剂调配在一起，用水冲开服用。我国自 1993 年开始开发中药配方颗粒，2001 年 7 月原国家食品药品监督管理局下发了《中药配方颗粒管理暂行规定》，试点企业研究、生产，试点临床医院使用，同年 12 月将中药配方颗粒纳入中药饮片管理。

1. 优点

（1）包装剂量规格无限制，适合“辨证论治、临证加减”的治疗特色。

（2）剂量准确、服用量少、浪费少：采用提取、浓缩、分离、干燥、制粒、包装精制而成，有明确的质量标准；有效成分提取率高，药材浪费少。

（3）配方效率高，易于复核：调配无须称量，调配速度快。外包装标注有药物名称、规格、批号日期，有利于调剂复核和有效期管理。

（4）调剂环境清洁：清洁、干净，无粉尘。

（5）药品无浪费，账目相符。

（6）服药和携带方便：免煎煮，即冲即饮，方便携带。

（7）易于养护：采用不透光的铝塑材料复合袋，密封性及遮光良好，能最大限度地减少有效成分的降解，质量相对稳定。

（8）所需调剂面积小：体积轻巧，调剂室面积要求较低。

2. 缺点

（1）疗效争议：中药配方颗粒改变了“临用煎汤、诸药共煎”的用药特色，一直以来存在着单味颗粒的简单混合服用，与中药饮片合煎是否具有疗效等效性和毒性差异的争议。中药饮片合煎，成分间可能发生增溶、助溶、吸附、沉淀等而引起成分的含量改变，药物成分间水解、氧化、还原还可能产生新物质，从而影响药效和毒性。而中药配方颗粒则简单混合，减少了合煎过程。研究表明，四逆汤合煎时强心作用增强而持久，毒性下降；但将干姜、附子、甘草分煎后混合，其毒性是合煎剂的4.1倍。

（2）价格较高：中药配方颗粒的价格是普通中药饮片的2～3倍。

3. 调剂方式　目前，中药配方颗粒剂有袋装颗粒和瓶装颗粒两种调剂形式。

袋装颗粒的调剂与中成药调剂方式相类同。袋装颗粒剂一般用铝塑材料复合袋包装，每袋的规格一般是临床常用量的最小值，调配时仅需按照医师处方“数包”即可。

瓶装颗粒的调剂一般采用智能化调配设备，每瓶均是大容量的颗粒规格。医师电子处方经医院HIS系统传输到药房，药师确认后，智能化调配设备即可根据医师处方中药饮片的使用量自行换算为配方颗粒的使用量，药师将药瓶经过智能设备扫描瓶身或瓶盖上的条形码，核对药品名称，系统提示正确后，智能设备自动按照各个颗粒的剂量调配，并分为一日服用两次的量，流水线自动密封包装，包装袋上印有患者的信息和处方明细，患者取药时既可通过双扫描的方式确认发药，也可通过核对患者信息和取药凭证确认发药。

二、中成药调剂

中成药是在中医药理论指导下，以中药材为原料，按照规定的处方、生产工艺和质量标准生产的制剂。具有便于携带、使用方便、消除了中药汤剂服用时特有的异味和不良刺激等。目前应用于临床的中成药品种繁多、配方各异、剂型复杂、疗效不同，对中成药的调剂是药师日常工作的重要内容。门诊中成药的调剂一般采用整盒发放，而病区中成药则采用单剂量调剂。

（一）整盒中成药的调剂

门诊中成药的调剂分为审方、调配、复核、发药等四个步骤，严格执行“四查十对”，认真审核处方，准确调配药品，正确粘贴标签，向患者交付药品时，按照药品说明书或医师处方中的用法用量，进行用药交代指导。

（二）单剂量中成药的调剂

根据《医疗机构药事管理规定》，住院药房对口服药品实行单剂量调剂配发，住院药房均应为患者提供药品拆零服务，包括中成药。因此长期以来，各级医院对住院患者口服中成药多采用手工单剂量摆药的模式为患者提供服务。该种手工摆药的调剂服务存在药品污染大、摆药效率低、差错率高等缺点。为此，近年来全自动单剂量口服药品分包机（简称分包机）逐步开始替代手工单剂量摆药，用于病区中成药等药品拆零调剂。

分包机是一种能自动完成患者一次用药量药片或胶囊调剂的全自动机器，可将医师处方中的药品自动包入同一个药袋内并密封，还在包装袋上打印出病人的姓名、床号、药品名称、规格、服用时间等信息。

1. 优点

(1) 降低药品污染，提高用药安全：手工摆药模式由于药品是敞开摆放于药杯中，摆药过程中难免会有手的直接接触，对药品造成了污染。护士核对药品，也习惯将药品倒于手中核对，对药品造成交叉污染。当摆药车送往病区途中及进入病区后，由于药品的非密闭存放，均会造成污染。而使分包机全过程的封闭操作，无药品污染问题。

密封药袋上打印有药品相关信息，方便了护士核对，减少了护士发药差错；同时也方便患者知晓用药情况及核对，提高了患者用药安全。

(2) 改变工作模式，提高工作效率：自动摆药由分包机进行摆药，药师进行核对，节省了原先摆药人员的工作。分包机 60 包/分的包药速度，绝非人工摆药能及。

(3) 提高摆药的准确性：当接收到不规范处方和医嘱时，分包机的控制系统显示详细的错误信息例如无药品规格、单位等，拒绝摆药，使药师能及时与医师取得联系，对错误信息进行纠正。此外，药师向药盒加药发生错误及加药位置发生错误时，分包机会拒绝加药。分包机完成摆药后需药师再次进行核对。

(4) 提高口服中成药的管理水平：比如，分包机的信息系统可进行中成药的单次最高剂量的设定，如果医嘱中药品剂量超出设定值会自动报警。此外，系统内可预设重复医嘱审核功能，如遇医嘱中患者姓名、服药时间、药名等相关信息完全相同的医嘱时会提示。

2. 缺点

(1) 部分中成药无法调配：如部分颗粒剂、口服液、外用制剂等中成药，分包机无法自动调剂，水丸和滴丸由于其弹跳力差，也不能放进分包机；而用量较大的麻仁软胶囊、清热解毒软胶囊等软胶囊类药物由于药袋最后需加热封口，会损坏软胶囊壳，无法放入分包机。此外，易潮解、易碎以及粉末多的中成药也不宜放进分包机。

(2) 中成药去包装工作量过大：所有铝箔等包装的药品都需要去掉原包装，虽然有自动除包机等辅助设备，但由于中成药多数剂量为 4～6 粒，药品准备工作量较大。目前市场尚缺少专供医院分包机用的千粒甚至万粒的大包装。

(3) 价格昂贵，各种耗材费用较高。

3. 调剂方式　登录医院 HIS 系统，进入住院领药窗口，选择领药科室中需摆药的病区，选择中成药口服领药内需摆药的患者床号或全部患者，先由药师对口服药医嘱进行审核，对于剂量错误或药品超量的医嘱及时与病区联系，医师更改医嘱后方可按确认键，打印摆药单，系统自动记账同时将数据传输至自动分包机。

对于需服用非完整药片（如半片、1/4 片）的药品以及药盒中未贮藏的药品（如颗粒剂、口服液、软胶囊剂等），摆药机可自动打印出该药的投药信息，摆药托盘自动弹出。根据显示的药品名称、数量等，药师可通过手工添加药品于摆药托盘中，添加的药品可与同时服用的其他药品包于同一个药袋中。摆药机自动按病区、病床、患者用药时间进行摆药，一个患者同一时间服用的药摆放于同一个药袋中，药袋印有患者的基本信息，即病区号、病床号、患者姓名、用药日期、用药时间、药品名称、数量等。药品以流水排列的药包形式从分包机中送出，药师根据摆药单信息核对药包中的药品。

护士领药时按摆药单核对患者姓名、用药时间和用药品种，确认无误后，在摆药单上签字并将药领走。护士按摆药单上的提示、时间顺序给患者发药。

第三节　中药临方炮制

一、临方炮制概念

临方炮制是指医师开具处方时，根据药物性能和治疗需要，要求医院中药房或中药店的调剂人员按医嘱，临时将生品中药饮片进行炮制操作的过程。临方炮制是中药炮制学的一个组成部分，主要集中于需要特殊炮制、鲜药入药及临用捣碎的品种上，批量小、现制现用，以满足医师对中药的某些特殊要求，克服某些毒副反应，保证安全有效，充分发挥中药防治疾病的作用。

医院中药房或中药店开展临方炮制时，应严格按照本地区中药炮制规范的要求操作，并制定本单位临方炮制的范围。

二、临方炮制目的

与常规的中药炮制相同，临方炮制能够增强中药的疗效、降低或消除中药的毒副作用、改变中药的性能功效，以及纯净药材、矫臭矫味等。但是临方炮制尚有其不同于常规中药炮制的独特临床意义。

（一）体现中医个体化治疗的优势

中医辨证论治强调个体的独特性，因病施治，随方加药，对不同的患者即使是同一种病症，也可随着患者不同体质等其他因素而改变处方，这就衍生出众多特殊的炮制方法。比如黄连与吴茱萸共同炒制，增强黄连泻肝降逆功效，降低其苦寒之性；菟丝子与枸杞子一起炒制，目的是用菟丝子助阳之力，使枸杞子既可填精益髓，又可益肾脏壮阳，可用于阳气衰、阴虚精滑等证。这些因临床要求特殊炮制的品种中药饮片厂无法全部备齐供应，不能满足治疗用药。临方炮制可以根据治疗的特殊要求，临时加工炮制，充分体现了中医个体化治疗的优势。

（二）发挥中药药效多重性的优势

同种中药经不同方法炮制后，其功效也有所不同。如当归生用能活血补血，其炮制品当归炭却能产生止血作用，炮制当归炭这一类因治疗需要，要求临时加工的炮制品就必须由调剂人员严格按照医嘱进行炮制，绝不能该炮的不炮，该制的不制，以生代熟，造成“病准、方对、药不灵”的后果。中药饮片厂难以将上述特殊品种备齐，只能采用临时加工炮制方法。

（三）解决中药炮制品种特殊贮存的要求

香附有酒香附、醋香附、四制香附和香附炭等炮制品种，临床疗效各有偏重，但市场上一般只有生香附、醋香附供应，临床使用的酒香附、四制香附因用量不大，中药饮片厂并不供应。而且很多酒炙和醋炙品种易挥发，蜜炙品种易虫蛀变质，盐炙品种易吸水变潮，对包装、物流运输、贮存要求高。

火麻仁、酸枣仁、砂仁等种子类果实类中药富含油脂和挥发油，为了利于贮存通常要保持其完整性，当调配处方时方才临时捣碎或炒黄、炒爆、炒香、炒去臭气等，以达到临床用药的效果。如果调配时不捣碎或不炒，就不利于有效成分的煎出，不能充分发挥中药疗效。如果先将中药粉碎好，时间长易发生泛油、生虫、粘连等现象，挥发性成分极易散失。如果中药饮片厂对上述中药进行大规模炮制生产会造成浪费，因此采用临方炮制的方法，既利于药材的保存，提高中药的疗效，又同时避免了浪费，可最大化满足临床用药需求。

三、临方炮制方法

临方炮制，是中药炮制的组成部分，其炮制量比在中药饮片厂开展的常规炮制小，炮制方法比常规炮制少，一般以炒、炙、碾捣、拌合为主。炒法分为清炒（炒黄、炒焦、炒炭）、加辅料炒（麸炒、米炒、土炒）、药材同炒等；炙法分为酒炙、醋炙、盐炙、蜜炙、姜炙等。碾捣的可在饮片调剂台简单操作，而炒、炙、拌合等应在专门的临方炮制室进行。

（一）炒

1. 清炒　不加辅料，将药材放于加热的锅内不断翻动拌炒，至规定程度。可分为炒黄、炒焦、炒炭。

（1）炒黄：将净制或切制的药材用文火炒至微黄色或较原色略深，或膨胀鼓起，种皮破裂，并透出饮片固有气味时即得。目的是使药材易于粉碎，有效成分易于煎出，并可缓和药性，降低毒性，破坏某些药材中的酶，从而保存苷类成分。比如炒决明子能缓和滑肠之性，并易煎出有效成分；炒麻黄能缓和解表之性等。常用炒黄的药材有牛蒡子、牵牛子、莱菔子、葶苈子、瓜蒌子等。

（2）炒焦：将净制或切制的药材用中火炒至焦黄色或焦褐色，断面颜色加深，并透出焦香气味时，取出即得。目的是缓和药性或增强消食止泻的疗效。比如防风炒焦后，辛散之力减弱，而止泻作用增强；山楂炒焦可去其酸性，而健胃功能增加。常用炒焦的药材有山楂、栀子、麦芽、神曲等。

（3）炒炭：将净制或切制的药材用武火炒至焦黑色，内部呈焦黄色或焦褐色时，喷淋少许清水，熄灭火星，取出晾干即得。目的是缓和饮片的烈性、减少药物毒副作用。比如青皮炒炭后破气之力减弱，而消食化滞功能增强；防风炭、当归炭等收敛止血之功增强。常用炭炒的药材有干姜、乌梅、地榆、贯众等。

2. 加辅料炒　将辅料放于加热的锅内至所规定程度，投入药材翻动拌炒。辅料起到中间传热的作用，能使药材均匀受热，质地变酥脆，降低毒性，缓和药性，增强疗效。常用麸炒、米炒、土炒等。

（1）麸炒：麦麸武火炒至起烟，放入净制或切制的药材，拌炒至米黄色或深黄色，筛去麦麸即得。目的是赋色，增强健脾开胃；或吸收部分药材的油分而减少其刺激性，缓和燥性。常用麸炒的药材有山药、白扁豆、苍术、木香、僵蚕、枳实等。

（2）米炒：粳米文火炒至冒烟，放入净制或切制的药材，拌炒至米表面呈焦黄色或焦褐色，药材挂火色时，筛去米即得。目的是增强健脾开胃；或降低毒性矫正不良气味。常用米炒的药材有党参、斑蝥、红娘子等。

（3）土炒：灶心土武火炒至滑利，放入净制或切制的药材，拌炒至药材表面均匀挂上一层土粉，表面呈黄色或微焦，并透出土香气，筛去土即得。目的是增强温中健脾、止呕止泻之功。常用土炒的药材有扁豆、山药、白术、薏苡仁等。

3. 药材同炒

（1）菟丝子炒枸杞子：将枸杞子用菟丝子炒至鼓起，筛去菟丝子即得。目的是用菟丝子助阳之力，使枸杞子既可填精益髓，又可益肾壮阳，可用于元阳气衰，阴虚精滑等证。

（2）小茴香炒当归：先将小茴香炒至微有爆鸣声时，再将当归倒入急炒，至小茴香膨胀鼓起，当归呈黄色，散发芳香气为度，即得。目的是增强行气散寒、活血止痛理疝的功效，一般用于寒疝疼痛或少腹胀痛等证。

（二）炙

1. 酒炙　净制或切制的药材加黄酒拌匀，放置闷透，文火炒干即得。目的是缓和药材苦寒之性，引药上行，清头目之火；或加强药物活血通经作用；或矫臭矫味。常用酒炙的药材有大黄、黄连、黄柏、当归、川芎、乌梢蛇等。

2. 醋炙　净制或切制的药材加米醋拌匀，放置闷透，待醋被吸干，文火炒至表面微具焦斑，即得。目的是引药入肝，增强活血止痛作用；或降低毒性，缓和峻下作用；或增强疏肝解郁作用；或矫臭矫味。常用醋炙的药材有三棱、莪术、芫花、商陆、柴胡、延胡索、青皮、五灵脂、乳香、没药等。

3. 盐炙　净制或切制的药材与食盐水溶液搅匀；或者药材炒热，然后喷洒食盐水溶液，稍闷，待食盐水溶液被吸尽后，文火炒至表面微具焦斑，即得。目的是引药下行，增强滋阴降火作用；或增强理气疗疝的作用；或增强固精作用等。常用盐炙的药材有知母、黄柏、杜仲、巴戟天、益智仁、茴香、荔枝核、泽泻等。

4. 蜜炙　净制或切制的药材与加开水稀释的炼蜜搅匀，稍闷，使蜜汁逐渐渗入药材内部，文火炒至表面呈深黄色带光泽且不粘手，取出晾干即得。目的是增强润肺止咳之功；或取其益气补中之效；或缓和药性；或消除药物毒副作用。炼蜜采用蜂蜜加热至105～115℃而得的嫩蜜，加水量一般是蜜的1/3～1/2。常用蜜炙的药材有前胡、党参、桂枝、升麻、百部、马兜铃等。

5. 姜炙　将鲜生姜加水捣烂，压榨取汁；或用干姜捣碎后加水煎煮两次，取汁。上述姜汁与净制或切制的药材拌匀，文火炒至姜汁吸至规定程度，取出即得。目的是缓和药物寒性，增强和胃止呕之功；或缓和药物毒副作用。常用姜炙的药材有黄连、竹茹、厚朴等。

（三）碾捣

某些矿物、动物甲壳类、植物果实种子类药材，由于质地特殊或形体较小，不便切制，不论生熟，均需碾或捣碎，以便有效成分顺利煎出，使其充分发挥疗效。常用碾捣的药材包括石膏、赭石、磁石、龙骨等矿物类，鳖甲、龟甲、炙穿山甲、牡蛎等甲壳类，芥子、牵牛子、莱菔子、牛蒡子等植物类。

（四）拌合

拌合是指将净制或切制的药材加入其他药物的细粉拌匀，或加入液体辅料拌匀干燥。临方炮制用的拌合有朱砂拌、青黛拌、鳖血拌、猪心血拌、砂仁拌等。

1. 朱砂拌　将药材湿润后，加入定量的朱砂细粉拌匀，晾干即得。目的是增强药物宁心安神作用。常用朱砂拌的药材有连翘心、茯苓、远志等。

2. 青黛拌　拌法基本与朱砂拌相同。目的是增强清泻肝火作用。常用青黛拌的药材有灯心草等。

3. 鳖血拌　将药材加热后，与规定量鲜鳖血及适量凉开水拌匀，吸尽，文火炒至近干，取出晒干。目的是增强退虚热作用。常用鳖血拌的药材有柴胡、青蒿等。

4. 猪心血拌　拌法基本与鳖血拌相同。目的是能引药入心，增强养血之功。常用猪心血拌的药材有丹参等。

第四节　中药处方管理

一、中药处方概述

中药处方是医师辨证论治的书面记录和凭证，既是患者用药凭证的医疗文书，也是给药师的书面通知和中药调剂工作的依据，以及计算药品费用的依据。《处方管理办法》明确处方在法律上、技术上和经济上具有重要意义。医师和药师应当在处方上签字，以显示对处方开具和处方调配所负的法律责任和技术责任。中药处方包括中药饮片处方、中成药（含院内中药制剂）处方。

为满足经常性诊疗需要，临床通常使用中药饮片协定处方。中药饮片协定处方是指医师与药师共同协商制定的处方，目的是解决开具某一处方患者数量相对多，配方相对重复问题。制成协定处方后，能做到预先配制与贮备，从而加快配方速度，缩短患者候药时间、提高配方质量。

二、中药处方格式及书写规范

（一）中药处方的格式

《处方管理办法》明确处方格式由省、自治区、直辖市卫生行政部门统一制定，处方由医院按照规定的标准和格式印制。因此，各省市的处方样式并不相同。此外，中药治疗疾病需要在中医药理论的指导下进行，体现辨证论治和配伍原则，因此中药处方有不同于一般处方的特殊格式要求及书写规范，国家中医药管理局 2010 年 10 月制定了《中药处方格式及书写规范》，完整的中药处方应当包含以下各项。

1. 一般项目　包括医院名称、费别、患者姓名、性别、年龄、门诊或住院病历号、科别或病区和床位号等。可添列特殊要求的项目。

2. 中医诊断，包括病名和证型，病名不明确的可不写病名，应填写清晰、完整，并与病历记载相一致。

3. 药品名称、数量、用量、用法，中成药还应当标明剂型、规格。

4. 医师签名和（或）加盖专用签章、处方日期。

5. 药品金额、审核、调配、核对、发药药师签名和（或）加盖专用签章。

（二）中药饮片处方的书写规范

1. 中药饮片应当与西药、中成药处方分开，单独开具处方。

2. 应当体现“君、臣、佐、使”的特点要求。

3. 名称应当按《中国药典》规定准确使用，《中国药典》没有规定的，应当按照本省（区、市）或本单位中药饮片处方用名与调剂给付的规定书写。

4. 剂量使用法定剂量单位，用阿拉伯数字书写，原则上应当以克（g）为单位，“g”（单位名称）紧随数值后。

5. 调剂、煎煮的特殊要求注明在药品右上方，并加括号，如打碎、先煎、后下等。

6. 对饮片的产地、炮制有特殊要求的，应当在药品名称之前写明。

7. 根据整张处方中药味多少选择每行排列的药味数，并原则上要求横排及上下排列整齐。

8. 中药饮片用法用量应当符合《中国药典》规定，无配伍禁忌，有配伍禁忌和超剂量使用时，应当在药品上方再次签名。

9. 中药饮片剂数应当以“剂”为单位。

10. 处方用法用量紧随剂数之后，包括每日剂量、采用剂型（水煎煮、酒泡、打粉、制丸、装胶囊等）、每剂分几次服用、用药方法（内服、外用等）、服用要求（温服、凉服、顿服、慢服、饭前服、饭后服、空腹服等）等内容，例如：“每日 1 剂，水煎 400ml，分早晚两次空腹温服”。

11. 按毒麻药品管理的中药饮片的使用应当严格遵守有关法律、法规和规章的规定。

（三）中成药处方的书写规范

1. 中成药和西药可以分别开具处方，也可以开具一张处方。

2. 按照中医诊断（包括病名和证型）结果，辨证或辨证辨病结合选用适宜的中成药。

3. 中成药名称应当使用经药品监督管理部门批准并公布的药品通用名称，院内中药制剂名称应当使用经省级药品监督管理部门批准的名称。

4. 用法用量应当按照药品说明书规定的常规用法用量使用，特殊情况需要超剂量使用时，应当注明原因并再次签名。

5. 片剂、丸剂、胶囊剂、颗粒剂分别以片、丸、粒、袋为单位，软膏及乳膏剂以支、盒为单位，溶液制剂、注射剂以支、瓶为单位，应当注明剂量。

6. 开具中成药处方，每一种药品应当另起一行，每张处方不得超过 5 种药品，每一种药品应当分行顶格书写，药性峻烈的或含毒性成分的药物应当避免重复使用，功能相同或基本相同的中成药不宜叠加使用。

7. 中药注射剂应单独开具处方。

三、中药处方的审核

《处方管理办法》明确药师应当对处方用药适宜性进行审核，认为存在用药不适宜时，应当告知处方医师，请其确认或者重新开具处方。药师发现严重不合理用药或者用药错误，应当拒绝调剂，及时告知处方医师，并应当记录，按照有关规定报告。因此，审方具有明确的法律责任，是调剂的第一道环节，关系到调剂的质量与安全，能避免差错事故和医患纠纷的发生。

中药处方的审核应做到“四查十对”：查处方，对科别、姓名、年龄；查药品，对药名、剂型、规格、数量；查配伍禁忌，对药品性状、用法用量；查用药合理性，对临床诊断。其中，中药名称、中药用药禁忌、中药超剂量用药的审核，又是整个中药处方审核中的重点内容。

（一）中药名称的审核

中药饮片品种繁多，且历代文献记载有所不同，地区用药习惯也存在差异，常出现同名异物、同物异名、名称相似等现象。《关于中药饮片处方用名和调剂给付有关问题的通知》和《中药处方格式及书写规范的通知》中均规定名称应当按照《中国药典》规定准确使用。《中国药典》没有规定的，应当按照本省（区、市）或本单位中药饮片处方用名与调剂给付的规定书写。

1. 正名　以《中国药典》一部、部颁标准或饮片炮制规范为依据，以历代本草文献作参考。多数中药饮片正名只有一个。

2. 别名　除正名以外的中药名称。由于地区不同，习惯各异，多数中药饮片除正名外，还有一至多个别名。比如淫羊藿与仙灵脾、白果与银杏等。审方人员应掌握常用中药饮片处方正名和别名知识，查看处方时应注意有无别名，并根据其正名准确调配处方。

3. 并开药名　作为一种习惯写法，将疗效基本相似，或起协同作用的两种或两种以上的中药饮片缩写成一个药名，称为“并开”，又称“合写”。比如，知母、黄柏合写成“知柏”、羌活、独活合写成“羌独活”。审方时，应注意处方中有无并开药名，准确计价和调配。比如，赤白芍 10g，即白芍 10g、赤芍 10g。

4. 处方应付　中药饮片的处方应付是指调剂人员根据医师处方要求和传统习惯调配中药饮片。各地区根据历史用药习惯和多年积累的丰富经验，形成了本地区的一套处方给药规律，即处方应付常规，使医师和调剂人员对处方名称和给付的不同炮制品种达成共识，在处方时无须注明炮制规格，调剂人员即可按医师处方用药意图给药。

比如，炮制品应付，一般分为两类。一类是饮片一般需炮制后使用，很少生用，处方中书写药名或炮制品名称时给付炮制品，写生品名时才给付生品，比如写“麦芽”给付炒麦芽，写“生麦芽”给付生麦芽。另一类是炮制品与生品的作用有较大不同，处方中书写药名时给付生品，写炮制品时才给付炮制品，比如写“柴胡”给付生柴胡，写“醋柴胡”给付醋炙柴胡。

中药饮片调剂中严禁生熟不分、以生代炙、以炙代生和乱代乱用。由于全国缺乏统一的中药饮片调剂给付的规定，国家中医药管理局下发了《关于中药饮片处方用名和调剂给付有关问题的通知》。通知要求各医疗机构应当执行本省（区、市）的中药饮片处方用名与调剂给付的相关规定；没有统一规定的，各医疗机构应当制定本单位中药饮片处方用名与调剂给付规定；制定中药饮片处方用名与调剂给付规定应符合国家有关标准和中医药理论；对未按规定书写中药饮片处方的应由处方医师修正后再给予调剂；对有特殊炮制要求的中药饮片，调剂时应临方炮制。

5. 其他　审核中药名称时，还需注意处方是否字迹潦草、药名涂改、错写药名、药名重复等问题，一经发现，均需及时联系处方医师，要求重写或修改，并在更正处签名，注明更正时间，否则不予调配。

（二）中药用药禁忌的审核

主要包括配伍禁忌和妊娠禁忌。一旦发现，审方人员应及时与处方医师联系，应当由处方医师在禁忌的药名处确认（双签字）或重新开具处方，方可调配。

1. 配伍禁忌　配伍禁忌是指有些药物相互配合后能产生毒性反应或降低疗效。历代中医药书籍对配伍禁忌药物品种的论述不尽相同，其中影响较大的有《儒门事亲》中的“十八反”歌诀和《医经小学》中的“十九畏”歌诀，这是前人的经验总结。此外，《中国药典》（2015年版）一部在“药材与饮片”的“用法与用量”中对不宜同用的药物也作了明确规定。

（1）“十八反”歌诀：本草明言十八反，半蒌贝蔹及攻乌。藻戟遂芫俱战草，诸参辛芍叛藜芦。

（2）“十九畏”歌诀：硫黄原是火中精，朴硝一见便相争。水银莫与砒霜见，狼毒最怕密陀僧。巴豆性烈最为上，偏与牵牛不顺情。丁香莫与郁金见，牙硝难合荆三棱。川乌草乌不顺犀，人参最怕五灵脂。官桂善能调冷气，若逢石脂便相欺。大凡修合看顺逆，炮爁炙煿莫相依。

（3）药典记载：

1）川乌（包括制川乌）、草乌（包括制草乌）、附子不宜与半夏（生半夏、清半夏、姜半夏及法半夏）、瓜蒌（全瓜蒌、瓜蒌皮、瓜蒌仁）、贝母（川贝、浙贝、平贝、伊贝、湖北贝）、天花粉、白蔹、白及同用。

2）甘草不宜与海藻、京大戟、红大戟、甘遂、芫花同用。

3）藜芦不宜与人参、人参叶、西洋参、红参、党参、苦参、玄参、丹参、南沙参、北沙参及细辛、芍药（赤芍、白芍）同用。

4）巴豆、巴豆霜不宜与牵牛子同用。

5）硫黄、三棱不宜与芒硝、玄明粉同用。

6）丁香不宜与郁金同用。

7）狼毒不宜与密陀僧同用。

8）五灵脂不宜与人参、人参叶、红参同用。

9）肉桂不宜与赤石脂同用。

2. 妊娠禁忌　妊娠禁忌是指有些药物能影响胎儿生长发育、致畸，甚至造成堕胎。

《中国药典》(2015 年版) 一部将妊娠禁忌分为妊娠禁用药、妊娠忌用药、妊娠慎用药三种。该分类为判断中药饮片是否属于妊娠禁忌的依据。妊娠禁忌的中药饮片见表 10-1。

表 10-1　妊娠禁忌的中药饮片

类别	注意事项	药名
妊娠禁用药	多为毒性中药，绝对不能使用	丁公藤、三棱、干漆、土鳖虫、千金子、千金子霜、川乌、马钱子、马钱子粉、马兜铃、天山雪莲、天仙子、天仙藤、巴豆、巴豆霜、水蛭、甘遂、朱砂、全蝎、红大戟、京大戟、红粉、芫花、两头尖、阿魏、闹羊花、草乌、制草乌、牵牛子、轻粉、洋金花、莪术、猪牙皂、商陆、斑蝥、雄黄、黑种草子、蜈蚣、罂粟壳、麝香
妊娠忌用药	多为毒性较强或药性猛烈中药，应避免使用	大皂角、天山雪莲
妊娠慎用药	为活血祛瘀、破气行滞、攻下通便、辛热及滑利类中药，应酌情使用，无特殊必要时应避免使用	牛黄、人工牛黄、三七、大黄、牛膝、川牛膝、艾片、王不留行、天南星、制天南星、木鳖子、片姜黄、白附子、西红花、华山参、肉桂、芦荟、冰片、苏木、没药、牡丹皮、乳香、青葙子、苦楝皮、金铁锁、草乌叶、禹州漏芦、禹余粮、急性子、郁李仁、虎杖、卷柏、枳壳、枳实、穿山甲、桂枝、桃仁、凌霄花、黄蜀葵花、益母草、通草、常山、蒲黄、漏芦、薏苡仁、瞿麦、蟾酥、番泻叶、芒硝、玄明粉、红花、制川乌、小驳骨、飞扬草、天花粉、皂矾、草乌叶、硫黄、赭石

（三）中药超剂量用药的审核

中药的超剂量用药是指处方剂量超过了《中国药典》或省级药材标准及饮片炮制规范、《中药学》等教科书等所规定的药物剂量范围上限。中药的超剂量用药的主观性、随意性、不确定性、普遍性，带来了严重的用药安全隐患，增加了中药不良反应发生的风险。但是，目前中药超剂量用药现象临床相对普遍。

中药的超剂量用药存在一定的合理性，部分资源再生能力较差的药材，产量无法满足需要，“南药北种，北药南种”，药材产地不断扩大，产量也大幅度提高，但药材质量却始终不如道地药材，有些处方医师在使用时多有所顾虑，认为应该加大剂量使用。

《药品管理法》规定，医疗机构的药剂人员调配处方，必须经过核对，对处方所列药品不得擅自更改或者代用。对有配伍禁忌或者超剂量的处方，应当拒绝调配；必要时，经处方医师更正或者重新签字，方可调配。

审方人员应当格外重视毒、麻中药饮片超剂量用药处方的审方和调配。1988 年国务院施行的《医疗用毒性药品管理办法》明确了 28 种毒性中药品种。2007 年国家中医药管理局和原卫生部施行的《医院中药饮片管理规范》规定，调配含有毒性中药饮片的处方，每次处方剂量不得超过二日极量；对处方未注明“生品”的，应给付炮制品；罂粟壳不得单方发药，必须凭有麻醉药处方权医师签名的淡红色处方方可调配，每张处方不得超过三日用量，连续使用不得超过七天，成人一次的常用量为每天 3～6g。处方保存三年备查。《中国药典》(2015 年版) 有毒中药饮片剂量范围见表 10-2。

表 10-2 《中国药典》(2015 年版) 有毒中药饮片剂量范围

药　名	毒性	剂量范围（g）	药　名	毒性	剂量范围（g）
天仙子	大毒	0.06～0.6	制天南星	有毒	3～9
生天南星	大毒	外用适量	木鳖子	有毒	0.9～1.2
生巴豆	大毒	外用适量	两头尖	有毒	1～3
红粉	大毒	外用适量	制白附子	有毒	3～6
斑蝥	大毒	0.03～0.06	白屈菜	有毒	9～18
制马钱子/马钱子粉	大毒	0.3～0.6	生半夏	有毒	3～9
闹羊花	大毒	0.6～1.5	硫黄	有毒	1.5～3
丁公藤	小毒	3～6	苦楝皮	有毒	3～6
九里香	小毒	6～12	香加皮	有毒	3～6
飞扬草	小毒	6～9	酒蕲蛇	有毒	3～9
小叶莲	小毒	3～9	金钱白花蛇	有毒	2～5
两面针	小毒	5～10	雄黄	有毒	0.05～0.1
北豆根	小毒	3～9	华山参	有毒	0.1～0.2
地枫皮	小毒	6～9	醋芫花	有毒	0.6～0.9
制吴茱萸	小毒	2～5	洋金花	有毒	0.3～0.6
南鹤虱	小毒	3～9	翼首草	小毒	1～3
绵马贯众	小毒	4.5～9	炒蒺藜	小毒	6～10
绵马贯众炭	小毒	5～10	醋甘遂	有毒	0.5～1.5
红大戟	小毒	1.5～3	制川乌	有毒	1.5～3
苦木	小毒	枝 3～4.5；叶 1～3	制草乌	有毒	1.5～3
生水蛭/烫水蛭	小毒	1～3	白果仁	有毒	5～10
鸦胆子	小毒	0.5～2	炒牵牛子	有毒	3～6
土鳖虫	小毒	3～10	全蝎	有毒	3～6
大皂角	小毒	1～1.5	蜈蚣	有毒	3～5
川楝子	小毒	5～10	朱砂	有毒	0.1～0.5
金铁锁	小毒	0.1～0.3	炒苦杏仁	有毒	3～10
草乌叶	小毒	1～1.2	仙茅	有毒	3～10
鹤虱	小毒	3～9	炒苍耳子	有毒	3～10
急性子	小毒	3～5	京大戟	有毒	1.5～3
紫萁贯众	小毒	5～9	蜜罂粟壳	有毒	3～6
艾叶	小毒	3～9	蓖麻子	有毒	2～5
蛇床子	小毒	3～10	山豆根	有毒	3～6
重楼	小毒	3～9	蟾酥	有毒	0.015～0.03
三颗针	有毒	9～15	轻粉	有毒	0.1～0.2
干漆	有毒	2～5	臭灵丹草	有毒	9～15
土荆皮	有毒	外用适量	狼毒	有毒	熬膏外敷
千金子	有毒	1～2	商陆	有毒	3～9

四、中药处方的点评

处方点评是对处方书写的规范性及药物临床使用的适宜性，包括用药适应证、药物选择、给药途径、用法用量、药物相互作用、配伍禁忌等进行评价，制定并实施干预和改进措施，促进临床药物合理应用的过程。处方点评目的是对临床不合理用药予以干预。处方点评是医院开展持续改进医疗质量，提高临床药物治疗学水平的重要手段。中药处方点评是医院处方点评的重要组成部分，主要对中药饮片、中成药（中药注射剂）进行临床合理用药评价。

（一）处方点评的背景

2010年2月原卫生部下发了《医院处方点评管理规范（试行）》，对如何有效组织开展处方点评、发现不合理处方，如何干预及应用点评结果做出了具体的规定。在2011年开始、为期三年的全国抗菌药物临床应用专项整治行动中，各级医院先后建立了抗菌药物处方点评制度和定期通报制度，对处方实施动态监测及超常预警，定期登记并通报不合理处方，及时干预医师处方的不合理用药，围绕医院医务部门、临床医师、临床药师三者之间，可持续质量改进的抗菌药物处方点评体系逐步建立，取得了较好的抗菌药物临床合理应用监管效果。

目前，中药处方点评工作尚无实施指南或实践规范，缺乏可操作性的实施标准。与抗菌药物等西药相比，尚显得相对薄弱。但是，当前普遍存在的西医背景医师开具中成药和中药饮片，以及中成药尤其是中药注射剂在配伍禁忌、不良反应监测以及血药浓度监测上还无全面的信息指导等现状，提示中药临床应用中存在的不合理应用问题与西药相比，有过之而无不及，主要存在辨证不当而药不对症、不合理配伍、超剂量使用、超时间使用等问题。因此，开展中药处方点评工作是医院中药工作者迫在眉睫的重要任务。

各地区各医院开展中药处方点评工作的程度、方法及效果各不相同。比如，不少医院积极探索建立合理用药软件，以及在线的电子信息处方点评系统等，在医院HIS系统中嵌入中药饮片剂量的提醒（监督处方用量）、有毒药物提醒（监督处方安全性）、配伍禁忌和妊娠禁忌的提醒（监督处方配伍合理性）、特殊用法提醒（监督处方用法的合理性）、重复用药提醒、用法用量提醒等，还构建临床药师工作站的电子处方自动评价系统，其可以对医师开具的处方进行实时自动评价，从而降低了人为审方的随意性，极大提高了中药处方的点评效率，减少了不合理用药的产生。

（二）处方点评的机构

处方点评工作在医院药事管理与药物治疗学委员会（组）领导下，由医务部门和药学部门共同组织实施，应当同时设立处方点评专家组和处方点评工作小组。

处方点评专家组为处方点评工作提供专业技术咨询，由（中）药学、临床（中）医学、临床微生物学、医疗管理等多学科专家组成的。

处方点评工作小组负责处方点评的具体工作，由具有较丰富临床用药经验和合理用药知识的（中）药学人员组成。二级及以上医院的工作小组成员应具有中级以上（中）药学专业技术职务任职资格，其他医院的成员应具有（中）药师以上资格。

（三）处方点评的依据

处方点评中对于处方书写的规范性点评主要依据原卫生部颁布的《处方管理办法》、

《医院处方点评管理规范（试行）》，以及专门针对中药处方质量管理的《中药处方格式及书写规范》。

处方点评中对于药物临床使用的适宜性点评，即用药适应证、药物选择、用法用量、配伍禁忌等合理用药的点评，主要依据药品说明书、《中国药典》、WHO以及中华（中）医药学会等各专业委员会制定的用药指南和诊治标准、国家制定的各项药物使用管理规范，以及2010年6月国家中医药管理局《中成药临床应用指导原则》等。

（四）处方点评的实施

1. 点评的内容　分为常规处方点评和专项处方点评两种。

（1）常规处方点评：每月点评1次，包括门急诊处方点评、病房（区）医嘱点评等。门急诊处方点评按照《医院处方点评管理规范（试行）》规定的《处方点评工作表》进行点评，病房（区）医嘱点评应当以患者住院病历为依据进行点评。

中药常规处方点评可分别单独对中药饮片、中成药进行门急诊处方进行点评。

（2）专项处方点评：三级医院应当根据药事管理和药物临床临床应用管理的现状和存在的问题，逐步对特定的药物或特定疾病的药物使用情况进行的处方点评，包括中成药（中药注射剂）、国家基本药物、抗菌药物、血液制品、辅助治疗药物、激素等临床使用及超说明书用药、肿瘤患者和围手术期用药等。

中药专项处方点评可重点对中成药（中药注射剂）的异常增量情况、中成药用药金额排名前十位品种等进行处方点评。

2. 点评的抽样　正确的抽样方法和合适的抽样率决定了处方点评结果的可比性和所具有的参考意义，因此药学部门应当会同医务部门，根据医院诊疗科目、科室设置、技术水平、诊疗量等实际情况，确定具体抽样方法和抽样率。

抽样方法一般多采用单纯随机抽样、系统抽样、分层抽样、整群抽样等四种方法进行。《医院处方点评管理规范（试行）》对常规处方点评的抽样率进行了规定。其中门急诊处方的抽样率不应少于总处方量的1‰，且每月点评处方绝对数不应少于100张；病房医嘱单的抽样率（按出院病历数计）不应少于1%，且每月点评出院病历绝对数不应少于30份。若绝对数未达到上述规定数，则点评当月全部门急诊处方或出院病历。

3. 点评的结果　处方点评结果分为合理处方和不合理处方。不合理处方包括不规范处方、用药不适宜处方及超常处方。

（1）不规范处方：处方的前记、正文、后记内容缺项，书写不规范或者字迹难以辨认的；医师签名、签章不规范或者与签名、签章的留样不一致的；药师未对处方进行适宜性审核的（处方后记的审核、调配、核对、发药栏目无审核调配药师及核对发药药师签名，或者单人值班调剂未执行双签名规定）；新生儿、婴幼儿处方未写明日、月龄的；西药、中成药与中药饮片未分别开具处方的；未使用药品规范名称开具处方的；药品的剂量、规格、数量、单位等书写不规范或不清楚的；用法、用量使用“遵医嘱”“自用”等含糊不清字句的；处方修改未签名并注明修改日期，或药品超剂量使用未注明原因和再次签名的；开具处方未写临床诊断或临床诊断书写不全的；单张门急诊处方超过五种药品的；无特殊情况下，门诊处方超过7日用量，急诊处方超过3日用量，慢性病、老年病或特殊情况下需要适当延长处方用量未注明理由的；开具麻醉药品、精神药品、医疗用毒性药品、放射性药品等特殊管理药品处方未执行国家有关规定的；医师未按照抗菌药物临床应用管理规定开具抗菌药物处方的；中药饮片处方药物未按照“君、臣、佐、使”的顺序排列，或未按要求标注药物调剂、煎煮等特殊要求的。

(2) 用药不适宜处方：适应证不适宜的；遴选的药品不适宜的；药品剂型或给药途径不适宜的；无正当理由不首选国家基本药物的；用法、用量不适宜的；联合用药不适宜的；重复给药的；有配伍禁忌或者不良相互作用的；其他用药不适宜情况的。

(3) 超常处方：无适应证用药；无正当理由开具高价药的；无正当理由超说明书用药的；无正当理由为同一患者同时开具 2 种以上药理作用相同药物的。

(五) 点评的持续质量改进

处方点评工作小组应定期向医务部门提交点评结果，医务部门进行审核，按照医院处方点评制度，定期公布处方点评结果，向临床科室和当事人通报不合理处方，予以教育培训、批评、甚至处罚，并纳入相关科室及其工作人员绩效考核和年度考核指标。对于开具超常处方的医师按照《处方管理办法》的规定予以处理；一个考核周期内 5 次以上开具不合理处方的医师，限制甚至取消其处方权。

处方点评专家组应定期分析处方点评小组提交的点评结果，以及处方质量改进建议，制定有针对性的临床用药质量管理和药事管理改进措施，并责成相关部门和科室落实质量改进措施，提高合理用药水平。

学习小结

1. 学习内容

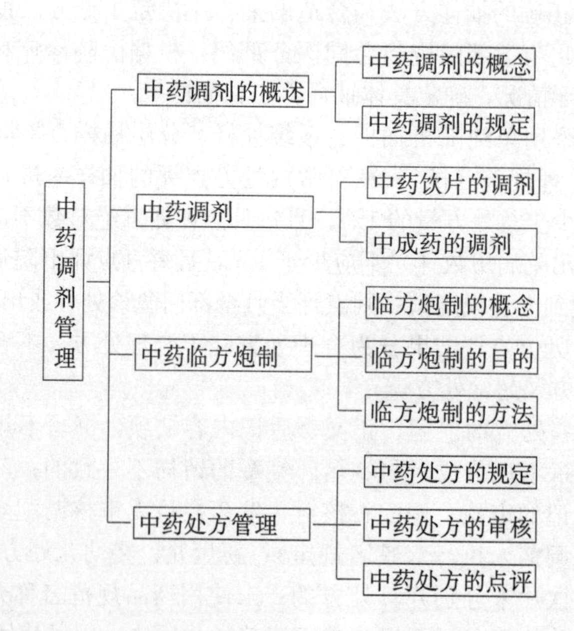

2. 学习方法

中药调剂是将中药饮片或中成药调配给患者的过程，依照《药品管理法》《处方管理法》《医院中药饮片管理规范》《中药处方格式及书写规范》《中成药临床应用指导原则》等相关药事法规进行管理。根据教学大纲要求，建议同学们在充分了解中药调剂相关药事管理规定的基础上，熟悉中药饮片、中成药这两种中药调剂方式的过程及优缺点，了解中药临方炮制这种特殊调剂方式的概念、目的及方法，熟悉并掌握中药处方的格式及书写规范、中药处方的审核、中药处方点评等相关内容，从而获得对当前中药调剂管理的整体了解。

复习思考题

1. 中药调剂的概念是什么？
2. 中药饮片调剂分几类？各自的优缺点是什么？
3. 传统的中药饮片调剂分几个环节？
4. 简述单剂量中成药调剂的优缺点。
5. 简述临方炮制的常见方法。
6. 简述中药处方审核的内容。
7. 简述不合理处方的分类。

（张立超　王　哲）

第十一章 医疗机构制剂与中药煎药管理

学习目的

通过本章的学习，使同学们对医疗机构制剂概念、分类、范围、相关制度、法律责任和管理，以及中药煎药管理、煎药设备、程序、特殊煎药方法有一个整体的认识，为今后从事医院药品管理活动奠定基础。

学习要点

医疗机构制剂的概念、分类、范围及制度；医疗机构制剂监督管理及法律责任；医疗机构制剂相关管理及制剂使用；中药煎药要求、设备、程序及特殊煎药方法。

第一节 医疗机构制剂概念

改革开放前，由于我国制药业落后，我国一些大型综合性医院的制剂品种曾达到 250 种左右，专科医院也有 100 多种，剂型约 30 多种。改革开放后，我国的制药工业开始慢慢复苏并迅速发展，同时原料药品种的不断丰富，也使医疗机构制剂品种有所增加。随着社会主义市场经济体制的逐步建立，许多医疗机构利用医疗机构制剂的特殊优越性，大搞医疗机构制剂，尤其大输液品种，以获取较好经济效益。医疗机构制剂对于弥补市场供应不足，满足临床用药需求发挥了重要作用：其一，它是针对特定的疾病、特定的人群，对疾病的治疗更具有针对性，更利于病人康复；其二，对于一些临床疑难杂症、特殊的慢性疾病，医疗机构制剂（尤其是中药类）比上市的同类药品有更好的疗效；其三，医疗机构制剂一般还具有价格优势，有利于缓解新阶段医疗改革中“看病贵”的问题。最后，由于医疗机构自制制剂比市售制剂更为经济，在相当长一段时间里成为激励医疗机构大搞制剂的动力。当然，从医疗机构药学的角度看，医疗机构制剂对于保留制剂人才和提高制剂技术，改进处方设计具有积极作用。

在 20 世纪 40 年代，医院药房的工作主要是处方的调配和发药。50 年代初，为缓解我国制药工业落后和人民群众用药需求不断增长的矛盾，国家出台了相关鼓励发展医疗机构制剂的政策规定，当时医疗机构制剂主要以普通制剂为主，随后逐渐扩展到眼用制剂和注射剂的配制。20 世纪 60 年代后，在临床需求和经济效益的驱使下，许多医疗机构开始配制输液制剂和中药制剂。目前国务院药品监督管理部门根据《药品管理法》颁布了多部医疗机构制剂监督管理规章，建立了针对制剂研究、生产、流通和使用全过程的监管体系。

一、医疗机构制剂的概念、分类及范围

（一）医疗机构制剂的概念

医疗机构，是指依据《医疗机构管理条例》规定，经登记取得《医疗机构执业许可证》，从事疾病诊断、治疗活动的卫生机构。根据《药品管理法》和《药品管理法实施条例》的规定，医疗机构制剂是指："医疗机构根据本单位临床需要经批准而配制、自用的固定处方制剂"。《医疗机构制剂配制质量管理规范（试行）》第2条对医疗机构制剂进一步限定为"医疗机构根据本单位临床需要而常规配制、自用的固定处方制剂"。《医疗机构制剂注册管理办法（试行）》第3条进一步对医疗机构制剂进行了限制，"医疗机构配制的制剂，应当是市场上没有供应的品种"。《医疗机构制剂注册管理办法（试行）》第45条明确规定，固定处方制剂是指"制剂处方固定不变，配制工艺成熟，并且可在临床上长期使用于某一病症的制剂"。

由以上定义可以看出，医疗机构制剂作为临床用药不可缺少的组成部分，在医疗实践活动中发挥了极其重要的作用。按医疗机构制剂手册或协定处方制成的制剂又称为医疗机构自制制剂。医疗机构制剂具有以下特征：

1. 药剂科自配　医疗机构制剂由医疗机构药剂科来完成，其他科室（放射性核素室配放射性核素制剂除外）不得配制供应制剂。

2. 医疗机构自用　医疗机构制剂不得在市场上销售，只能凭医生处方在本医疗机构内部使用。特殊情况下，经国务院或省、自治区、直辖市人民政府药品监督管理部门批准，可在指定的医疗机构之间调剂使用。

3. 质量合格　医疗机构制剂需按要求检验合格后，凭医生处方使用。

4. 配制规范　医疗机构制剂需向其所在地卫生部门和药品监督管理部门报批备案，并按批准内容进行配制。

5. 补缺品种　医疗机构制剂仅限于本医疗机构需要而市场上无供应的药物制剂。

在我国，医疗机构制剂作为商品化药品的重要补充，将会在一定范围内长期存在下去。医疗机构制剂存在的原因有以下几点：

1. 医疗机构制剂是医药市场的重要补充　医疗机构制剂往往成为药品市场供应不足的补充，主要包括以下两方面：一方面是一些生产企业认为市场需求量小、无利可图的产品；一些稳定性差、效期短的制剂和销量少、利润低、生产风险过大的产品；还有一些定价不合理，制药企业不愿意生产的产品。各医疗机构可结合临床科研的实际情况，利用其灵活性和实用性强的特点酌情生产，既满足临床需求又避免了浪费现象。另一方面是由于病人病情的复杂性和多变性，不同的医疗机构可根据当地的用药习惯和专科病种等实际情况，采用不同功效的制剂品种以满足临床上的特殊要求。

2. 降低医疗费用和成本　医疗机构制剂具有流通周期短，针对性强，中间环节少，直接面向患者的特点，可降低医疗成本和医疗费用，方便和服务病人，构建和谐的医患关系。

3. 研制开发新制剂有优势　临床上使用的一些新剂型、新配方是医疗机构研究开发的，由于医疗机构制剂有一批使用多年、来自临床、经临床验证并具有确切疗效、不良反应低的制剂，为新药开发筛选提供了物质基础，可缩短开发周期，有针对性地研发新

药，因此医疗机构制剂有时可成为新药开发的前体，对于配合临床开发新的复方制剂，开展药物治疗学研究具有积极意义。

（二）医疗机构制剂的分类

医疗机构制剂的剂型种类繁多，为了便于研究、学习和应用，需要对剂型进行分类。剂型分类方法目前有以下几种：

1. 按形态分类　将剂型分作：①液体剂型（如芳香水剂、溶液剂、注射剂等）；②固体剂型（如散剂、丸剂、片剂等）；③半固体剂型（如软膏剂、糊剂、栓剂等）；④气体剂型（如气雾剂、喷雾剂、粉雾剂等）。疗效方面以液体为最快，固体制剂较慢，半固体制剂多作用。这种分类方法在制备、贮藏，运输上具有一定的指导意义，但实用价值不大。

2. 按分散系统分类　此法按剂型内在的分散特性分类，应用物理化学的原理说明各类制剂的特点及制成均匀稳定的制品的一般规律。其分类方法如下：①真溶液类剂型：如芳香水剂、糖浆剂、溶液剂、酯剂、甘油剂等；②胶体溶液类剂型：如高分子溶液剂、溶胶剂等；③乳浊液类剂型：如乳剂、部分搽剂等；④混悬液类剂型：如合剂、洗剂、混悬剂等；⑤气体分散体剂型：如气雾剂等；⑥固体分散体剂型：如散剂、丸剂、片剂等。

这种分类方法最大的缺点是不能反映用药部位与方法对剂型的要求。甚至一种剂型由于基质与制法的不同而必须分到几个分散系统中去，如注射剂中有溶液型、混悬液型、乳浊液型及粉针剂型等，如此分类无法保持剂型的独立性。

3. 按给药途径和方法分类　将采用同一给药途径和方法的剂型列为一类。例如：

（1）经胃肠道给药的：有溶液剂、糖浆剂、乳剂、混悬剂、散剂、冲剂、片剂、丸剂、胶囊剂等；以直肠给药的有灌肠剂、栓剂等。

（2）不经胃肠道给药的：系指除口服给药途径以外的所有其他剂型，可在给药部位发挥局部作用或被吸收后发挥全身作用：

1）注射给药：有注射剂，包括静脉注射、皮下注射、皮内注射及部位注射几种剂型。

2）呼吸道给药：有喷雾剂、气雾剂等。

3）皮肤给药：有外用溶液剂、外用混悬制剂、外用乳浊液型药剂以及膏药、贴膏剂、软膏剂、糊剂等。

4）黏膜给药：有滴眼剂、滴鼻剂、含漱剂、舌下片剂、膜剂等。

这种分类法与临床使用紧密结合，并能反映给药途径与方法对于剂型制备的特殊要求，但其缺点是一种制剂由于给药途径或方法的不同可能多次出现，如0.9%的氯化钠溶液，可以在注射剂、滴眼剂、漱口剂、灌肠剂等许多剂型中出现。同时这种分类法亦不能反映剂型内在结构的特性。

4. 按制法分类　将用同样的方法制备的剂型列为五类。例如浸出制剂（包括酊剂、流浸膏与浸膏剂等）是将采用浸出的方法制备的制剂归纳为一类。无菌制剂是指采用灭菌方法或无菌操作方法制备的制剂，如注射剂、滴眼剂等。这种分类方法极少使用。而且制剂的制备方法是随着科学的发展改变的，所以其指导意义亦较小。

5. 按制备要求分类　按制备要求的不同，通常分为普通制剂和灭菌制剂。

（1）普通制剂：普通制剂是指配制过程不能使产品达到无菌要求的制剂。实际上是指灭菌制剂以外的所有制剂。普通制剂大多是经肠道给药，或经皮肤、黏膜给药，一般不经灭菌处理，但对制剂中的微生物含量有限度要求，即必须符合原卫生部规定的卫生学标准。因此，配制普通制剂同样需要有一定洁净度的配制环境和不受微生物污染的配制器具和设备。普通制剂包括固体制剂（如片剂、胶囊剂、颗粒剂等）、液体制剂（如溶液剂、合剂、糖浆剂、混悬剂、眼药水、滴耳剂等）、半固体制剂（如软膏剂、栓剂、眼膏剂、糊剂等）。普通制剂的剂型较多，生产工艺和质量要求差别很大。

（2）灭菌制剂：灭菌制剂是通过灭菌或无菌操作制成的制剂。由于灭菌制剂大多是非肠道给药，药物直接进入血管、皮下组织等，因此，必须确保产品无微生物污染。灭菌制剂因制作方法的不同，分为灭菌制剂和无菌制剂。灭菌制剂是在制备过程中，尽量避免微生物的污染，并在最后选用适宜方法进行灭菌得到制剂，如大输液、注射液等。无菌制剂是在整个制备过程中始终保持无菌条件配制的制剂。适用于在灭菌条件下会破坏失效的制剂，如生物制品、眼药水等。

（三）医疗机构制剂的范围

医疗机构配制制剂的质量直接关系到医疗质量和患者的身体健康，我国政府历来对此十分重视。《药品管理法》第二十五条规定："医疗机构配制的制剂，应当是市场上没有供应的品种。"这其中"市场上没有供应的品种"是指依照《药品管理法》及相关法规的规定，在我国没有取得药品批准文号的品种。医疗机构制剂品种范围包括：临床常用而疗效确切的协定处方制剂、某些性质不稳定或有效期短的制剂、市场上不能满足的不同规格和容量的制剂、其他临床需要的以及科研用的制剂等。

医疗机构制剂一般不像药厂大批量生产，具有制备数量少而周期短、品种多、适用性强、供应及时、方便患者等优点。同时，由于医疗机构制剂室直接面向临床，所以对技术人员配备、设施、检验器和卫生条件等均须经所在地省、自治区、直辖市人民政府卫生行政部门审核同意，由省、自治区、直辖市药品监督管理部门批准，发给《制剂许可证》后，方可开展制剂。在经药学科主任审定、业务院长批准、上级卫生行政部门审定后，亦可将研制剂配制成药剂，供临床试用。由医院制剂室配成的制剂仅供本院临床应用，不得在市场销售。根据《医疗机构制剂注册管理办法（试行）》规定，有下列情形之一的，不得作为医疗机构制剂申报：①市场上已有供应的品种；②含有未经 CFDA 批准的活性成分的品种；③除变态反应原外的生物制品；④中药注射剂；⑤中药、化学药组成的复方制剂；⑥麻醉药品、精神药品、医疗用毒性药品、放射性药品；⑦其他不符合国家有关规定的制剂。

二、医疗机构制剂许可

为加强医疗机构制剂配制的监督管理，原国家食品药品监督管理局根据《药品管理法》和《药品管理法实施条例》，于 2005 年 4 月 14 日颁布了《医疗机构制剂配制监督管理办法（试行）》。医疗机构制剂配制监督管理是指药品监督管理部门依法对医疗机构制剂配制条件和配制过程等进行审查、许可、检查的监督管理活动。国务院药品监督管理部门负责全国医疗机构制剂配制的监督管理工作。省级药品监督管理部门负责本辖区医疗机构制剂配制的监督管理工作。

医疗机构配制制剂的许可制度包括两个方面：①医疗机构配制制剂的许可；②医疗机构配制特定制剂的许可。前者是对医疗机构配制活动的许可；后者是对医疗机构配制某种产品的许可。

（一）《医疗机构制剂许可证》的申请

医疗机构设立制剂室，应当向所在地省级卫生行政部门提出申请，经审核同意后向所在地省级药品监督管理部门提交相关材料，如：《医疗机构制剂许可证申请表》、实施《医疗机构制剂配制质量管理规范（试行）》自查报告、医疗机构的基本情况及《医疗机构执业许可证》副本复印件等。

药品监督管理部门收到申请后，根据不同情况分别做出相应的处理。例如：①申请事项依法不属于本部门职权范围的，应不予受理，并告知申请人向有关行政机关申请；②申请材料有可当场更正的错误的，应允许申请人当场更正；③申请材料不齐全或不符合形式审查要求的，应当场或在5个工作日之内发给申请人《补正材料通知书》，一次性告知申请人需要补正的全部内容，逾期不告知的，自收到申请材料之日起即为受理；④申请材料齐全、符合形式审查要求，或申请人根据要求提交全部补正材料的，予以受理，省、自治区、直辖市药品监督管理部门受理或者不受理《医疗机构制剂许可证》申请的，并出具加盖本部门受理专用印章、并注明日期的《受理通知书》，不予受理的则出具《不予受理通知书》。

此外，药品监督管理部门应当在办公场所公示申请《医疗机构制剂许可证》的事项、依据、条件、期限、需要提交的全部材料的目录和申请书示范文本等，发放《医疗机构制剂许可证》的有关决定，也应予以公开，公众有权查阅。在对医疗机构制剂室开办申请进行审查时，应当公示审批过程和审批结果。申请人和利害关系人可以对直接关系其重大利益的事项提交书面意见进行陈述和申辩。在核发《医疗机构制剂许可证》的过程中，药品监督管理部门认为涉及公共利益的重大许可事项应当向社会公告，并举行听证。

（二）《医疗机构制剂许可证》的管理

《医疗机构制剂许可证》是医疗机构配制制剂的法定凭证，《药品管理法》规定："医疗机构配制制剂，须经所在地省、自治区、直辖市人民政府卫生行政部门审核同意，由省、自治区、直辖市人民政府药品监督管理部门批推，发给《医疗机构制剂许可证》。无《医疗机构制剂许可证》的，不得配制制剂。"

《医疗机构制剂许可证》有效期为5年，分正本和副本，正、副本具有同等法律效力。《医疗机构制剂许可证》应当载明证号、医疗机构名称、医疗机构类别、法定代表人、制剂室负责人、配制范围、注册地址、配制地址、发证机关、发证日期、有效期限等项目。任何单位和个人都不得伪造、变造、买卖、出租、出借《医疗机构制剂许可证》。

《医疗机构制剂许可证》变更分为许可事项变更和登记事项变更。许可事项变更是指制剂室责任人、配制地址、配制范围的变更；登记事项变更是指医疗机构名称、医疗机构类别、法定代表人、注册地址等双向的变更。变更《医疗机构制剂许可证》许可事项的，需在许可事项发生变更前30日内，向原审核、批准机关申请变更登记。变更登记事项的，应当在有关部门核准变更后30日内，向原发证机关申请《医疗机构制剂许可证》变更登记。《医疗机构制剂许可证》变更后，原发证机关要在其副本上记录变更的内容和时间，并按变更后的内容重新核发《医疗机构制剂许可证》正本，收回原正本。

除了《医疗机构制剂许可证》变更登记之外，还存在下列情况：①《医疗机构制剂许可证》有效期届满需要继续配制制剂的，医疗机构应当在有效期届满前6个月，向原发证机关申请换发《医疗机构制剂许可证》；②医疗机构终止配制制剂或者关闭，由原发证机关缴销《医疗机构制剂许可证》，同时报国家药品监督管理部门备案。遗失《医疗机构制剂许可证》的持证单位应当在原发证机关指定的媒体上登载遗失声明并同时向原发证机关申请补发；③医疗机构制剂室的药检室负责人及质量管理组织负责人发生变更，应当在变更之日起30日内将变更人员简历及学历证明等有关情况报所在地省级药品监督管理部门备案；④医疗机构制剂室的关键配制设施等条件发生变化，应当自发生变化之日起30日内报所在地省级药品监督管理部门备案。

此外，省级药品监督管理部门应当将上年度《医疗机构制剂许可证》核发、变更、换发、缴销、补办等办理情况，在每年3月底前汇总报国务院药品监督管理部门。

三、医疗机构制剂注册

为了加强医疗机构制剂的管理，规范医疗机构制剂的申报与审批，原国家食品药品监督管理局根据《药品管理法》及《药品管理法实施条例》，于2005年6月22日颁布了《医疗机构制剂注册管理办法（试行）》（以下简称《办法》），并于2005年8月1日起施行。该办法主要包括4个内容：申报与审批、调剂使用、补充申请与再注册、监督管理。

（一）医疗机构制剂申报与审批

申请配制医疗机构制剂的，申请人应当填写《医疗机构制剂注册申请表》，向所在地省级药品监督管理部门或者其委托的设区的市级药品监督管理机构提出申请，并报送有关资料和制剂样品。省级药品监督管理部门或者其委托的设区的市级药品监督管理机构对申报资料进行形式审查，符合要求的予以受理。受理后10日内组织现场考察，抽取连续3批检验用样品，通知指定的药品检验所。市级药品监督管理机构完成审查受理工作后须将相关资料报送省级药品监督管理部门。

接到检验通知的药品检验所40日内完成样品检验和质量标准技术复核，出具检验报告书及标准复核意见，报送省级药品监督管理部门。省级药品监督管理部门应当在收到全部资料后40日内组织完成技术审评，符合规定的，发给《医疗机构制剂临床研究批件》，批准临床研究。申请人完成临床研究后，向省级药品监督管理部门或者其委托的设区的市级药品监督管理机构报送临床研究总结资料。

省级药品监督管理部门收到全部申报资料后40日内组织完成技术审批，作出是否准予许可的决定。符合规定的，10日内向申请人核发《医疗机构制剂注册批件》及制剂批准文号，同时报CFDA备案。

医疗机构制剂批准文号的格式为：X药制字H（Z）+4位年号+4位流水号，其中X代表省、自治区、直辖市简称，H代表化学制剂，Z代表中药制剂。

此外，有下列情形之一的，不得作为医疗机构制剂注册申报：①市场上已有供应的品种；②含有未经国家药品监督管理部门批准的活性成分的品种；③除变态反应原外的生物制品；④中药注射剂；⑤中药、化学药组成的复方制剂；⑥麻醉药品、精神药品、医疗用毒性药品、放射性药品；⑦其他不符合国家有关规定的制剂。

有关医疗机构制剂注册申请所需的技术研究工作，《办法》规定：应分临床申请和配制申请两个阶段。申请医疗机构制剂临床研究，应当进行相应的临床前研究，包括处方筛选、配制工艺、质量指标、药理、毒理学研究等；医疗机构制剂的临床研究，应当在本医疗机构按照临床研究方案进行，受试例数不得少于60例。

由于中药制剂本身的特点，《办法》对中药制剂提出了特殊要求：根据中医药理论组方，利用传统工艺配制且该处方在本医疗机构具有5年以上（含5年）使用历史的中药制剂，可减免药效毒理和临床研究。

此外，有下列情形之一的，需进行毒理学研究：①处方组成含有法定标准中标识有毒性及现代毒理学证明有毒性的药材；②处方组成含有“十八反”“十九畏”配伍禁忌；③处方中的药味用量超过药品标准规定的。

（二）医疗机构制剂调剂使用

医疗机构制剂一般不得调剂使用，只能在本医疗机构内凭执业医师或者执业助理医师的处方使用，并与《医疗机构执业许可证》所载明的诊疗范围一致。但发生灾情、疫情、突发事件或者临床急需而市场没有供应时，需要调剂使用的，属省级辖区内医疗机构制剂调剂的，必须经所在地省级药品监督管理部门批准，属国务院药品监督管理部门规定的特殊制剂以及省级之间医疗机构制剂调剂的，必须经国务院药品监督管理部门批准。此外，医疗机构制剂的调剂使用，不得超出规定的期限、数量和范围。

（三）医疗机构制剂补充申请与再注册

医疗机构配制制剂，应严格执行经批准的质量标准，并不得擅自变更工艺、处方、配制地点和委托配制单位。需要变更的，申请人应当提出补充申请并报送相关资料，经批准后方可执行。医疗机构制剂批准文号有效期为3年。有效期届满需要继续配制的，申请人应当在有效期届满前3个月按照原申请配制程序提出再注册申请，并报送有关资料。

此外，有下列情形之一的，省级药品监督管理部门不予批准再注册，并注销制剂批准文号：①市场上已有供应的品种；②按照本办法应予以撤销批准文号的；③未在规定时间内提出再注册申请的；④其他不符合规定的。

（四）医疗机构制剂监督管理

配制和使用制剂的医疗机构应注意观察制剂在使用过程中的不良反应，并按国家药品监督管理部门的有关规定报告和处理。省级药品监督管理部门对质量不稳定、疗效不确切、不良反应大或其他原因危害人体健康的医疗机构制剂，应责令医疗机构停止配制，并撤销其批准文号。已被撤销批准文号的医疗机构制剂，不得配制和使用；已经配制的，由当地药品监督销毁或者处理，并对违反相关规定的医疗机构进行相应处罚。

四、医疗机构制剂监督管理与法律责任

（一）医疗机构制剂监督管理

医疗机构制剂监督管理主要包括注册、配制等方面的监督管理，广告方面也有相应的监督管理措施。《医疗机构制剂配制质量管理规范（试行）》（good preparation practice，GPP）是制剂配制和质量管理的基本准则，也是药品监督管理部门进行制剂监督管理的依据。

根据《医疗机构制剂配制质量管理规范（试行）》第3条，医疗机构制剂配制监督管理是指“（食品）药品监督管理部门依法对医疗机构制剂配制条件和配制过程等进行审

查、许可、检查的监督管理活动”，需要核发《医疗机构制剂许可证》，有效期5年。医疗机构制剂配制方面的监督管理偏重制剂配制条件、配制过程。

《医疗机构制剂注册管理办法（试行）》第2条规定：“在中华人民共和国境内申请医疗机构制剂的配制、调剂使用，以及进行相关的审批、检验和监督管理，适用本办法”，医疗机构制剂实行批准文号管理，批准注册的制剂需发给批准文号，有效期3年。医疗机构制剂注册方面的监督管理则偏重于研制、检验过程。

（二）医疗机构制剂法律责任

目前国家有关医疗机构制剂管理的法律、法规有以下几个：《中华人民共和国药品管理法》（2015年修订），2001年由国务院颁布；《医疗机构制剂配制质量管理规范（试行）》（局令第27号），2001年由原国家药品监督管理局颁布；《中华人民共和国药品管理法实施条例》（国务院令第360号），2002年由国务院颁布；《药物临床试验质量管理规范》（局令第3号），2003年原国家食品药品监督管理局颁布；《医疗机构制剂配制监督管理办法（试行）》（局令第18号），2005年由原国家食品药品监督管理局颁布；《医疗机构制剂注册管理办法（试行）》（局令第20号），2005年由原国家食品药品监督管理局颁布；《处方管理办法》（卫生部令第53号），2006年由中华人民共和国原卫生部颁布；《关于加强医疗机构中药制剂管理的意见》（国中医药医政发〔2010〕39号），2010年由原卫生部、国家中医药管理局、原国家食品药品监督管理局联合发文；《医疗机构药事管理规定》（卫医政发〔2011〕11号），2011年由原卫生部、国家中医药管理局、总后勤部卫生部联合印发；《医疗机构药品监督管理办法（试行）》（国食药监安〔2011〕442号），2011年由原国家食品药品监督管理局颁布等。

除以上国家有关医疗机构制剂管理的法规性文件外，大多省、自治区、直辖市食品药品监督管理局，陆续颁发了本地区的《医疗机构制剂注册管理办法实施细则》和《医疗机构制剂配制监督管理办法实施细则》。

医疗机构配制和使用制剂时应注意观察制剂在使用过程中的不良反应，并按照国家药品监督管理部门的有关规定报告和处理。省级药品监督管理部门对质量不稳定、疗效不确切、不良反应大或者其他原因危害公众健康的医疗机构制剂，应当责令医疗机构停止配制，并撤销其批准文号。已被撤销批准文号的医疗机构制剂，不得配制和使用；已经配制的，由当地药品监督管理部门监督销毁或者处理。对违反相关规定的医疗机构要进行相应处罚：①未经批准，医疗机构擅自使用其他医疗机构配制的制剂的，依照《药品管理法》第八十条的规定给予处罚；②医疗机构配制制剂，违反《药品管理法》第四十八条、第四十九条规定的，分别依照《药品管理法》第七十四条、第七十五条的规定给予处罚；③未按省级药品监督管理部门批准的标准配制制剂的，属于《药品管理法》第四十九条第三款第六项其他不符合药品标准规定的情形，依照《药品管理法》第七十五条的规定给予处罚；④提供虚假证明文件、申报资料、样品或者采取其他欺骗手段申请批准证明文件的，省级药品监督管理部门对该申请不予受理，对申请人给予警告，1年内不受理其申请；已取得批准证明文件的，撤销其批准证明文件，5年内不受理其申请，并处1万元以上3万元以下罚款；⑤医疗机构将其配制的制剂在市场上销售或者变相销售的，依照《药品管理法》第八十四条的规定给予处罚。

第二节　医疗机构制剂配制质量管理

医疗机构制剂有其特殊性，比如使用量不定、规模小、储存时间短、针对性强、临床必需等，是药品生产企业所无法代替的，但是医疗机构配制制剂也是一种药品生产过程，应当按照药品生产企业进行管理，按照GMP的要求进行规范。根据《药品管理法》和《药品管理法实施条例》，参照GMP的基本原则，原国家药品监督管理局于2001年颁布了《医疗机构制剂配制质量管理规范（试行）》，是医疗机构制剂配制和质量管理的基本准则，适用于制剂配制的全过程。主要包括机构与人员、环境与设施、设备、配制管理、质量管理、使用管理等。

一、机构与人员

《医疗机构制剂配制质量管理规范（试行）》要求医疗机构制剂配制应在药剂部门设制剂室、药检室和质量管理组织，并要求配备具有相应素质及相应数量的专业技术人员。

（一）机构

医疗机构制剂配制应在药剂部门设制剂室、药检室和质量管理组织。《医疗机构制剂配制质量管理规范（试行）》对医疗机构制剂配制的机构要求如下：

1. 质量管理组织　医疗机构为加强制剂质量管理而由药剂部门及制剂室、药检室负责人组成的小组，负责制剂配制全过程的质量管理。其主要职责：①制定质量管理组织的任务、职责；②决定物料和中间品能否使用；③研究处理制剂重大质量问题；④制剂经检验合格后，由质量管理组织负责人审查配制全过程记录并决定是否发放使用；⑤审核不合格品的处理程序及监督实施。

2. 药检室　药检室负责制剂配制全过程的检验。其主要职责：①制定和修订物料、中间品及成品的内控标准和检验操作规程，制定取样和留样制度；②制定检验用设备、仪器、试剂、试液、标准品（或参考品）、滴定液与培养基及实验动物等管理办法；③对物料、中间品和成品进行取样、检验、留样，并出具检验报告；④监测洁净室（区）的微生物数和尘粒数；⑤评价原料、中间品及成品的质量稳定性，为确定物料储存期和制剂有效期提供数据；⑥制定药检室人员的职责。

（二）人员要求

《医疗机构制剂配制质量管理规范（试行）》对医疗机构制剂配制的人员要求如下：

1. 医疗机构负责人对《药品生产质量管理规范》的实施及制剂质量负责。

2. 医疗机构必须配备依法经过资格认定的药学技术人员。非药学技术人员不得直接从事药剂技术工作。凡从事制剂配制工作的所有人员均应熟悉本规范，并应通过本规范的培训与考核。

3. 制剂室和药检室的负责人应具有大专以上药学或相关专业学历，（或具有主管药师以上技术职称），熟悉药品管理法规，具有制剂和质量管理能力并对制剂质量负责，有对工作中出现的问题做出正确判断和处理的能力。制剂室和药检室的负责人不得互相兼任。

4. 医疗机构制剂室从事制剂技术工作的人员应具有药士或中专以上药学学历，其他人员应具有高中以上文化程度并经培训合格持证上岗。药学技术人员所占比例不得少于制剂人员总数的50％。

5. 从事制剂配制操作及药检人员，应经专业技术培训，具有基础理论知识和实际操作技能。凡有特殊要求的制剂配制操作和药检人员还应经相应的专业技术培训。

二、环境及设备设施

《医疗机构制剂配制管理质量规范（试行）》对医疗机构制剂配制的硬件要求如下：

（一）环境及设施

1. 为保证制剂质量，制剂室要远离各种污染源。周围的地面、路面、植被等不应对制剂配制过程造成污染。有防止污染的卫生措施和卫生管理制度，并由专人负责。制剂室应有防止污染、昆虫和其他动物进入的有效设施。

2. 制剂室的房屋和面积必须与所配制的制剂剂型和规模相适应。应设工作人员更衣室。各工作间应按制剂工序和空气洁净度级别要求合理布局。一般区和洁净区分开；配制、分装与贴签、包装分开；内服制剂与外用制剂分开；无菌制剂与其他制剂分开。

3. 各种制剂应根据剂型的需要，工序合理衔接，设置不同的操作间，按工序划分岗位。中药材的前处理、提取、浓缩等必须与其后续工序严格分开，并应有有效的除尘、排风设施。制剂室应具有与所配制剂相适应的物料、成品等库房，并有通风、防潮等设施。

4. 制剂室在设计和施工时，应考虑使用时便于进行清洁工作。洁净室的内表面应平整光滑，无裂缝、接口严密，无颗粒物脱落并能耐受清洗和消毒。使用的消毒剂不得对设备、物料和成品产生污染。消毒剂品种应定期更换，防止产生耐药菌株。墙壁与地面等交界处宜成弧形或采取其他措施，以减少积尘和便于清洁。洁净室内各种管道、灯具、风口以及其他公用设施在设计和安装时应避免出现不易清洁的部位。洁净室的窗户、技术夹层及进入室内的管道、风口、灯具与墙壁或顶棚的连接部位均应密封。

5. 洁净室（区）应有足够照度，主要工作间的照度宜为300Lx。应维持一定的正压，并送入一定比例的新风。洁净室（区）内安装的水池、地漏的位置应适宜，不得对制剂造成污染。100级洁净区内不得设地漏。根据制剂工艺要求，划分空气洁净度级别：洁净室（区）内空气的微生物数和尘粒数应符合规定，应定期检测并记录。

6. 实验动物房应远离制剂室。

7. 制剂室应有防止污染的卫生措施和卫生管理制度，并由专人负责。配制间不得存放与配制无关的物品。配制中的废弃物应及时处理。更衣室、浴室及厕所的设置不得对洁净区（室）产生不良影响。

（二）设备

1. 设备的选型、安装应符合制剂配制要求，易于清洗、消毒或灭菌，便于操作、维修和保养，并能防止差错和减少污染。

2. 纯化水、注射用水的制备、储存和分配应能防止微生物的滋生和污染。储罐和输送管道所用材料应无毒、耐腐蚀，管道的设计和安装应避免死角、盲管。

3. 与药品直接接触的设备表面应光洁、平整、易清洗或消毒、耐腐蚀；不与药品发生化学变化和吸附药品。设备所用的润滑剂、冷却剂等不得对药品和容器造成污染。

4. 制剂配制和检验应有与所配制制剂品种相适应的设备、设施与仪器。用于制剂配制和检验的仪器、仪表、量具、衡器等其适用范围和精密度应符合制剂配制和检验的要求，应定期校验，并有合格标志。校验记录应至少保存一年。

5. 建立设备管理的各项规章制度，制定标准操作规程。设备应由专人管理，定期维修、保养，并作好记录。

三、配置、质量及使用管理

医疗机构制剂也是药品，其质量特征必须与药品这种特殊商品相一致，对其实施质量管理的全过程，制剂室按照操作规范配置制剂，药品检验室进行与制剂质量相关的质量检验。医疗机构制剂室应有配置管理、质量管理的各项制度和记录。

（一）配置管理

在配置医疗机构制剂的过程中，在由主管院长、药剂科主任及制剂室、药品检验室主要负责人组成质量管理组织，监督制剂室按操作规程配置制剂。制剂配制管理文件主要有：配制规程和标准操作规程、配制记录。

其中配制规程包括：制剂名称、剂型、处方、配制工艺的操作要求、原料、中间产品、成品的质量标准和技术参数及储存注意事项，成品容器、质量包装材料的要求等。标准操作规程：配置过程中涉及的单元操作（如加热、搅拌、振摇、混合等）具体规定和应达到的要求。配制记录（制剂单）应包括：编号、制剂名称、配置日期、制剂批号、有关设备名称与操作记录、原料用量、成品和半成品数量、配制过程的监控记录及特殊情况处理记录和各工序的操作者、复核者、清场者的签名等。

配置制剂的质量管理文件主要有：①物料、半成品、成品的质量标准和操作规程；②制剂质量稳定性考察记录；③检验记录。

《医疗机构制剂配制质量管理规范》等法律法规对医疗机构制剂配制管理提出了具体的要求：

1. 配制规程和标准操作规程不得任意修改。如需修改时必须按制定时的程序办理修订、审批手续。

2. 严格执行操作规程，制剂所用原料、辅料、包装材料应与规定的标准相符合，注射用原料应符合注射用规格标准，中药材做必要的真伪鉴别。

3. 在同一配制周期中制备出来的一定数量常规配制的制剂为一批，一批制剂在规定限度内具有同一性质和质量。每批制剂均应编制制剂批号。

4. 每批制剂均应按投入和产出的物料平衡进行检查，如有显著差异，必须查明原因，在得出合理解释，确认无潜在质量事故后，方可按正常程序处理。

5. 为防止制剂被污染和混淆，配制操作应采取下述措施：①每次配制后应清场，并填写清场记录。每次配制前应确认无上次遗留物；②不同制剂（包括同一制剂的不同规格）的配制操作不得在同一操作间同时进行。如确实无法避免时，必须在不同的操作台配制，并应采取防止污染和混淆的措施；③在配制过程中应防止称量、过筛、粉碎等可能造成粉末飞散而引起的交叉污染；④在配制过程中使用的容器须有标明物料名称、批号、状态及数量等的标志。配置药品所用容器、衡器、量器应保持清洁、准确。配置内服、外用、毒性药品的量具、容器应严格分开。

6. 根据制剂配制规程选用工艺用水　工艺用水应符合质量标准并定期检验。根据验证结果，规定检验周期。普通制剂需用蒸馏水配置，水质应符合《中国药典》规定，灭菌制剂所用的注射用水需新鲜制备。配置前，应对水质的pH、氯化物、氨、重金属离子等进行检查。

7. 每批制剂均应有一份能反映配制各个环节的完整记录　操作人员应及时填写记录，填写字迹清晰、内容真实、数据完整，并由操作人、复核人及清场人签字。记录应保持整洁，不得撕毁和任意涂改。需要更改时，更改人应在更改处签字，并需使被更改部分可以辨认。

8. 新制剂的配制工艺及主要设备应按验证方案进行验证　当影响制剂质量的主要因素，如配制工艺或质量控制方法、主要原辅料、主要配制设备等发生改变时，以及配制一定周期后，应进行再验证。所有验证记录应归档保存。

9. 医疗机构制剂的包装和标签　医疗机构制剂的包装和标签书写应正确、清晰，标明品名、批准文号、含量、规格、批号、适应证、禁忌、用法用量、注意事项、制剂单位等，必要时应附使用说明书。

（二）质量管理

只有保证药品的质量，才能保证临床用药安全、有效、经济、合理。医疗机构制剂在配置过程中，为了确保药品质量及使用安全，《医疗机构制剂配制质量管理规范（试行）》等法律法规对质量管理做出以下要求：

1. 质量管理组织负责制剂配制全过程的质量管理　其主要职责：①制定质量管理组织任务、职责；②决定物料和中间品能否使用；③研究处理制剂重大质量问题；④制剂经检验合格后，由质量管理组织负责人审查配制全过程记录并决定是否发放使用；⑤审核不合格品的处理程序及监督实施。

2. 药检室负责制剂配制全过程的检验　其主要职责：①制定和修订物料、中间品和成品的内控标准和检验操作规程，制定取样和留样制度；②制定检验用设备、仪器、试剂、试液、标准品（或参考品）、滴定液与培养基及实验动物等管理办法；③对物料、中间品和成品进行取样、检验、留样，并出具检验报告；④监测洁净室（区）的微生物数和尘粒数；⑤评价原料、中间品及成品的质量稳定性，为确定物料储存期和制剂有效期提供数据；⑥制定药检室人员的职责。

3. 医疗机构制剂质量管理组织应定期组织自检　自检应按预定的程序，按规定内容进行检查，以证实与本规范的一致性。

自检应有记录并写出自检报告，包括评价及改进措施等。

（三）使用管理

1. 医疗机构制剂应按药品监督管理部门制定的原则并结合剂型特点、原料药的稳定性和制剂稳定性试验结果规定使用期限。

2. 制剂配发必须有完整的记录或凭据。内容包括：领用部门、制剂名称、批号、规格、数量等。制剂在使用过程中出现质量问题时，制剂质量管理组织应及时进行处理，出现质量问题的制剂应立即收回，并填写收回记录。收回记录应包括：制剂名称、批号、规格、数量、收回部门、收回原因、处理意见及日期等。

3. 制剂使用过程中发现的不良反应，应按《药品不良反应报告和监测管理办法》的规定予以记录，填表上报。保留病历和有关检验、检查报告单等原始记录至少一年备查。

第三节　中药煎药业务管理

汤剂是中医治疗疾病最常用的传统剂型之一。因其具有吸收快、发挥疗效迅速、能适应中医辨证施治、随症加减的需要等优点而广泛用于临床，备受历代医家的推崇。徐灵胎曰："煎药之法，最宜深讲，药之效不效，全在乎此。"而李时珍进一步指出："凡服汤药，虽品物专精，修治如法，而煎药者鲁莽造次，水火不良，火候失度，则药亦无功。"由此可见，汤剂的疗效除与诊断、方药对证直接相关外，与其煎煮质量也是密切相关的。在现代，汤剂仍是中医用药的主要形式。目前，多数医院都开展了中药饮片煎煮服务，应当建立健全中药饮片煎煮的工作制度、操作规程和质量控制措施并严格执行，确保汤剂的煎煮质量。

为保证中药汤剂煎煮质量，确保中药汤剂安全有效，加强中药煎药规范化、制度化建设，原卫生部、国家中医药管理局组织有关专家对1997年制定的《中药煎药室管理规范》进行了修订，制定了新的《医疗机构中药煎药室管理规范》，并于2009年3月16日正式施行。具体内容如下：

一、人员要求

1. 煎药室应当由具备一定理论水平和实际操作经验的中药师具体负责煎药室的业务指导、质量监督及组织管理工作，并要求其应能够独立解决汤剂煎煮过程中的质量问题。

2. 煎药人员应具备一定的中药专业知识，熟悉煎药技能和煎药操作常规，经煎药相关知识和技能培训并考核合格后方可从事中药煎药工作。煎药工作人员需有计划地接受相关专业知识和操作技能的岗位培训。

3. 煎药人员应当每年至少体检一次。传染病、皮肤病等患者和乙肝病毒携带者、体表有伤口未愈合者不得从事煎药工作。

4. 煎药人员应当注意个人卫生。煎药前要进行手的清洁，工作时应当穿戴专用的工作服并保持工作服清洁。

5. 煎药人员必须严格遵守煎药操作规程，认真执行核对、记录及交接手续，避免差错事故的发生。

二、煎药室设备

1. 煎药室应当配备完善的煎药设备设施（煎药机或煎药锅）、包装机（与煎药机相匹配），并根据实际需要配备储药设施、冷藏设施以及量杯（筒）、过滤装置、计时器、贮药容器、药瓶架等。煎药工作台面应当平整、洁净。

2. 煎药容器应当以陶瓷、不锈钢、铜等材料制作的器皿为宜，禁用铁制等易腐蚀器皿。储药容器应当做到防尘、防毒、防虫、防鼠、防污染。用前应当严格消毒，用后应当及时清洗。

3. 煎药设备设施、容器使用前应确保清洁，要有清洁规程和每日清洁记录。用于清扫、清洗和消毒的设备、用具应放置在专用场所妥善保管。煎药室应当定期消毒。洗涤剂、消毒剂品种应定期更换，符合《食品安全国家标准 洗涤剂》（GB 14930.1—2015）

和《食品安全国家标准 消毒剂》（GB 14930.2—2012）等有关卫生标准和要求，不得对设备和药物产生腐蚀和污染。

三、煎煮程序

1. 领药审方 领取煎煮药物后，应核对患者姓名、科别、床号、服用方法，尤其是内服、外用处方应以不同颜色标签标注，以防差错。核对处方药味、剂量、数量及质量，需特殊煎煮的饮片进行确认核对，确认无误后方可加水煎煮。

2. 浸泡 为便于煎出有效成分，在煎煮前先加冷水将饮片浸泡30分钟，使药材充分吸收水分，但不宜使用热水浸泡饮片。加水量多少受饮片的重量、质地等影响，一般用水量以高出药面3～5cm为宜。用于小儿内服的汤剂可适当减少用水量。注意在煎煮过程中不要随意加水或抛弃药液。

3. 煎煮

（1）煎药器具

1）传统煎煮方法：煎煮时应注意煎药器皿、用水的选择。煎药可选择砂锅，也可选择耐高温玻璃器皿及化学性质比较稳定的不锈钢器皿等。切忌使用铁、铝制等器皿，煎好的药液也应避免与这类器皿直接接触，中药饮片煎煮液的包装材料和容器应当无毒、卫生、不易破损，并符合有关规定。煎煮药物应使用自来水、甜井水、蒸馏水等无污染的饮用水，忌用反复煮过的水。

2）中药煎药机：是一种带有电控装置的全密闭微压容器，利用水煎沸腾及其产生的蒸汽一次性使药物的成分煎出。其煎药方便，可以提高工作效率，减轻工作量，保证中药疗效，更符合卫生学要求，不易变质，且煎出的药液保存和携带方便，目前正被大量应用于临床代煎工作。

（2）煎药火候：煎煮用火、用时应根据药味、重量、质地的不同而异。用火宜用武火，使水很快沸腾；沸后用文火，保持微沸状态，以减少水分蒸发，利于药物成分的煎出。解表药多用武火，补虚药多用文火。

（3）煎煮时间及方法：一般情况下一煎沸后以煎20～25分钟为宜，二煎沸后以煎15～20分钟为宜；解表药一般沸后以用武火煎10～15分钟为宜，二煎沸后以煎5～10分钟为宜；而滋补药一般沸后煎30分钟，二煎沸后以煎20分钟为宜。需特殊煎煮的饮片则按特殊方法处理。在煎煮过程中要经常搅动，并随时观察煎液量，使饮片充分煎煮，避免出现煎干或煎煳的现象。若已煎干则宜加新水重煎，若已煎煳则应另取饮片重新煎煮。

4. 出药 每剂药煎好后，应趁热及时滤出煎液，滤药时应压榨药渣，使药液尽量滤净，将两次煎液合并混匀后分两次服用。每剂药的总煎出量：500～600ml，分2～3次服用。

5. 煎出液的质量要求 依法煎煮的药液应有原处方中各味中药的特征气味，无其他异味。剩余的残渣无硬心，无焦化、煳化，残液量不超出残渣总重量的20%。

6. 核对煎药袋内的姓名、取药号、药味、质量及煎煮方法等，复核无误后，即可签字发出。

中药煎药机的主要煎煮程序与传统煎药程序相似，具体操作应严格按照不同类型煎药机操作要求进行，应由专人负责，培训上岗，同时应对工作人员进行压力容器使用操作培训，以保证煎药质量和安全。

四、特殊煎药方法

根据药物的质地，有些药物煎煮方法比较特殊，归纳起来包括：先煎、后下、包煎、另煎、烊化（熔化）、兑服、冲服、煎汤代水。

1. 先煎　是指先将饮片经武火煮沸后以文火煎煮一段时间后，再与用水浸泡过的其他药物合并煎煮。此法通过延长某些药物的煎煮时间，使难溶性成分充分煎出，或使毒性成分分解、含量降低、毒性减弱或消失。需要先煎的药物有：①矿物、动物骨甲类药物：龙骨、生龙齿、生紫石英、石决明、珍珠母、瓦楞子、鳖甲、龟甲、磁石、牡蛎、代赭石等。煎煮前应先将饮片打碎，再行煎煮。②含毒性成分的药物：如马钱子、生半夏、川乌、草乌、附子、蛇六谷，此类药物应先煎1～2小时。

2. 后下　是指个别饮片在其他药物煎煮5～10分钟后再放入煎药器皿一起煎煮，其目的是为了减少煎煮时间，避免成分散失。需要后下的药物有：①有效成分受热易挥发的药物，如金银花、薄荷、降香、红花、沉香、砂仁、藿香、白豆蔻、鱼腥草等。因其含挥发性成分，故不宜煎煮时间过久，以免其有效成分散失。②有效成分受热不稳定的药物，如钩藤、苦杏仁、徐长卿、生大黄、番泻叶等。

3. 包煎　即把需要包煎的饮片装在用棉纱制成的布袋中，扎紧袋口后与其他药共同煎煮。需要包煎的药物主要有以下几类：①含淀粉、黏液质较多的药材，包煎后可避免在煎煮过程中黏煳锅底。如车前子、葶苈子等。②富含绒毛的药材，包煎后可避免脱落的绒毛混入煎液后刺激咽喉、引起咳嗽，如旋覆花、枇杷叶等。③花粉、种子等微小药材，因体积小、质量轻，容易漂浮在水面上而影响有效成分的煎出，如蒲黄、海金沙等。

4. 另煎　一些贵重药材，为了更好地煎出有效成分及减少有效成分被其他药物吸附引起损失，宜另煎。煎液可以另服，也可以与其他煎液混合服用。如人参、西洋参、西红花等贵重的中药饮片须先用单独煎药器皿煎煮，再将渣并入其他群药合煎，然后将前后煎煮的不同药液混匀后分服。另煎一般为30～40分钟。

5. 烊化（溶化）　如阿胶、鳖甲胶、鹿角胶、龟鹿二仙胶等，煎煮时其中的胶质成分会黏附其他饮片或煎药器皿，造成污染和浪费，因此应烊化。服用此类药可用已煎好药液溶化服用，也可加适量水溶化或隔水炖化后，再与煎液混匀服用。

6. 兑服　如黄酒、竹沥水、鲜藕汁、姜汁、梨汁、蜂蜜等液体中药，无须煎煮，可与其他饮片煎得的药汁直接混合服用。

7. 冲服　主要指某些贵重药，用量较轻，为防止散失，常需要研成细末制成散剂，用温开水或复方其他药物煎液冲服。如羚羊角、三七、琥珀、血竭、全蝎等研磨成粉末的药物，为避免煎煮时浪费，可用群药的煎液冲服。

8. 煎汤代水　对于质地松泡、用量较大或泥土类不易滤净药渣的药物，可先煎15～25分钟，去渣取汁，再与其他药物同煎，如玉米须、丝瓜络、灶心土等。

学习小结

1. 学习内容

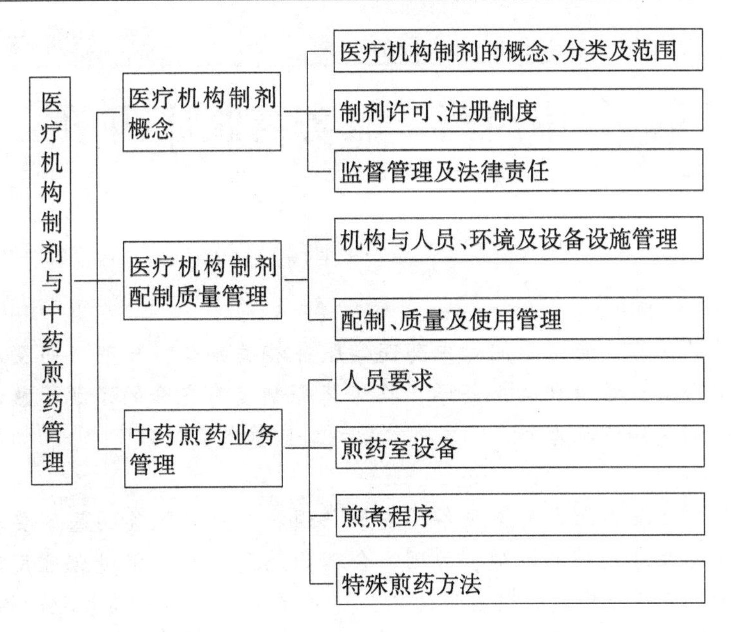

2. 学习方法

医疗机构制剂系指由医疗机构制剂室根据本单位临床需要经批准而配置 、自用的固定处方制剂。它是对商品化药品的重要补充，对公众健康起到关键的作用。国家和相关部门为确保医疗机构制剂的配置质量、正常使用及中药饮片煎煮质量，制定了《药品管理法》《医疗机构制剂配制监督管理办法》等相关制度与法规，形成了医疗机构制剂的药事管理。通过对本章的学习，重点掌握医疗机构配制制剂的概念及配制质量管理，熟悉医疗机构制剂的许可、注册、监督管理等内容，熟悉医疗机构制剂配制对机构与人员、环境及设备设施、配置、质量及使用管理的要求。了解医疗机构开展中药煎药业务需要的条件以及煎煮程序和特殊煎药方法。

复习思考题

1. 医疗机构制剂的范围是什么？

2. 医疗机构制剂室为保证配制制剂的质量应具备哪些相关文件？对人员都有哪些要求？

3. 根据《医疗机构制剂配制监督管理办法（试行）》，简述《医疗机构制剂许可证》的变更事项，《医疗机构制剂许可证》变更有哪些规定和要求？

4. 简述医疗机构制剂监督管理主要包括哪几个方面，其有关医疗机构制剂管理的法律、法规主要包括什么？

5. 医疗机构在配制制剂时，为防止制剂被污染和混淆，对配制操作有哪些具体要求？

6. 医疗机构配发和收回制剂的记录应包括哪些内容？

7. 简要叙述中药饮片煎煮程序。

8. 特殊药物的煎煮方法有哪些？请举例说明。

（王英姿　刘　培）

第十二章 中药药学服务与临床药学

学习目的

通过对本章的学习，使同学们对中药药学服务相关知识、合理用药及中药的合理应用等体系有一定了解；对中药临床药学、临床药师制度有充分的了解，熟悉治疗药物监测和药学监护的相关知识，为今后从事药学相关工作奠定基础。

学习要点

药学服务的定义及内涵，药学服务的发展与现状，药学服务的基本要求和功能；合理用药的概念及不合理用药的表现、原因，合理用药的原则及促进合理用药的措施；中药合理用药的原则及促进中药合理应用的措施；药学部门的组织与管理；临床药师制度；治疗药物监测的概念；药学监护。

第一节 中药药学服务

一、药学服务概念及有关规定

（一）药学服务的定义

药学服务（pharmaceutical care），是药师应用药学专业知识和工具向社会公众（含医务人员、患者及其家属）提供直接的、负责任的、与药物治疗有关的主动服务（包括药物选择、药物使用、药物安全等方面的信息和指导），以期提高药物治疗的安全性、有效性、经济性与适应性，实现改善与提高人类生活质量的目标。

药学服务是由临床药学发展而来的新理念，是适应时代和人类疾病变化的新型服务模式。这种服务以提供信息和知识的形式，满足患者在药物治疗上的特殊需要。它是一种专业行为，包含的是一个群体（药师）对另一个群体（患者）的关怀和责任。经过长期以来的药学服务实践，药师的职业观念发生了根本性的转变，以患者为中心的药学服务已成为全球药师共同的目标和责任。

（二）药学服务的发展与现状

1. 国外药学服务的起源与发展　药学服务的概念和实践主要起源于美国。其起源、发生、发展大致经历了三个阶段：

（1）传统药学阶段：20 世纪 60 年代之前，药师的作用是采购、制备和供应药品，他们的主要工作就是保证所售出的药品是没有掺假的、按规定制备的。但随着药品的制备被制药工业所取代，以及药物的选择权转换给了医生。这一传统的作用也逐步衰退，药师的作用受到明显的限制。

（2）临床药学阶段：自 20 世纪 60 年代开始，药师的工作重心由药物转向患者的合理用药。医院药师除了完成传统的配发工作以外，还要与医师一起巡视患者，直接对用药方案提出调整建议，对患者可能出现的药品不良反应及药物相互作用提出个体化的建议，其工作关系是药师→医师→患者，药师对患者的治疗质量不承担直接责任。

（3）药学服务阶段：1990年后，美国公共卫生协会（American Public Health Association，APHA）制定了“药学服务标准方法指南”。国际药联（FIP）于1998年发表有关药学服务声明，对药学服务提出要求和工作原则，这标志着药学服务概念自从提出后已被国际接受，药学工作从国际范围来说也已进入新的发展阶段。

2. 国内药学服务的现状　国内药学服务的发展，也大致经历了四个阶段：传统药学服务阶段、调配与医院制剂为主阶段、临床药学过渡阶段、药学服务阶段。

（1）传统药学服务阶段：药学服务在我国古已有之，只是未出现“药学服务”的概念而已。传统上“医药不分家”，医师与药师也通常融为一体，药学服务与医疗保健服务也融为一体。这个阶段治疗的药物以汤剂为主。与药物有关的服务内容包括饮片的调剂、汤剂的制备指导、合理用药指导等。从药学服务的内涵和内容看，我国的传统中医药理论已经从宏观的角度开始药学服务的实践。

（2）调配与医院制剂为主阶段：新中国成立以后，由于长期受到战争的影响，制药工业的落后和国外的封锁，我国药品严重匮乏。只有400～600种常用药品，临床用药简单，供选择的药品不多，不合理用药情况也较少见。在此背景下，医院制剂迅速发展，制剂品种、剂型不断增多，医院制剂约占了临床用药的一半。这个阶段的药学服务工作是以“保障药品供应”为中心，主要任务是保障药品供应和调剂处方。

（3）临床药学过渡阶段：20世纪60年代初，我国医院陆续开展了以药学情报资料服务、治疗药物监测和药品不良反应监测为主的临床药学工作，但药师的工作重心仍主要以保障药品供应为主，临床药学工作在各医院的发展很不平衡，总体而言发展缓慢。此外，我国曾一度把临床药学的重点放到实验室研究工作上，忽视了临床药学中的“临床”二字，药师并未直接参与临床药物实践。

（4）药学服务阶段：20世纪90年代初，国内药学界就接受了药学服务的概念。随着我国人民生活水平的提高，公众的健康意识也逐步增强。原卫生部分别于2002和2011年颁布实施了《医疗机构药事管理暂行规定》《医疗机构药事管理规定》，逐步明确了医院药学部门的定位是医疗技术科室，其核心职责是促进药物的合理使用，维护患者用药安全。医院药学部门工作要从“以供应为中心”转变至“以患者为中心”，药师工作走向作临床，直接为患者提药学技术服务。

（三）药学服务的基本要求和功能

1. 药学服务的基本要求

（1）以患者为中心：药学服务的对象是社会公众，包括医院的医师、护理人员，住院和门诊的患者及社区公众。对医护人员，药师主要开展药学咨询及合理用药咨询等工作；对患者，药师主要监测治疗前、治疗中、治疗后的全过程以及其他相应的药学服务工作；对社区公众，药师主要进行药学相关的预防保健教育工作。

（2）高质量的专业服务：药学服务是一个高度专业化的过程，要求药师在药学服务过程中以自己的专业知识与技能来保障患者的药物治疗最终能获得预期结果。药品作为一种特殊商品，不能为普通公众所知悉，用药不当更会损害人体健康，这就要求药师提供高质量的药学服务。

(3) 实现经济用药：药师应从用药的成本—效益角度，保证患者花费最少的费用得到最好的治疗效果。另一方面，通过药学服务保证患者用药的经济性，以便药师赢取公众的信赖，提高药师和医疗团队的声誉，最终赢得社会效益和经济效益。

(4) 实现用药指导的易获得性：药学服务是为公众提供用药的安全保障，所以易获得性十分重要。药师应主动服务，开设咨询窗口或咨询台，使药学服务更贴近公众。此外，药学服务应与医学诊疗同步进行，使患者在第一时间就能得到相应的药学服务。特别是在患者抢救的过程中，药师应与医师共同参加抢救，在医师做出诊断的同时，药师提出几套药物治疗方案供医师参考，使患者得到最及时、有效的治疗。

(5) 规范与连续：针对不同的服务内容制定相应的标准和规范，使不同的患者得到相同质量的药学服务，达到预期的治疗结果，使各种服务机构提供的药学服务具有一致性。治疗疾病和预防保健都是一个相当长的动态过程，患者在门诊、住院、社区等不同地点、时间都会接受不同岗位药师的服务。这种服务是相互联系在一起的，是由整个药师集体合作完成的连续性服务。

(6) 与时俱进：药品的新用途、新用法、新的不良反应、药物相互作用等信息的迅猛增加及新药的大量使用，要求药学信息服务也要不断更新，及时提供最新的药学信息。

2. 药学服务的功能

(1) 改善患者疾病症状，提高患者生活质量：药学服务的实施可以增加药物治疗的效果，控制、改善患者的疾病症状。对于慢性疾病患者来说，不仅可以缓解疾病症状，更重要的还可以改善患者日常的生活状态，提高患者生活质量。如哮喘是一种慢性疾病，儿童哮喘患者除了会被喘息、气促、胸闷或咳嗽等症状所困扰外，还会产生心理上、情绪上的变化，因此对儿童哮喘疾病患者实施药学服务的形式要丰富多彩。

(2) 降低患者的药物治疗费用，减少医药资源的浪费：药学服务的实施可以显著地降低患者的药物治疗费用。在一项连续30天的研究中，药师通过实施药学服务，可以在保持提供相同保健水平的情况下减少费用。药师介入内容包括：建议在获得相同治疗效果情况下减少昂贵药物的使用，取消不必要的药物治疗，或者改变给药途径。结果显示接受药师建议的患者的药费比对照组降低41%。另一方面，虽然药师的介入会使患者因用药依从性提高而导致最初的费用增加，但是如果药物治疗方案是合理的，长期的总费用是会降低的。

(3) 提高医疗质量，促进卫生保健：通过提高药物利用度和患者用药依从性，减少和避免药物间相互作用和过敏反应。药学服务可以减少患者的发病率、并发症、死亡率，缩短住院时间，减少急诊次数和住院次数。据美国的一项调查结果显示，接受药师介入临床管理的血液病患者进入急诊室的比例减少16%，住院率降低了14%，出血发生率降低26.9%，血凝发生率减少了8.5%。

(4) 预防药品不良反应的发生，减少药源性疾病：药师运用他们特有的技术和知识，可以及时发现患者存在的或潜在的用药问题，降低药品不良反应的发生，减少药源性疾病。

(5) 帮助提高公众的健康意识：药师通过开展健康知识讲座、提供科普教育材料以及药学咨询等方式，向公众讲授自我保健与合理用药的基本知识，促进人们自觉地转变为有益于健康的行为和生活方式，消除或减轻影响健康的危险，预防疾病，促进健康。

药学服务作为一种专业行为，体现的是药师对患者的关怀和责任，是适应时代和人类疾病变化的新型服务模式。药学服务的根本内涵是合理用药，只有有效地实施药学服务，确保用药群体的合理用药，才能够达到理想的治疗效果。

二、合理用药

（一）合理用药概念

合理用药是指用现代的、系统的、综合性的医学、药学和管理学知识来指导用药，使临床药物治疗安全有效、符合患者经济要求，是临床用药的核心部分。

合理用药的生物医学标准是指安全、经济、有效、适当地使用药品。包括药品准确，用药适应证适宜，药物的疗效、安全性、实用性、使用及价格适宜，剂量、用法与疗程妥当，用药对象适宜，无禁忌证，不良反应小，药品调配及提供给患者的用药信息准确，患者依从性良好。合理用药最基本的要求是七个“适当”：将适当的药物，以适当的剂量，在适当的时间，经适当的途径，给适当的病人使用适当的疗程，达到适当的治疗目标。

（二）不合理用药的临床表现

1. 在需要药物治疗时用错药物　有针对性选用药物可获预期疗效，错误用药则不可能取得理想的治疗效果。如患轻度感冒时，滥用抗生素治疗；儿童患急性腹泻时，仅用抗生素或止泻药等，而不用有良好治疗价值的口服补液盐等，均属于用药错误。

2. 使用无效或疗效可疑药物　如对无维生素缺乏症候的患者长期使用多种复合维生素制剂；无营养不良症候的患者长期应用营养补药或强壮药等，是使用无效或疗效可疑药物的典型表现。

3. 应用不安全药物　在临床应用中，由不良反应造成的危害可能超过药物的有效治疗作用。如对轻度发热和轻度头痛患者，使用安乃近，但此药有致粒细胞缺乏的潜在危险；对患细菌性感染疾病的儿童，无顾忌地使用氨基糖苷类抗生素，这些都是应用不安全药物的突出表现。

4. 有效药物使用不充分　如对急性支气管哮喘患者，未选用吸入性皮质激素治疗；对急性心肌梗死患者，未选用β-受体阻断药防止病情恶化。这些都是有效药物使用不充分的突出表现。

5. 药物使用方法不当　如过分依赖注射途径给药，造成注射制剂的使用过频、过滥；在细菌感染性疾病治疗中，有效抗菌药物使用剂量不足、疗程过短，不仅未能达到预期效果，反而成为引发致病菌耐药的重要因素。

6. 大处方、多药合用　如在抗感染药物治疗中，相同作用机制的药物并用，或疗效相互拮抗的药物合用，不仅造成浪费，而且成为引发药物相互作用、造成严重药物不良反应。在我国西部农村某些卫生单位处方调研表明，门诊每张处方平均用药种数有的高达6种，显然偏高。

（三）不合理用药的原因

1. 人为因素

（1）医师因素：有些医师仅关注药物临床用途和药效学方面的知识和信息，对药物组成成分、药代动力学、不良反应、药物相互作用等方面的知识了解不够，在临床上使用药物没有针对适应证，使用错误的药物进行治疗，使用药效可疑或者未证实疗效的药物等，临床用药监控不力，还有部分医师受经济利益的驱使而使处方发生变化。

（2）药师因素：药师在整个临床用药过程中是药品的提供者和合理用药的监督者。药师的调剂配发错误，审查处方把关不严，对患者的用药交代和指导不力，与医护人员协作和沟通不够等都会影响合理用药。

（3）护士因素：护理人员负责给药操作和病人监护，若医护人员未对患者进行有效的解释及说服，未正确执行医嘱、给药操作失当以及临床观察、报告不力等都会影响合理用药。

（4）病人因素：患者不遵守医生确定的药物治疗方案的行为，称为患者不依从性，或称不良用药行为。病人缺乏相关医学知识而不依从是临床合理用药的主要障碍之一。

2. 药物因素

（1）药物本身因素：药物的作用和使用因人而异，疗效、不良反应在不同病人身上的表现都不相同。

（2）药物多用：多药并用使药物相互作用的发生率增加，合并用药的种类越多，发生药物相互作用的可能性越大。

（3）中西药互相之间的作用研究不够充分。

（4）药品种类繁多，商品名称各异，医生凭药品名称难以判断药品的作用机制。

（5）临床上复合制剂较多，若医师对其所含成分不了解，容易导致重复给药。

（四）合理用药的原则

1. 安全性　用药安全性是指使用的药品质量合格、毒性低、副作用小、风险小。安全用药的目的在于用最小的治疗风险使患者获得最佳的治疗效果。保证用药安全性，可以依据国家食品药品监督管理部门发布的《药品不良反应信息通报》及各医疗机构的药品不良反应报告等，慎用药品不良反应报告较多、临床毒副作用较大的品种。如儿童用的小儿化毒散（含有雄黄）和一捻金（含有朱砂），可能引起患者砷中毒或汞中毒，因此儿童使用时应注意其毒性。若长期或过量服用具有不安全性，就属于不合理用药。

2. 有效性　用药有效性是指治疗疾病时，有针对性地选择药物，做到辨证论治、对症下药、因病施治，药物的有效性是选择药物的关键。临床上药物的有效性可分为：消除致病原、治愈疾病、延缓疾病的进程、缓解疾病的临床症状、预防疾病的发生、调节人体生理功能。临床判断药物有效性包括治愈、显效、好转、无效等。

由于药品说明书适应证较多，用药后疗效不突出或不明确的情况较多，应注意避免由此引起的临床药物滥用问题。如选择抗菌药进行抗感染治疗前，应先做药物敏感性试验，再根据结果有原则地选用敏感抗菌药，避免滥用导致细菌耐药。

3. 经济性　在药品安全性和有效性的前提下，还要考虑用药是否经济，患者能否承受得起。用药的经济性不是尽量少用药或者只用廉价药，而是用药时获得相同的治疗效果所投入的用药成本应尽可能降低，以达到减轻患者及社会经济负担的目的。

对同成分、同质量的药物应做到有便宜的不选昂贵的，有国产的不选进口的，不盲目追求洋药、新药、贵药。如阿司匹林已有100多年的历史，其疗效得到临床充分的肯定，除了作为解热镇痛药外，也被广泛应用于心血管疾病的预防和治疗。同时它的价格低廉，可以被绝大多数患者所接受。因此，在衡量临床用药是否合理的时候，一定注意不仅要安全有效，还要价格适当。

4. 适当性　用药的适当性是指遵照医嘱或药品说明书上的用法用量来使用药物，以保证用药的安全和有效，包括6个方面：

（1）适当的用药对象：一个治疗方案不可能适用于所有的患者，必须考虑用药对象的生理状况和疾病情况，如老人、儿童、妊娠和哺乳妇女、肝肾功能不良者、过敏体质者，应特别注意用药禁忌，不同人群、不同个体应区别对待。

（2）适当的时间：遵循药物在体内作用的规律，设计给药时间和间隔，以提高药效，减少副作用。如罗红霉素应饭前空腹服用以利于吸收；瑞格列奈、阿卡波糖、头孢菌类和红霉素等抗菌药物应每日分2～3次给药；而氟喹诺酮类、氨基糖苷类等可一日1次给药。

（3）适当的剂量：严格遵照医嘱或药品说明书规定的剂量给药。对作用强、治疗指数小的药物如心血管药物等，适当剂量给药极为重要。有条件情况下，可进行血药浓度监测，精心设计适当的初始剂量和推荐剂量。

（4）适当的途径：一般情况下首选口服给药，既方便又经济。对病情较急、危重的患者可先考虑静脉给药，病情稳定后改为口服给药。

（5）适当的疗程：没有依据的延长给药时间，容易产生药物蓄积中毒、细菌耐药、药物依赖等不良反应，应严格控制用药时间。

（6）适当的治疗目标。对只能减轻症状或延缓发展的疾病，医患双方应以积极、客观、科学的态度来制定双方可接受并能达到的治疗目标。

（五）促进合理用药的措施方法

1. 严格药品采购管理，为临床合理用药奠定良好基础

（1）建立健全医院药品采购管理制度，并严格管理医院药品采购。科学确定临床常用药品品种、剂型、规格和包装，剔除药品奇异剂型和奇异规格，探索实行药品网上采购，强化医疗机构药品采购过程的实时监测。

（2）建立健全医院药品新品种筛查制度，新品种进院审查要严格，实行阳光操作。

（3）建立健全重点品种限量采购制度，强化药品采购宏观调控。医疗机构药学、财务和信息统计等部门要从临床处方、住院病历、药品收入等方面进行综合测算，对于使用数量、价格、使用量增长等超过标准水平的，要进行重点监测并采取相应的措施。

2. 建立健全临床分级用药制度，强化临床用药基础质量监管

（1）各级各类医疗机构要结合自身临床药物治疗实际，建立健全本单位抗菌药物临床合理使用管理制度。严格抗菌药物使用管理，加强抗生素预防性用药、经验用药和科学用药管理。严格监控抗生素预防性用药，正确处理经验用药和科学用药之间的关系，按照有关部门的规定和指导意见要求，积极开展抗菌药物药敏试验。

（2）建立药品综合分级使用制度，强化各级医师特殊药物使用权限管理。要根据不同药物特点、临床疗效稳定程度、药物不良反应情况以及药品价格等因素，将医疗机构临床使用药品综合划分为不同使用层级，对主任医师、主治医师、住院医师等不同级别医师，分别赋予不同的使用权限。低级别医师确需使用非规定使用权限内药品的，要由有权使用该药品的医师审核批准。

3. 建立健全临床用药责任制，强化临床用药过程质量管理

（1）各级卫生行政部门应对本辖区内医疗机构合理用药承担监管职责。

（2）充分发挥医务人员在促进临床合理用药方面的主体作用。临床医师应牢固树立以病人为中心，全心全意为患者服务的职业理念和职业责任，严格执行促进医院临床合理用药的各项管理规定，自觉抵制药品使用环节的不正之风。

4. 建立健全临床处方综合评估制度，强化临床用药质量审查与管理

（1）用药综合评估机构能够为临床用药综合评估提供组织保障。

（2）做好临床用药综合评估，建立合理用药长效督察机制。

（3）转变服务理念，改革临床处方管理模式，保障患者购药知情权和选择权，禁止制定和实施强制患者在院内购药的措施和办法。

（4）逐步建立健全重点药物临床使用监测网络，充分利用现代技术手段，实现对药物临床应用的动态监管。

三、中药的合理应用

中药的合理应用建立在药物合理应用基础上，以中医药理论为指导，在充分辨析疾病和掌握中药性能特点的基础上，安全、有效、经济、适当地使用中药或中成药，达到以最小的投入，取得最大的医疗和社会效益的目的。

（一）中药不合理用药的表现

1. 中药辨证失误　中药临床应用是以中医辨证为基础，根据寒热虚实的原则进行治疗。应根据患者疾病选择对应的药物，即便是同一疾病，辨证不同，用药不同。若混淆用药，会影响临床治疗效果。

2. 中药配伍不当　中药配伍合理与中药的应用安全密切相关，中药应用中的“十八反”“十九畏”是指用药配伍中，要严格明确不同药物之间的禁忌。例如乌头反贝母、藜芦反人参等，均是经过现代医学证实，配伍不当会增加药物的毒副作用。为了保证用药安全，在进行中药配伍时，必须明确其配伍禁忌。

3. 中药剂量使用不当　一些患者对中药不了解，认为中药安全无毒副作用，甚至认为有病可治病，无病可预防，在用药时不严格遵医嘱用药，私自增大药物使用剂量，结果导致不良反应发生。如川芎小剂量使用会增强宫缩，大剂量则会对子宫产生麻痹作用。

4. 中药炮制方法不当或未经炮制　马钱子、川乌、草乌等中药因毒性作用较大，若直接内服使用会导致中毒，经炮制后可有效减少其毒性作用；如斑蝥、乌头、马钱子等经过加热方法，包括砂烫、煮、炒等方法可有效清除毒性作用；川乌、附子等采用水泡漂法可有效去除毒性。但若炮制方法不当，仍会出现中毒反应。

5. 药物煎煮方法失误　在中药使用中，掌握正确的煎煮方法，可有效减少或消除药物的毒性作用，否则会导致药物不良反应的发生。例如生川乌、生草乌等，需先煮1～2小时才能有效减小毒性。

6. 中西药不合理联用　如安神补心胶囊不能和西药溴化物及碘化物同用，否则导致药源性肠炎；也不宜与氨基糖苷、大环内酯类抗菌药合用，否则导致抗菌药抗菌作用降低。

7. 西医理论指导中药用药治疗不当　根据中医理论，同一病种患者病症不同用药各异，若仅根据西医理论实施单一药物治疗，不能有效治疗患者疾病。因此临床具体用药时，应根据患者的具体疾病实施对症治疗。为保证临床治疗效果，应结合中西医实施辨证治疗，不能在西医理论下实施中药治疗。

（二）中药合理用药的原则

1. 辨证用药　依据中医理论，辨认、分析疾病的证候，针对证候确定具体治法，依据治法，选定适宜的中药。辨证论治是中医学遣方用药的根本原则，临床用药必须依据“热则寒之，寒则热之，虚则补之，实则泻之”的治疗原则。如同为表证有风寒、风热之分；同为失眠，有虚实之别；咳嗽则有外感、内伤的不同。若医生基本功不扎实，辨证不准确，遣方用药就会错误，其疗效必然差强人意。如失眠不论证型均加入酸枣仁、茯神、当归、磁石、朱砂、黄连、柏子仁、生龙牡等安神镇静药，药虽全但重点不突出、疗效不明显；胃病不论证型，均加入海螵蛸、瓦楞子、元胡、白芍等抑酸止痛药；外伤初期，红肿热痛较重，却用活血化瘀、消肿止痛的温热剂等就是鲜明的实例，所以辨证用药的原则是合理用药的基石。

2. 辨病辨证结合用药　辨病用药是针对中医的疾病或西医诊断明确的疾病，根据疾病特点选用相应的中药。临床使用中药时，可将中医辨证与中医辨病相结合、中医辨证与西医辨病相结合，选用相应的中药。如儿科用药，遇感冒咳嗽动则祛风散热、清热止咳，少有祛风散寒之辨，更慎用辛热之品。畏风畏寒、发热无汗、头疼身痛等风寒发热感冒却以西医思维加入大青叶、板蓝根、柴胡、生地等一派清热解毒、凉血退热之品，或给予双黄连、炎琥宁（口服液或针剂）以消炎抗病毒，以寒治寒，只会加重病情，应辨病辨证结合用药，才能事半功倍，药到病除。

3. 合理选择剂型　元·王海藏《汤液本草·东垣用药心法》中提及：“汤者，荡也，去大病用之；散者，散也，去急病用之；丸者，缓也，舒缓而治之。”同一中药处方或活性成分的药物可以制备成多种剂型，但不同的剂型可能产生不同的治疗效果，唯有适宜的剂型才可以使药物发挥良好的疗效。中药的剂型可改变药物作用性质、作用速度，影响药物毒副作用、体内分布以及疗效。临床应根据患者的体质强弱、病情轻重缓急及各种剂型的特点，选择适宜的剂型。

4. 合适使用剂量　中药对用法剂量要求很严格，用药应严格尊重患者的病情，做到一分药物一分治疗，力求用法、剂量“恰到好处”。有明确使用剂量的按规定使用，有毒中药或含毒性成分的中药慎用或禁用，特殊人群使用剂量应偏小。

5. 合理选择给药途径　药物浓度与给药途径、给药量、吸收量及分布速度、体力消除速度和消除量有密切关系。液体剂、散剂、颗粒剂、胶囊剂、片剂、丸剂等口服后经过消化道吸收，经肝脏才能进入血液；直肠给药、舌下给药、气雾吸入、注射给药等能直接进入血液，药物起效快、疗效高。

（三）中药合理用药的措施

1. 正确把握辨证论治　正确的辨证是合理应用中药和中成药的根本保障，运用所学知识和技能，通过望、闻、问、切，搜集患者症状有关的各种资料，应用八纲辨证与脏腑辨证等手段进行分析归纳，对病情做出正确诊断，依法确定治病法则及方药。

2. 辨析患者的身体状况　由于人的体质、年龄、性别、生活习惯差异，这些差异对药物的敏感性和耐受性不同，从而影响中药和中成药的有效性和安全性。应针对病情及患者具体情况选择最佳方案，确定合理的给药剂量。如老人、儿童药物代谢功能或衰退，易发生蓄积中毒；妇女经期，特别是心肝功能不全的病患者，在应用有毒或作用强烈的药物时应慎重考虑，以免用药失度，对患者造成伤害。

3. 确认有无药物过敏史　根据患者药物过敏史，谨慎选择使用药物，特别要禁用患者高度敏感的药物，以保证用药安全。若患者用药后突发过敏反应，临床药师除确认其过敏原向有关单位报告外，还要告诉患者本人，以免再次发生过敏现象。

4. 合理配伍用药　中医传统理论包括中药基本配伍与高级配伍两大部分在内的中药配伍理论。所谓基本配伍，习称“配伍七情”，具体有单行、相须、相使、相畏、相杀、相恶、相反。药物的“配伍七情”中，相须、相使表示增效的；相杀、相畏是减毒的；相恶表示减效的；相反表示增毒的。经常配伍增效，酌情选择减毒，一般不用减效，坚决禁止增毒。所谓高级配伍，习称“君臣佐使”，从多元角度论述了药物在方中的地位及配伍后性效变化规律。配伍组方合理可以起到协调药物偏性，增强药物疗效、降低药物毒性、减少不良反应发生的作用。反之，配伍不当可造成药效降低，甚至毒性增大，产生不良后果。

5. 选择适宜的给药途径及剂型　中药的给药途径多种多样，为使药物能够迅速达到病变部位发挥作用，需要根据病情轻重缓急、用药目的以及药物性质选择适宜的给药途径和用药方案。一般病情，口服有效则多采用口服给药方法；危重、急症患者宜用静注或静滴；皮肤及阴道疾病常用外治法，也可口服给药；气管炎、哮喘患者等可用口服给药方法，也可采用气雾剂吸入疗法等。一般经口服给药能达到预期疗效的，则不考虑注射，以避免中药注射剂引起不良反应。中药的剂型与其效用关系密切，若选用的剂型恰当，不但能提高其疗效，而且能减轻或消除其毒副作用，否则不但不能增强其疗效，反而会引发或增强其毒副作用。

6. 制定合理的给药时间和疗程　根据病情轻重缓急，确定合理的给药时间以充分发挥药物的作用，并减少不良反应的发生。用药时选用恰当的疗程，是合理用药的重要因素。疗程过短则难以达到预期疗效，疗程过长则可能给患者带来新的伤害。因此偏性突出、作用强烈的中药，特别是有毒中药或含毒性成分的中药都不宜久服。

7. 严格遵守用药禁忌　中药用药禁忌是中医保证临床安全用药的经验总结，它包括配伍禁忌、妊娠禁忌、服药饮食禁忌及证候禁忌四大部分。

8. 认真审方堵漏　认真审核临床医师的处方，严堵处方中用药不合理的漏洞。在调配中药汤剂时，要依据所学中医药学知识及调剂规范，认真审核每个处方，若发现处方中有字迹潦草难辨，要立即询问处方医师，切勿主观臆断。若发现处方中有违背合理用药的地方，要立即提醒医师，并建议予以改正。

9. 详细嘱告用药宜忌　要详细向患者说明药物的煎煮或服用方法、服用剂量及注意事项等，叮嘱患者按所嘱方法服用药物，以免因使用不当而影响药物的疗效，或引起不良反应。

第二节　中药临床药学

一、组织与管理

医院药学部门是医院的重要组成部门，是负责药学专业技术服务和药事管理的技术行政部门名称，是药学专业技术人员在医疗机构中从事提供药学专业技术服务工作的技术部门，并兼有药事管理工作的监管职能。依据《医疗机构药事管理规定》，医院药学机构的设置应与医院的规模、功能、任务及医院药学的发展相一致。医院药学部门在三级医院应设置药学部，并可根据实际情况设置二级科室；二级医院设置药剂科；其他医疗机构设置药房。

目前，我国大部分三级医院的药学部按照职能成立了临床药学科（室）和药剂科，药剂科下设置药品调剂室、制剂室、药库、药品检验室等部门。二级医院药剂科成立了调剂组、制剂组、药库组、药品检验组、临床药学组等部门。三级医院药学部或二级医院药剂科具体负责药品管理、药学专业技术服务和药事管理工作，开展以病人为中心，以合理用药为核心的临床药学工作，组织药师参与临床药物治疗，提供药学专业技术服务。

同时，《医疗机构药事管理规定》还规定：二级以上医院应当设立药事管理与药物治疗学委员会；其他医疗机构应当成立药事管理与药物治疗学组。二级以上医院药事管理与药物治疗学委员会委员由具有高级技术职务任职资格的药学、临床医学、护理和医院感染管理、医疗行政管理等人员组成。医疗机构负责人任药事管理与药物治疗学委员会（组）主任委员，药学和医务部门负责人任药事管理与药物治疗学委员会（组）副主任委员。

（一）药事管理与药物治疗学委员会（组）的职责

1. 贯彻执行医疗卫生及药事管理等有关法律、法规、规章。审核制定本机构药事管理和药学工作规章制度，并监督实施。

2. 制定本机构药品处方集和基本用药供应目录。

3. 推动与药物治疗相关的临床诊疗指南和药物临床应用指导原则的制定与实施，监测、评估本机构药物使用情况，提出干预和改进措施，指导临床合理用药。

4. 分析、评估用药风险和药品不良反应、药品损害事件，并提供咨询与指导。

5. 建立药品遴选制度，审核本机构临床科室申请的新购入药品、调整药品品种或者供应企业和申报医院制剂等事宜。

6. 监督、指导麻醉药品、精神药品、医疗用毒性药品及放射性药品的临床使用与规范化管理。

7. 对医务人员进行有关药事管理法律法规、规章制度和合理用药知识教育培训，向公众宣传安全用药知识。

药事管理与药物治疗学委员会（组）应当建立健全相应工作制度，日常工作由药学部门负责。

（二）临床药学科的工作职责

医院的临床药学（包括中药临床药学）工作是医院药学工作的一部分，临床药学科（组）隶属于药学部（科），医院药学包括临床药学的所有工作都是在医院药事管理与药物治疗学委员会（组）的监督和指导下进行。临床药学科的工作职责如下：

1. 做好病历、处方用药情况的调查分析，从中发现不合理用药情况，提醒医师注意，以提高用药水平。

2. 定期深入临床，与医师合作进行合理用药探讨。药师在临床直接了解病房用药情况、药物疗效、不良反应等资料。参加查房与医师讨论有关用药方面的疑难问题，提出建议，并为临床第一线提供药学服务。

3. 开展治疗药物监测，通过血药浓度测定，制定个体化给药方案，达到合理使用药物。

4. 做好联合用药和配伍的研究。药物联合应用表现为药理作用增强或减弱、副作用减轻或加强，应加强配伍方面的实验研究，对临床合理用药起到指导作用。

5. 协助医师处理药物中毒急救工作。临床药师在这项工作中的主要任务是进行毒物分析以明确诊断，帮助医师设计给药方案，合理选用药品，为防止二次中毒提供资料和信息。

6. 为临床医护人员和病人提供药物情报和咨询服务，情报资料是临床药学的基础，其内容主要包括：

（1）了解掌握国内外医院药学和药物治疗学等的最新研究成果和发展动态。

（2）及时收集国内外新药的生产和临床研究报告，掌握新药动态。

（3）了解国内外新剂型、新制型的研究、发展动态和成果应用情况。

（4）收集药物不良反应情况和对新老药物评价的资料。

（5）收集新技术及电子计算机在医院药学中的应用情况。

（6）收集药学技术情报、新书、临床药讯等资料，建立文献卡片。

（7）开展药物评价和新药临床试验，经常了解总结药物的疗效、副作用以及不良反应等，对药物做出评价，淘汰劣药，推广效果好、副作用小的药物。

（8）开展药物不良反应监测工作。药品是防病治病、提高健康水平的重要武器之一，药品都具有两重性，既有治疗疾病有效性的一面，又有可能引起不良反应不安全性的一面。将药物不良反应收集起来，对药品与不良反应之间的因果关系进行分析评价。

临床药学是医院药学的发展方向，也是医院药学业务技术服务的主要内容，临床药学工作的确定和机构的建立是医院药学发展和实践的重要组成部分。临床药学学科建设与临床药学实践是医院药学最具活力的重要领域，临床药学是医院药学部门与临床医学相互沟通与交流的纽带和桥梁。实践证明临床药学工作的实施不仅提高了合理用药水平、提高了临床医疗质量、减轻了患者的经济负担，同时也充分发挥了药师在医疗过程中的作用，提升了药师在医疗环节中的地位，提高了药师本身的业务素质，为医院药学的发展带来了新的生机和空间。

二、临床药师制度

（一）临床药师制度的建立

2002年1月，原卫生部和国家中医药管理局公布的《医疗机构药事管理暂行规定》第十七条规定：医疗机构要逐步建立临床药师制，临床药师要直接参与临床药物治疗，促进药物合理应用，保障患者用药安全。原卫生部在2005年11月启动了临床药师培训试点工作，并于2007年10月召开了临床药师制试点工作会议，同年12月正式发文《关于开展临床药师制试点工作的通知》，公布《临床药师制试点工作方案》和试点单位名单，并在全国省市自治区医院中选择44家医院，进行临床药师制度试点工作。两年的试点工作结束后，原卫生部在试点工作基础上，完善临床药师工作的相关制度，并制定有关规范化管理文件，在全国试行。经过这十几年的试点探索，逐渐明确了临床药师在职培训模式、培训内容、实践教育与理论教育的关系、培训基地与学员的考核办法以及临床药师应具备的资质、临床药师工作模式、考核办法、相关的工作与管理制度等，为我国临床药师制建设和在职临床药师培养模式开辟了一条崭新的发展道路，这对提升药物治疗水平，提高医疗质量以及对我国临床药学学科建设和医院药学发展具有重要意义。

（二）临床药师的定位

临床药师是指以系统药学专业知识为基础，并具有一定医学和相关专业基础知识与技能，直接参与临床用药，促进药物合理应用和保护患者用药安全的药学专业技术人员。

1. 临床药师人才专业背景　应是高等学校药学院（系）临床药学专业或者药学专业全日制本科以上学历，并经毕业后规范化培训或临床药师岗位培训，取得临床药师资质。药学专业本科毕业的药师需要补充基础医学和临床医学以及医疗文书等相关知识与技能。

2. 临床药师的职业定位　临床药师应具有系统临床药学专业知识与技能，掌握药物特点与应用，了解疾病与药物治疗原则，与医疗团队的其他成员合作，发现、解决和预防潜在的或实际存在的用药问题，促进药物的合理应用，为患者提供优良的药学专业技术服务，直接参与临床药物治疗工作。因此，临床药师应是临床治疗团队成员之一，参与临床用药，协助医师遴选和鉴别选择最佳的药物，提供与治疗药物相关的信息，对患者实施药学监护和进行用药教育，指导安全用药。临床药师还需帮助护理人员在从事与药物相关的药品管理和给患者药物治疗过程中，提供药学专业技术指导和治疗药物相关的信息，确保药物的正确使用，提高治疗效果，降低不良反应的发生率。

3. 临床药师专业定位　临床药师要运用所掌握的系统临床药学专业知识与技能参与临床药物治疗，与医师、护士及其他相关专业技术人员之间是互学、互补、良性合作的关系，共同参与临床用药，减少患者的用药风险和保护患者用药权益。在实践活动中，临床药师的工作可以是专科的，分为以下几类：

（1）以药物分类定位：如抗菌药物专业、抗肿瘤药物专业等。

（2）以临床疾病治疗药物定位：如心血管系统疾病药物治疗专业、呼吸系统疾病药物治疗专业、消化系统疾病药物治疗专业等，并选择该类用药相对应的1～2个临床专科病房（区）作为日常固定参与临床用药实践的基本科室，同时面向全院参与该类药物的临床药物治疗、会诊、危急患者救治等。

（3）通科：以抗感染、慢性病及相关用药管理为主。

我国中药临床药师工作的开展相对滞后，目前国内没有一家正式的中药临床药师培训基地，也没有一个持证上岗的中药临床药师。中药临床药师的专业定位各个医院可以根据医院的实际情况出发，结合自身专业特长和发展方向，如果是专科医院可着重加强中药临床药师专科知识的培训和专科临床实践，培养出适合自己院情的中药临床药师。综合性的医院可从优势科室入手，逐步向其他科室扩展，按内、外、妇、儿等培养出更专业的中药临床药师。

（三）临床药师的工作职责

1. 深入临床了解药物应用情况，直接参与临床药物治疗工作，审核用药医嘱或处方，与临床医师共同进行药物治疗方案设计、实施与监护。

2. 参与日常性医疗查房和会诊，参加危重患者的救治和病案讨论，协助临床医师做好药物鉴别遴选工作。在用药实践中发现、解决、预防潜在的或实际存在的用药问题。对用药难度大的患者，应实施药学监护、查房和书写药历。

3. 根据临床药物治疗的需要进行治疗药物的监测，并依据其临床诊断和药动学、药效学的特点设计个体化给药方案。

4. 指导护士做好药品请领、保管和正确使用工作。

5. 掌握与临床用药有关的药物信息，为医务人员和患者提供及时、准确、完整的用药信息及咨询服务；开展合理用药教育，宣传用药知识，指导患者安全用药。

6. 协助临床医师共同做好各类药物临床观察，特别是新药上市后的安全性和有效性监测，并进行相关资料的收集、整理、分析、评估和反馈工作。

7. 结合临床药物治疗实践，进行用药调查，开展合理用药、药物评价和药物利用的研究。

临床药师工作职责的核心是如何给患者用好药，所以必须面向临床、面向患者，在临床直接参加临床药物治疗和提供药学监护，发现、解决、预防潜在的或实际存在的用药问题，促进药物的合理使用，尽力保护患者免受或减轻、减少与用药有关的损害。

（四）临床药师工作制度

临床药师应是具有临床药学专业技术水平的药师，能运用所掌握的药学专业知识与技能参与临床用药实践，突出其“临床性”“实践性”与“应用性”，为患者“用好药”。

1. 开展以患者为中心、以合理用药为核心的临床药学工作。

2. 定向学习专科疾病的相关临床知识、药物治疗学知识等，努力提高专业理论技能和临床实践技能，提高临床药学服务水平及能力。

3. 临床药师的岗位应在临床，平均每周在临床参与临床用药实践不少于4天，每年参加临床实践不少于40周。

4. 参加所在临床科室早交班、查房、会诊和病例讨论等，对药物治疗提出建议，提高临床合理用药水平。

5. 对重点药学监护患者按规定书写药历并制定药学监护计划，进行规范化的药学监护。每天都应到病床观察了解与分析药物治疗情况，包括患者用药依从性、病情变化情况、药物疗效、不良反应等，为患者提供适宜的关怀与安全用药指导。认真阅读病例及治疗记录，进行药物疗效评价，与医师共同制定针对性的药物治理方案或提出修正用药方案的意见与建议，及时总结药物治疗经过与结果，在实践中积累临床药学治疗经验。

6. 协助解决医生、护士、患者在用药中遇到的各种问题，开展多层次的药学技术服务。提供有关药物信息咨询服务，运用适宜的药物信息与资讯软件，为临床提供快捷、全面准确的用药信息。

7. 协助临床医师做好新上市药品使用的临床观察，收集、整理、分析、反馈药物安全信息，及时报告药物不良反应信息。

8. 开展对患者的用药教育，对患者进行用药指导，宣传合理用药知识，提高患者用药的依从性和药物治疗效果。

9. 结合临床用药实践开展药学科研工作，进行药物评价和药物利用研究。

10. 定期组织学习，讨论，互相交流，共同提高。

三、治疗药物监测

治疗药物监测（therapeutic drug monitoring，TDM）是在药动学原理的指导下，应用现代先进的分析技术，测定患者用药后的血液或其他体液中药物浓度，用于药物治疗的评价或确定给药方案，使用药方案个体化。治疗药物监测是临床药学的重要组成部分。

中药临床药动学监测（中药 TDM）是在中药药理学、药动学、药效动力学、临床药学基础上，借助现代分析仪及电子计算机手段，通过对患者血液或其他体液中药物浓度进行监测，探讨药物在人体内吸收、分布、代谢、排泄的过程中形成与发展起来的一门应用性学科。

（一）需要进行监测的治疗药物类型

临床上应用的药物很多，并不是所有的药物都需要进行监测，一般在下列情况就需要进行 TDM：

1. 治疗指数窄、毒性反应强的药物　这类药物有效血药浓度范围狭窄，治疗量与中毒量十分接近，易产生不良反应，故应进行治疗药物监测，再结合药动学原理进行给药方案设计与调整。如洋地黄毒苷、地高辛，中药剧毒药物乌头、砒石、蟾酥、雄黄、马钱子等。这类药物因有效浓度范围小，易过量中毒而需要监测。

2. 同一剂量在不同患者体内可能出现较大的血药浓度差异的药物或剂量不易控制的药物　如氨茶碱，服用常用剂量，有些患者已经出现毒性反应，而另一些患者还不能控制哮喘的发作。中药如丹参，治疗剂量下对所需要活血的疾病都具有治疗作用，但剂量过大就可能因血管扩张、充血而导致回心血量减少，血压下降，甚至循环衰竭而死亡。

3. 具有非线性药动学特性的药物　如保泰松、苯妥英钠、含双香豆素类的药物等，这类药物当血药浓度达到一定的水平后，再稍加剂量即可引起血药浓度的明显增高，因而易引起毒副作用。

4. 重要器官病变的患者　患者的肝、肾功能损害时或患有其他疾病时，导致主要经过肝代谢或肾排泄的药物体内过程发生明显改变，如万古霉素、氨基糖苷类、两性霉素等药物。

5. 长期使用的药物　如抗精神病药，或者有些药物长期使用后会产生耐药性或诱导（或抑制）肝酶活性，而引起药效降低（或升高）以及原因不明的药效变化，如抗癫痫药物苯巴比妥、苯妥英钠、卡马西平等。

6. 中毒症状与疾病本身症状不易区别的药物　如洋地黄类药物洋地黄毒苷、地高辛毒性反应症状出现时，较难诊断是因洋地黄中毒引起，还是因用量不足引起的。

7. 合并用药有互相作用的药物　如奎尼丁与地高辛合用可使地高辛的血药浓度增加2.5倍，应减少地高辛给药剂量以避免其药物中毒；又如含鞣质的中成药与红霉素、灰黄霉素、四环霉素族抗生素合用会产生沉淀，从而降低疗效等。

8. 其他一些需长期服用的易蓄积中毒的药物　如黄花夹竹桃长期使用会发生洋地黄苷蓄积中毒；朱砂安神丸为含汞制剂，长期使用可引起蓄积性汞中毒。易诱发肿瘤的药物：如小茴香、胡椒、八角茴香等的挥发油中含有的黄樟醚、异黄樟醚和二氢黄樟醚为苯丙烯类衍生物，可诱发肝癌、食管癌等。

（二）中药TDM常用的技术方法及其特点和难点

中药TDM常用的技术方法主要是采用现代化常用的分析方法，如光谱分析法、色谱法、免疫法和微生物法等。光谱法包括紫外分光光度法、荧光分析法和原子吸收光谱法等；色谱法包括薄层色谱法、气相色谱法和高效液相法等；免疫法包括放射免疫法和酶联免疫法等。每种方法各有自己的优缺点。因此，常采用联用技术以弥补各自的缺点，如LC-MS、LC-NMR、GC-MS、LC-DAD-MS、LC-NMR-MS等。各种现代技术手段的不断熟悉和广泛应用为中药TDM研究提供了必要条件。

中药TDM的特点和难点：由于中药成分复杂，绝大多数药物有效成分未明，研究过程中干扰因素多，缺乏体内微量定量分析方法等。这些给中药TDM带来了极大的困难。因此，对中药TDM的研究目前仍处于探索阶段。与化学药物相比，研究中药TDM主要有以下特点和难点：

1. 中药成分复杂，物质基础有待确定　多数中药的药效或毒性物质基础尚未完全明确，作用靶标也不完全清楚，从而影响了监测方法中有效成分或指标的确定，如何选择代表整体药物的指标性成分作为监测成分是关键问题。

2. 中药体内代谢情况复杂　复杂的中药进入复杂的机体，必然出现更复杂的代谢情况。本身普遍存在口服后目标活性成分的生物利用度低的情况，如人参皂苷、三七皂苷，可发生肠道菌丛代谢，口服给药后原形药物的生物利用度很低。目前中药体内代谢研究大部分集中在代谢产物的结构确定，对于代谢物的活性和毒性尚缺乏深入研究，药理活性的物质基础不明确，入血成分是否为药效成分还存在争议等。

3. 药物相互作用不清楚　中药成分复杂，除与化学药物存在药物相互作用外，其各个成分之间也存在药动学方面的药物相互作用，需要长期积累，逐步明晰。

4. 缺乏切实可行的监测方法　先进的分析仪器及技术，很难满足体内微量药物成分或生化指标分析的需要。

5. 对中药安全性认识不足　“中药无毒”的错误思想使人们对开展中药TDM的重

视不够。

6. 面临法规伦理问题　目前，中药 TDM 带有一定的研究性质，在临床应用中会面临一些法规伦理问题，给生物样品的采集带来了困难，如患者的接受程度、患者的依从性等。

总的来说，中药 TDM 目前还处于探索阶段，尚无常规化监测的中药药物目录。目前临床进行的中药药代动力学研究，还缺乏统一的标准。随着中药的广泛应用，中药不良反应的报道日益增多，如何进行中药 TDM，为临床个体化治疗方案提供科学依据，在保证中药药效的同时如何减少药物的不良反应，指导临床更加安全有效的使用中药，将是摆在我们面前的重大课题。

四、药学监护

药学监护是提供直接负责的与药物有关的监护，目的是提高患者的医疗质量。药学监护能促进药物的合理使用，提高药物治疗疗效，减少药物的不良反应，预防某些药源性疾病的发生，提高患者生命质量，同时也节约了医疗费用。临床药师的使命就是为患者提供药学监护，保证患者用药安全、有效、经济、适当。

（一）药学监护的步骤

药学监护首先临床药师要清楚患者的病情及其治疗方案，针对治疗方案制订药学监护计划和用药指导。对于一个具体的患者，临床药师的药学监护大致可按照以下步骤进行：

1. 了解病情，全面了解患者目前病情、治疗目标和用药史。
2. 审核方案，确认药物选择、给药方法安全、适当。
3. 确定方案，帮助患者优化用药方案。
4. 方案注释，制定用药方案执行细节。
5. 监护要点，用药过程中加强安全性和有效性观察的要点及节点。
6. 用药教育，加强患者对医嘱的理解和正确执行，提高依从性和疗效。
7. 观察反应，观察药物治疗的效果和各种不良反应。
8. 评估反馈，对现行治疗方案进行评估，并进一步优化。

（二）药学监护的内容及针对不同监护对象注意事项

药学监护的内容主要为观察药物疗效，发现不良反应，检查护士、患者对治疗方案的执行情况，同时开展用药指导，在发现治疗存在问题或治疗中患者病情有所变化时，及时参与修改治疗方案。

药学监护的对象应当是所有的患者，但有些患者由于其特殊生理、病理等原因，在整个治疗过程中很容易出现各种各样的问题，临床药师应重点对他们进行药学监护，如老年、婴幼儿、儿童、孕妇、哺乳期、过敏体质、肝肾功能损害及危重等患者。

1. 老年人胃肠道吸收功能较成年人差，肝脏解毒、肾脏排泄功能均减退，药物代谢和排泄能力均下降，易导致药物蓄积中毒。因此老年人用药除药量适当减少外，对某些药必须慎用或禁用。如甘草、大枣、炙黄芪甘味过重，使人气壅中满；黄芩、黄连、黄柏苦寒燥剂，易伤脾阳；川芎耗气、红花破血，这些药物老人用量均不宜过大。有些常用的中药或成方制剂含有有毒的物质，如六神丸和牛黄解毒丸处方中有雄黄，雄黄中含有硫化砷；疏风定痛丸和跌打丸处方中有马钱子，马钱子中含有士的宁等，这些药物老年人也不宜久服和多服。

2. 婴幼儿的肝肾功能、中枢神经、内分泌系统等发育尚未完善，对一些药物处理能力较低，使用不当易发生不良反应，如氯霉素，应导致灰婴综合征；磺胺药易导致溶血性贫血。孩子患咽喉痛、扁桃体炎、腮腺炎、疮疖等病，给予夏枯草、菊花、栀子、鱼腥草、淡竹叶、芦根、生地等清热解毒的中草药，殊不知这些中草药含有鞣质、生物碱等复杂化学成分，而肝功能发育尚未完全的婴幼儿服用后，很可能加重肝脏的负担，损害肝功能。

3. 儿童的药物代谢速度较成人慢，肾排泄较差，对药物的作用较为敏感，且正处于生长发育阶段，但机体尚未成熟。因此，用药时要熟悉使用方法和注意事项。如小儿泄泻停颗粒的成分为大黄、大黄（制）、苍术、羌活、制川乌、车前子、甘草，由于含有川乌，不宜过量久服。

4. 对胎儿有害的药物不能用于孕妇，活血化瘀药如三棱、土鳖虫、川牛膝、水蛭等，其功能为通行血脉、促进血行，尚兼有催产下胎、下乳的作用，故孕妇禁忌使用。能通过乳汁排泄且对婴儿有害的药物，尽量不用于母乳。目前尚没有中药能否进入乳汁的文献资料，从安全角度出发，应假定能充分进入，因此，必须使用毒副作用大的药品（如抗癌药、罂粟壳）应停止哺乳，以免对乳儿产生危害。使用番泻叶、大黄等泻药应停止哺乳，以免乳汁造成乳儿腹泻。过敏体质的患者可能对很多药物都过敏，使用前要询问清楚，使用时要密切监护不良反应的发生。

5. 过敏体质的患者在使用中药注射剂时要特别注意监护，中药注射剂主要表现是过敏反应，在静滴前应备齐一些常用的抗过敏药物和设备，如肾上腺素、地塞米松、氧气等。使用过程中应加强对首次使用者开始给药30分钟内的观察、巡查，注意控制给药速度，最好控制在30滴/分。

6. 肝肾功能损害的患者，用药时要特别注意用药监护，绝大部分药物的代谢和排泄离不开肝脏和肾脏，同时有些药物对肝肾功能也有损害，要注意定期检查肝肾功能。当肾功能不全患者必须使用主要经过肾脏排泄并具有明显的肾毒性药物时，应按照肾功能损害程度严格调整剂量，有条件的可进行血药浓度监测，实行个体化给药，如氨基糖苷类抗生素、万古霉素等。肝功能不全时，肝脏的代谢、解毒功能减少，严重影响药物的吸收、分布、代谢和排泄，常见的表现为半衰期延长、血药浓度峰值升高等。对于同一药物，相同剂量，肝功能正常者使用可能是安全的，但对肝功能不全患者可能会引起蓄积而增加药物的肝肾损害和不良反应发生的风险，如氯霉素、利福平、红霉素酯化物等。

学习小结

1. 学习内容

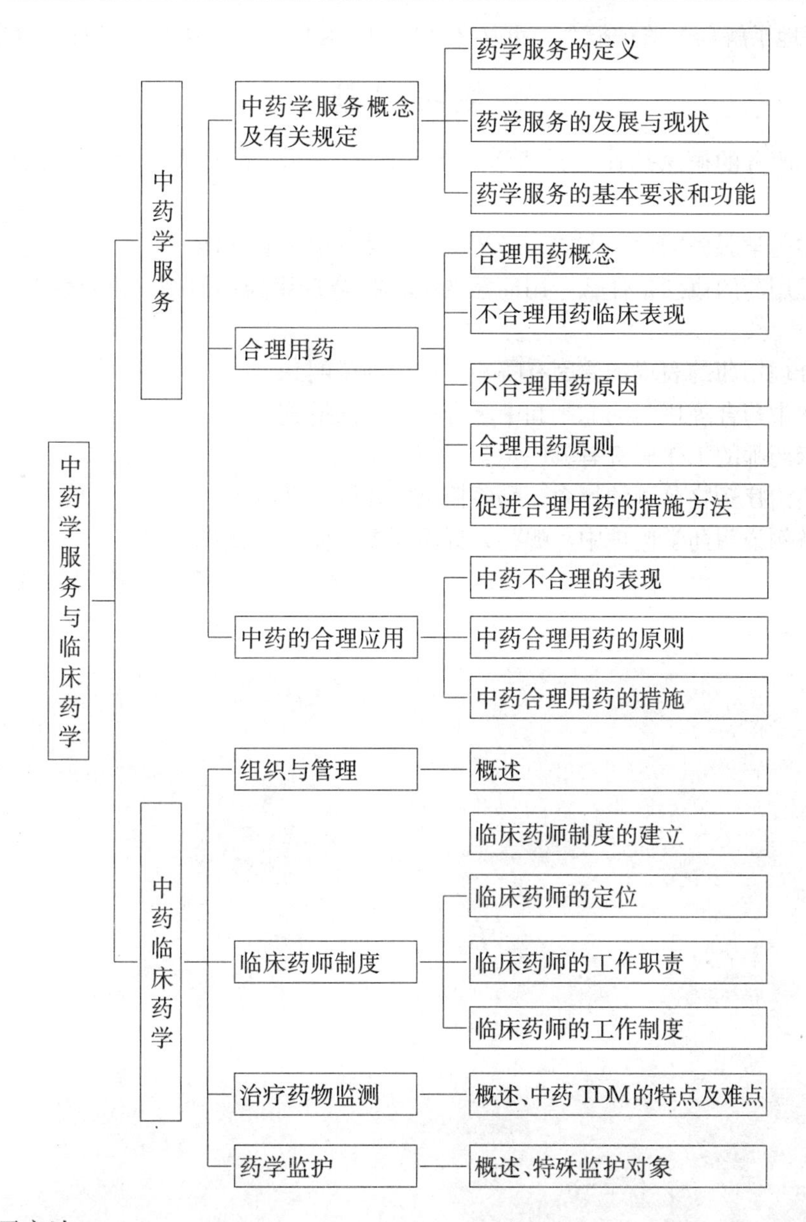

2. 学习方法

本章共有两节，第一节中药学服务，包含3个部分，第一，中药学服务的概念及有关规定，是了解中药学服务的基础，建议通读、理解。第二，合理用药。药品的合理使用须了解合理用药的概念，原则及促进合理用药的措施等，建议熟悉掌握。第三，中药的合理应用。建议从概述出发联系日常学习工作，熟悉掌握。第二节中药临床药学，包括4个部分，第一，组织与管理。介绍药学部，药学科室的组织职能，打开了解医院框架的一个窗口，建议了解。第二，临床药师制度。临床药师制度的建立，临床药师定位，工作职责，临床药师工作制度这些是迈进药师殿堂的必修课，请认真了解自己职业历史及职能。第三，治疗药物监测。治疗药物监测是临床药学的重要组成部分，是确保用药安全的必要手段，建议从概念出发，了解TDM的情况，理论联系实际。第四，药学监护。

为了能更好地了解药学监护概念，可从药学监护的目的、对象出发，进行学习掌握。

复习思考题

1. 药学服务的概念是什么？药学服务与医院药学、临床药学的关系怎样？请简述说明。

2. 简述药学服务的发展方向、药学服务的基本要求和功能。

3. 合理用药的概念是什么？用简洁的话概括合理用药的原则，以及促进合理用药的措施。

4. 不合理用药的表现和原因有哪些？请详细说明。

5. 简述中药合理用药的原则和中药合理用药的措施。

6. 临床药师的工作职责有哪些？

7. 简述治疗药物监测的概念，哪些情况需要进行 TDM？

8. 请举例说明药学监护中，哪些人群需要重点监护？试举一例。

（董　玲　唐秀能）

第十三章 药品知识产权与资源保护

学习目的

通过本章的学习，使同学们对我国药品知识产权保护、中药品种保护、中药野生药材资源保护的有关法律法规有较全面的理解与认识。

学习要点

药品知识产权的类型及特征，中药专利、商标、著作权及商业秘密保护的具体内容；中药品种保护的申报条件、程序及具体保护措施；国家重点保护野生药材物种的分级管理。

第一节 药品知识产权保护

一、药品知识产权概述

（一）知识产权的概念

知识产权（intellectual property）是指公民、法人或其他组织对其在科学技术和文学艺术等领域内，主要基于智力劳动创造完成的成果所依法享有的专有权利。由此可见：①知识产权的对象是智力劳动的成果；②作为知识产权对象的智力劳动成果不是一般的智力劳动成果，而是创造性的智力劳动成果；③知识产权是主体基于智力劳动成果享有的各项权利的总称；④知识产权是基于创造性智力成果的完成和法律的规定产生的。

（二）知识产权的种类

国际上最早对知识产权范围加以界定的是1883年签订的《保护工业产权巴黎公约》和1886年签订的《保护文学和艺术作品伯尔尼公约》。根据这两个公约，知识产权主要包括工业产权（industrial property）和著作权（copyright）两大部分。其中工业产权包括专利权、商标权、禁止不正当竞争权等。著作权，又称版权，包括作者的人身权（精神权利）、财产权（经济权利）和传播者权（邻接权）。

1967年签订的《建立世界知识产权组织公约》，其对知识产权采取了较为广义的划分方法，认为知识产权应包括下列八项权利：与文学、艺术及科学技术作品有关的权利，即著作权；与表演艺术家的演出、录音和广泛的权利，即邻接权；专利发明及非专利发明享有的权利；关于科学发现的权利；关于工业品式样的权利；关于商品商标、服务商标、厂商名称和标记的权利；关于制止不正当竞争的权利；在工业、科学及文学艺术领域的智力创造活动所产生的权利。

1991 年，世界贸易组织在其签署的《与贸易有关的知识产权协议》中，明确其所管辖的知识产权种类包括：版权及邻接权、商标权、地理标志权、工业品外观设计权、专利、集成电路布图设计权、未披露信息（主要指商业秘密）的保护权。

（三）药品知识产权

1. 药品知识产权的定义　所谓药品知识产权（pharmaceutical intellectual property），是指一切与药品有关的发明创造和智力劳动成果的财产权。

2. 药品知识产权的种类　概括起来，药品知识产权主要包括以下几大类：

（1）著作权类：作者或其他著作权人依法对其创作的医药作品所享有的各项人身权利和财产权利。

（2）发明创造类：发明创造类知识产权主要有：①药品专利，包括依法取得专利权的新医药产品、生产工艺、配方、生产方法以及新剂型、制药装备、医疗器械和新颖的药品包装、药品造型等。②未申请专利的新药及其他产品，主要指依据新药保护有关规定和中药品种保护有关规定取得行政保护的新药和中药品种等。

（3）商标类：商标类知识产权主要是已注册或已依法取得认定的医药品商标、服务商标、原产地名称、计算机网络域名等。

（4）医药商业秘密：医药商业秘密类知识产权主要包括医药经营秘密和医药技术秘密。

3. 药品知识产权的特征　作为一种财产权，药品知识产权具有以下一些特征：

（1）无形性：药品知识产权的客体是医药领域知识形态的劳动产品，是人们对无形的智力成果所拥有的权利，当医药知识产权公开后，所有权人的权利被侵犯的可能性明显高于有形财产的权利人。也正因为药品知识产权客体具备“无形”这一特点，药品知识产权的权利人可以利用其权利控制他人对其智力成果的使用，并可允许多个民事主体同时使用或反复多次使用，具有极高的经济价值，是医药企业的重要财富。

（2）专有性：药品知识产权的专有性表现为独占性和排他性，即药品知识产权只能授予权利人一次专有权，权利人只能有一个，只有权利所有人本人才能享有法律保护，未经权利人许可，他人不得利用此知识产权。否则，将被视为侵权行为，药品知识产权所有人可以通过提起诉讼，达到制止侵权行为，并获得相应的经济补偿。

（3）时间性：药品知识产权的时间性，是指法律所确认的药品知识产权的效力具有法定的期限，超过法定期限，权利归于消灭，其保护对象从私有领域进入公有领域，任何人均可以自由利用。

（4）地域性：药品知识产权具有严格的地域性，一个国家授予的知识产权，只在本国法律管辖范围内有效，在其他国家或地区是无效的。如果权利人希望在其他国家或地区也享有独占权，则应依照其他国的法律另行提出保护申请。因此，制药企业应及时针对产品出口方向有重点的选择国别，及时注册申请保护。

二、药品专利保护

（一）药品专利的类型

根据《专利法》的规定，药品专利可以分为发明专利、实用新型专利和外观设计专利三种类型。

1. 发明专利　发明是指对产品、方法或者改进所提出的新的技术方案。药品发明专利包括新药物专利、新制备方法专利和新用途专利。

（1）新药物专利：主要包括：①新物质，指具有一定化学结构式或物理、化学性能的单一物质。包括有一定医疗用途的新化合物；新基因工程产品；新生物制品；用于制药的新原料、新辅料、新中间体、新代谢物和新药物前体；新异构体；新的有效晶型；新分离或提取得到的天然物质等。②药物组合物，指两种或两种以上元素或化合物按一定比例组成具有一定性质和用途的混合物。包括中药新复方制剂；中药的有效部位；药物的新剂型等。③生物制品、微生物及其代谢产物，可授予专利权的微生物及其代谢产物必须是经过分离成为纯培养物，并且具有特定工业用途。

（2）新制备方法专利：主要包括化合物新的制备方法，组合物新的制备方法、新工艺、新的加工处理法、中药新的提取分离方法、纯化方法、炮制方法及新动物、新矿物、新微生物的生产方法等。

（3）新用途专利：主要包括已知化合物新的医药用途、药物的新的适应证等。

2. 实用新型专利　实用新型是指对产品的形状、构造或者其结合所提出的适于实用的新的技术方案，其主要包括：①某些与功能相关的药物剂型、形状、结构的改变，如新型缓释制剂通过改变药品的外层结构达到延长药品疗效的技术方案。②诊断用药的试剂盒与功能有关的形状、结构的创新。③生产药品的专用设备、结构及其结合所进行的改进。④某些单剂量给药器与药品功能有关的包装容器的形状、结构和开关技巧等。

3. 外观设计专利　外观设计专利是指对产品的形状、图案、色彩或其结合所做出的富有美感并适于工业应用的新设计。主要涉及：①药品外观和包装容器外观等，如药品的新造型或其与图案、色彩的搭配与组合；②新的盛放容器，如药瓶、药袋、药瓶瓶盖等；③富有美感和特色的说明书、容器和包装盒等。

（二）药品专利权的获得

1. 授予药品专利权的条件

（1）药品发明专利和实用新型专利：我国《专利法》规定，授予发明专利和实用新型专利的条件为应具备新颖性、创造性和实用性。①新颖性：指该发明或者实用新型不属于现有技术，也没有任何单位或者个人就同样的发明或者实用新型在申请日以前向国务院专利行政部门提出过申请，并记载在申请日公布的专利申请文件或者公告的专利文件中；②创造性：指与现有技术相比，该发明具有突出的实质性特点和显著的进步；③实用性：指该发明或者实用新型能够制造或者使用，并且能够产生积极效果。

（2）药品外观设计专利：授予专利权的外观设计，应当不属于现有设计；也没有任何单位或者个人就同样的外观设计在申请日以前向国务院专利行政部门提出过申请，并记载在申请日以后公告的专利文件中；不得与他人在申请日以前已经取得的合法权利相冲突。

2. 药品专利权的申请

（1）申请文件：撰写完整的申请文件在专利申请的整个程序中占据非常重要的地位，直接影响到专利是否能成功申请和获得完整的保护。一份完整的专利申请文件应包含以多个文件，见表13-1。

表13-1　专利申请文件的组成

名　称	应包含内容
说明书	发明名称、技术领域、背景技术、发明内容、附图说明、具体实施
权利要求书	对发明创造要求法律保护范围的说明性文件
说明书摘要	对发明创造内容进行简要说明的文件
说明书附图	说明书中涉及的图片或照片的集合
摘要附图	说明书附图中最具说明性的一幅图片
请求书	向专利局进行专利申请的法律程序性文件
根据申请要求需提供的其他资料	生物材料保藏和存活证明、核酸序列表机读文本、代理委托书等

（2）申请程序：药品发明专利申请主要分为受理、初审、公布、实审和授权五个阶段，而实用新型和外观设计专利主要进行其中的申请受理、初步审查、授权三个阶段。

1）申请受理阶段：专利申请人根据专利申请类型向国务院专利行政部门提交相关规范性申请文件之后，对符合受理条件的专利申请，国务院专利行政部门将确定申请日，给予申请号并发出受理通知书。专利申请人在收到受理通知书以后缴纳申请费，缴纳申请费的日期自申请日起最迟不得超过2个月。

2）初步审查阶段：在受理专利申请之后，国务院专利行政部门将首先对专利申请进行初步审查，主要是形式审查，并将审查意见通知专利申请人，要求其在指定期限内陈述意见或补正。专利申请人逾期未予答复的，其专利申请即被视为撤回。而对实用新型和外观设计专利，其申请人也可以自申请日起2个月内，对其申请主动提出修改。

3）早期公告阶段：发明专利经初步审查认为符合专利法要求的，自申请日起满18个月即先行公布专利申请，并在一定期限内根据专利申请人的请求或由国务院专利行政部门自行决定对专利申请进行实质审查。

4）实质审查：发明专利申请自申请日起3年内，根据专利申请人的请求或行政部门自行决定对专利申请进行实质审查。实质审查主要是地发明专利申请的新颖性、创造性、实用性进行审查。

5）授权阶段：发明专利申请经实质审查没有发现驳回理由，国务院专利行政部门即作出授予发明专利权的决定，向专利申请人颁发发明专利证书，同时予以登记和公告，发明专利权自公告之日起生效。我国专利的申请与审查流程见图 13-1。

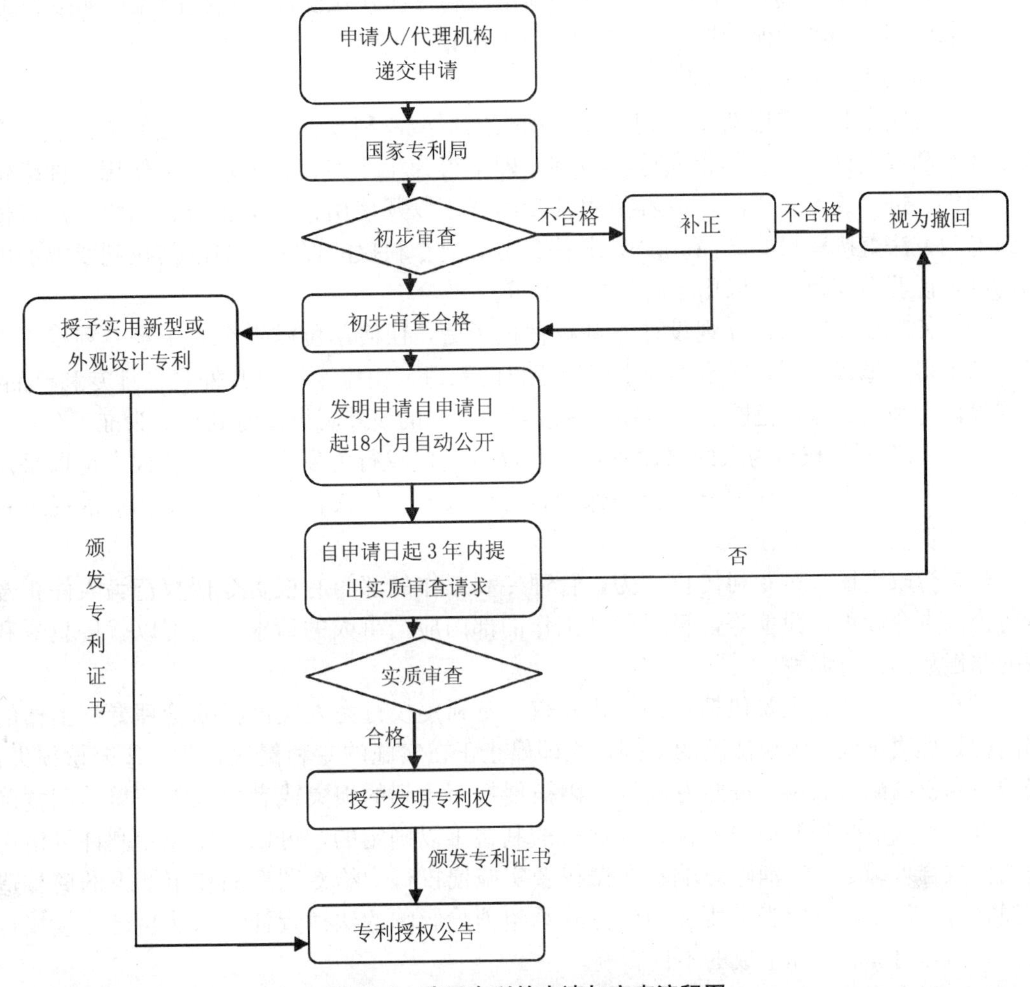

图 13-1　我国专利的申请与审查流程图

(三) 专利权人的权利与义务

1. 药品专利权人的权利　药品专利权人的权利大体上可以分为以下几项：

(1) 专利权人享有自己实施其专利技术的权利：专利技术的价值是通过实施得以实现的，即实施专利技术可以给实施人带来相应的财产利益。专利权人申请专利的直接目的就是为了垄断该项技术的实施权。

(2) 专利权人有禁止他人实施其专利技术的权利：专利权人有禁止他人未经许可擅自实施其发明创造的权利，以确保自己独占实施权的实现。

(3) 专利权人有处分其专利的权利：专利权人有转让其专利权、放弃其专利权、许可他人实施其专利技术并收取专利使用费的权利。

(4) 在产品或包装上注明专利标记或专利号的权利：专利权人享有在其专利产品或使用专利方法获得的产品或产品的包装上标注专利标记和专利号的权利。

2. 专利权人的义务　专利权人在享有权利的同时，负有公开发明创造和缴纳年费的义务。

（四）药品专利权的保护

1. 药品专利权的保护期限　药品实用新型专利权和外观设计专利权的保护期限为10年，药品发明专利权的保护期限为20年，均自申请日起计算。

2. 药品专利权的保护范围

（1）发明专利和实用新型专利：发明和实用新型专利权被授予后，任何单位或者个人未经专利权人许可，都不得实施其专利，即不得为生产经营目的制造、使用、许诺销售、销售、进口其专利产品，或者使用其专利方法以及使用、许诺销售、销售、进口依照该专利方法直接获得的产品。发明或者实用新型专利权的保护范围以其权利要求的内容为准，说明书及附图可以用于解释权利要求。

（2）外观设计专利：外观设计专利权被授予后，任何单位或者个人未经专利权人许可，都不得实施其专利，即不得为生产经营目的制造、销售、进口其外观设计专利产品。外观设计专利权的保护范围以表示在图片或者照片中的该外观设计专利产品为准。

3. 药品专利侵权行为人的法律责任　药品专利侵权行为发生时，专利权人可以采用行政程序、司法程序两种主要途径来保护自己的权益，侵权行为人应承担相应的民事责任、行政责任与刑事责任。

（1）行政责任：对专利侵权行为，管理专利工作的部门有权责令侵权行为人停止侵权行为、责令改正、罚款等，管理专利工作的部门应当事人的请求，还可以就侵犯专利权的赔偿数额进行调解。

（2）民事责任：主要包括：①停止侵权：专利侵权行为人应该根据管理专利工作的部门的处理决定或者人民法院的裁判，立即停止正在实施的专利侵权行为。②赔偿损失：侵犯专利权的赔偿数额，按照专利权人因被侵权而受到的损失或者侵权人获得的利益确定。被侵权人所受到的损失或侵权人获得的利益难以确定的，可以参照该专利许可使用费的倍数合理确定。③消除影响：在侵权者实施侵权行为给专利产品在市场上的商誉造成损害时，侵权者就应当采用适当的方式承担消除影响的法律责任，承认自己的侵权行为，以消除对专利产品造成的不良影响。

（3）刑事责任：依照专利法和刑法的规定，假冒他人专利，情节严重的，应对直接责任人员追究刑事责任。

三、药品商标保护

（一）药品商标的定义及特性

1. 药品商标的定义　商标（trademark），是指能够将不同的经营者所提供的商品或者服务区别开来，并可为视觉所感知的显著标记。商标一般由文字、图形、数字、字母、三维标志或者其组合图案构成。

药品商标（trade mark of drugs）是指文字、图形、字母、数字、三维标志和颜色组合，以及上述要素的组合，能够将医药生产者、经营者用来区别于他人生产、经营的药品或药学服务的可视性标记。

2. 药品商标的特性　商标作为一种识别性标记，其具有以下基本特征：①显著性：即不与他人的商标相混同；②独占性：注册商标所有人对其商标具有专有权、独占权，未经注册商标所有人许可，他人不得擅自使用，否则即构成侵权；③价值性：商标能吸引消费者认牌购物，给经营者带来丰厚的利润，此外，商标本身还具有价值；④竞争性：商标是参与市场竞争的工具，商标的知名度越高，其商品或服务的竞争力越强。

药品商标除具有一般商标的特征外，还有以下一些特性：①设计必须符合医药行业的属性，即健康性、安全性、生命性；②药品商标不得使用药品的通用名称；③相对其他类别的商标，药品商标叙述性词汇多。

（二）药品商标的分类

商标的分类方法很多，常见的有根据商标的构成、使用对象、知名度、作用功能等，根据不同的分类标准，药品商标也可分为多种。

1. 根据商标的结构形态　根据商标的结构形态，药品商标可分类：①平面商标：包括单一的文字商标、图形商标、数字商标以及文字与图形的组合商标；②立体商标：商品或其包装的外形或者表示服务特征的外形组成的商标，如三精葡萄糖酸钙的“蓝瓶”包装。

2. 根据商标的使用对象　按商标使用对象，药品商标可分为：①商品商标：如“同仁”牌乌鸡白凤丸、“仲景”牌六味地黄丸；②服务商标：“开心人”大药房中的“开心人”即为服务商标。

3. 根据商标的知名度　根据商标的知名度，药品商标可分为：①知名商标：指由市一级工商行政管理部门认可，在该行政区域范围内具有较高声誉和市场知名度的商标。②著名商标：指由省级工商行政管理部门认可的，在该行政区划范围内具有较高声誉和市场知名度的商标。③驰名商标：指由国务院工商行政部门认定的在市场上享有较高声誉并为相关公众所熟知的商标。

4. 根据商标的作用功能　根据商标的作用功能，药品商标可分为：①集体商标：是指以团体、协会或者其他组织名义注册，供该组织成员在商事活动中使用，以表明使用者在该组织中的成员资格的标志，如“林都北药”即表明商品的经营者或提供属于伊春市北药开发协会的成员；②证明商标：是指由对某种商品或者服务具有监督能力的组织所控制，而由该组织以外的单位或者个人使用于其商品或者服务，用以证明该商品或者服务的原产地、原料、制造方法、质量或者其他特定品质的标志，如“陇西黄芪”“长白山人参”。

（三）药品商标权的的获得

1. 药品商标的形式与内容要求

（1）商标和注册商标中禁用以下文字、图形

1）同中华人民共和国的国家名称、国旗、国徽、国歌、军旗、军徽、军歌、勋章等相同或者近似的，以及同中央国家机关的名称、标志、所在地特定地点的名称或者标志性建筑物的名称、图形相同的。

2）同外国的国家名称、国旗、国徽、军旗等相同或者近似的，但经该国政府同意的除外。

3）同政府间国际组织的名称、旗帜、徽记等相同或者近似的，但经该组织同意或者不易误导公众的除外。

4）与表明实施控制、予以保证的官方标志、检验印记相同或者近似的，但经授权的

除外。

5）同“红十字”“红新月”的名称、标志相同或者近似的。

6）带有民族歧视性的。

7）带有欺骗性，容易使公众对商品的质量等特点或者产地产生误认的。

8）有害于社会主义道德风尚或者有其他不良影响的。

县级以上行政区划的地名或者公众知晓的外国地名，不得作为商标。但是，地名具有其他含义或者作为集体商标、证明商标组成部分的除外；已经注册的使用地名的商标继续有效。

（2）下列标志不得作为商标注册：

1）仅有本商品的通用名称、图形、型号的。

2）仅直接表示商品的质量、主要原料、功能、用途、重量、数量及其他特点的。

3）缺乏显著特征的。

有关药品通用名作为商标注册的管理问题，我国《药品管理法》第五十条明确规定：“列入国家药品标准的药品名称为药品通用名称。已经作为药品通用名称的，该名称不得作为药品商标使用。”

2. 药品商标的注册审批

（1）主管部门：国务院工商行政管理部门商标局主管全国商标注册和管理的工作；国务院工商行政管理部门设立商标评审委员会，负责处理商标争议事宜。

（2）药品商标的审批程序：

1）提交申请：商标注册申请人应当按规定的商品分类表填报使用商标的商品类别和商品名称，提出注册申请，提交商标图样，附送有关证明文件，缴纳申请费用。

2）形式审查：经过形式审查，申请手续齐备并按照规定填写申请文件的，商标局发给“受理通知书”；申请手续基本齐备或者申请文件填写基本合格，但需补正的，商标局发给“商标注册申请补正通知书”；申请手续不齐或申请文件填写不合格，发“不予受理通知书”，予以退回。

3）实质审查：商标局查核申请商标是否有显著性，是否符合商标法律法规的注册规定，如果审核通过，进入初审公告阶段。

4）初审公告：对经审查后初步审定的商标，由商标局进行为期 3 个月的初审公告，若无人提出异议，该商标即可以成功注册。

5）核准注册：初审公告期若无异议或经裁定异议不成立的，由国家商标局核准注册，发给商标注册证，并在《商标公告》上予以公告。

（四）药品商标权的主要内容

商标持有人在取得注册商标后，对该商标享有以下一些权利：

1. 专有使用权　专有使用权是指药品商标专有权人对自己注册的商标在法律规定范围内的专有使用，不受他人侵犯的权利。

2. 禁止权　药品商标禁止权是指商标权人有禁止他人未经许可使用其注册商标，或以其他方式侵犯其商标专有权的权利。

3. 转让权　药品商标转让权是指药品商标权人在法律允许的范围内，将其注册商标有偿或无偿转让的权利，转让注册商标的，转让人与受让人应当签订转让协议，并共同向商标局提出申请。

4. 许可权　药品商标许可权是指商标权人以收取使用费用为代价，通过合同的方式许可他人使用其注册商标的权利。

（五）药品商标权的保护

1. 商标权的保护范围　根据《商标法》第五十六条明确规定，注册商标专用权的保护，以核准注册的商标和核定使用的商品为限。

2. 商标权的保护期限　注册商标的有效期为10年，自核准注册之日起计算。注册商标有效期满，需要继续使用的，商标注册人应当在期满前12个月内按照规定办理续展手续。在此期间未能办理的，可以给予6个月的宽展期。每次续展注册的有效期为10年，自该商标上一届有效期满次日起计算。期满未办理续展手续的，注销其注册商标。

3. 药品商标侵权的认定　根据《商标法》第五十七条的规定，有下列行为之一的，均属侵犯注册商标权的行为：

（1）未经商标注册人的许可，在同一种商品上使用与其注册商标相同的商标的。

（2）未经商标注册人的许可，在同一种商品上使用与其注册商标近似的商标，或者在类似商品上使用与其注册商标相同或者近似的商标，容易导致混淆的。

（3）销售侵犯注册商标专用权的商品的。

（4）伪造、擅自制造他人注册商标标识或者销售伪造、擅自制造的注册商标标识的。

（5）未经商标注册人同意，更换其注册商标并将该更换商标的商品又投入市场的。

（6）故意为侵犯他人商标专用权行为提供便利条件，帮助他人实施侵犯商标专用权行为的。

（7）给他人的注册商标专用权造成其他损害的。

4. 药品商标侵权行为人的法律责任　药品商标侵权发生时，侵权行为人应承担的法律责任主要有三种责任，即行政责任、民事责任、刑事责任。

（1）行政责任：对医药商标侵权行为，工商行政管理部门有权责令侵权行为人停止侵权行为，没收、销毁侵权商品和主要用于制造侵权商品、伪造注册商标标识的工具、罚款等，工商行政管理部门应当事人的请求，还可以就侵犯商标权的赔偿数额进行调解。

（2）民事责任：主要有：①停止侵权：医药商标侵权行为人应该根据工商行政管理部门的处理决定或者人民法院的裁判，立即停止正在实施的侵权行为并销毁侵权商品；②赔偿损失：侵犯商标专用权的赔偿数额，按照权利人因被侵权所受到的实际损失确定；实际损失难以确定的，可以按照侵权人因侵权所获得的利益确定；权利人的损失或者侵权人获得的利益难以确定的，参照该商标许可使用费的倍数合理确定；③消除影响：在侵权者实施侵权行为给注册商标持有人在市场上的商誉造成损害时，侵权者就应当采用适当的方式承担消除影响的法律责任。

（3）刑事责任：未经商标注册人许可，在同一种商品上使用与其注册商标相同的商标，构成犯罪的，除赔偿被侵权人的损失外，依法追究刑事责任；伪造、擅自制造他人注册商标标识或者销售伪造、擅自制造的注册商标标识，构成犯罪的，除赔偿被侵权人的损失外，依法追究刑事责任；销售明知是假冒注册商标的商品，构成犯罪的，除赔偿被侵权人的损失外，依法追究刑事责任。

四、药品著作权保护

（一）著作权的概念与特征

1. 著作权的概念　著作权（copyright），亦称版权，是指作者或其他著作权人依法对文学、艺术或科学作品所享有的各项专有权利的总称。这些专有权利主要包括各项人身权利和财产权利。

著作权人的人身权主要有：发表权、署名权、修改权和保护作品完整权。著作权人的财产权主要有：复制权、表演权、广播权、展览权、发行权、改编权、翻译权、汇编权、摄制权、出租权、信息网络传播权、放映权等。

2. 著作权的特征　著作权作为知识产权中的一种，除了具有知识产权的一般特征外，还具有以下特征：

（1）著作权主体范围具有广泛性：与专利权、商标权相比较，著作权主体的范围更加广泛，根据我国《著作权法》的规定，自然人、法人、非法人单位以及国家都可以成为著作权的主体。同时，由于法律对著作权主体的限制并不严格，因此，未成年人和外国人都可以成为著作权的主体。

（2）著作权的客体具有多样性和广泛性：作为著作权客体的作品的表现形式多种多样，范围十分广泛，包括文字作品、口头作品、音乐作品、戏曲作品、曲艺作品、舞蹈作品、美术作品、计算机软件、民间文学艺术作品等，比专利权、商标权的客体种类多、范围广。

（3）著作权的内容具有丰富性和复杂性：著作权中所包含的人身权和财产权方面的具体内容比较多：从人身权上看，主要有署名权、发表权、修改权、保护作品完整权等；从财产权上看，主要有复制权、发行权、获得报酬权、演绎权等。同时，由著作权客体的多样性和广泛性所决定，不同的著作权的内容又不尽相同，具有复杂性。

（4）著作权的产生和保护具有自动性：现代各国著作权法大多对著作权采取“创作保护主义”的原则，即作品一经创作产生，不论是否发表，著作权即自动产生，开始受著作权法保护，与须经国家主管机关审查批准方能得到法律保护的专利权、商标权不同。

（二）医药著作权的主要表现形式

与医药相关的著作权类知识产权主要有：①由医药企业或人员创作或提供资金、资料等创作条件或承担责任的医药类百科全书、年鉴、辞书、教材、文献、期刊、摄影、录像等作品的著作权和邻接权，如《中药药事管理》教学课件、医药百科全书等；②涉及医药计算机软件或多媒体软件，如药物信息咨询系统、药厂 GMP 管理系统等；③药品临床前研究产生的实验数据和药品临床研究产生的试验数据。

（三）医药著作权的保护

1. 医药著作权的取得　我国在著作权取得问题上采取了自动取得制度。《著作权法》第二条规定：“中国公民、法人或者其他组织的作品，不论是否发表，依照本法享有著作权。”也就是说，著作权自作品完成创作之日起产生，并受著作权法的保护。对于外国人的作品，如果首先在中国境内发表，依照本法享有著作权，外国人在中国境外发表的作品，根据其所属国同中国签订的协议或者共同参加的国际条约享有的著作权，受我国《著作权法》的保护。

2. 医药著作权的保护期

（1）著作人身权的保护期限：《著作权法》第二十条对著作权人身权的保护期做了规定，作者的署名权、修改权、保护作品完整权的保护期不受限制。

（2）公民作品的著作财产权保护期：公民的作品，其发表权及著作财产权的保护期为作者终生及其死亡后 50 年，截止于作者死亡后第 50 年的 12 月 31 日。如果是合作作品，截止于最后死亡的作者死亡后第 50 年的 12 月 31 日。

（3）法人作品和职务作品的著作财产权保护期：法人或者其他组织的作品、著作权（署名权除外）由法人或者其他组织享有的职务作品，其发表权及著作财产权的保护期为 50 年，截止于作品首次发表后第 50 年的 12 月 31 日，但作品自创作完成后 50 年内未发表的，不再保护。

（4）电影作品和以类似摄制电影的方法创作的作品、摄影作品的保护期：电影作品和以类似摄制电影的方法创作的作品、摄影作品的发表权及著作财产权的保护期为 50 年，截止于作品首次发表后第 50 年的 12 月 31 日，但作品自创作完成后 50 年内未发表的，不再保护。

3. 医药著作权侵权行为的认定　根据《著作权法》第四十六条、第四十七条的规定，医药著作权的侵权行为可以归纳为以下几种：①擅自发表他人作品：未经作者同意，公开作者没有公开过的作品的行为即视为侵权行为。②歪曲、篡改他人作品：即未经作者同意，以删节、修改等行为破坏作品的真实含义的行为。③侵占他人作品：即未经合作作者的许可，将与他人合作创作的作品当做自己单独创作的作品发表的行为。④强行在他人作品上署名：指自己未参加作品的创作，却以种种不正当的手段在他人创作发表的作品上署名。⑤擅自使用他人的作品：是指未经著作权人的许可，又无法律上的规定而使用他人作品。⑥拒付报酬：是指使用他人的作品，而未按规定支付报酬的行为。⑦剽窃他人的作品：是指将他人的作品当做自己创作的作品发表的行为。⑧侵犯专有出版权和版式设计权：专有出版权是指出版单位通过与作者订立合同，而在约定的期限或地域内获得出版作者作品的一种专有权利。专有出版权受法律保护，在此前提下，任何人不得出版同一作品。⑨制作、出售假冒他人署名的作品：无论是何种方式假冒他人的署名，只要未经他人同意，以营利为目的，即构成侵权。此种行为既侵犯了他人的著作人身权和财产权，也侵犯了他人的姓名权。⑩侵犯邻接权：指侵犯表演者、录音、录像制作者权和广播电视组织权。除上述 10 种侵权行为之外，下列行为也应属于侵权行为：未经著作权人或者著作权有关权利人的许可，故意避开或者破坏权利人为其作品、录音录像制品等采取的保护著作权或者著作权有关的权利的技术措施的；未经著作权人或者与著作权有关的权利人许可，故意删除或者改变作品、录音录像制品等的权利管理电子信息的。

4. 著作权侵权行为人的法律责任　著作权侵权行为发生时，著作权侵权行为人应承担以下法律责任：

（1）民事责任：有我国《著作权法》第四十六条、第四十七条规定的侵权行为之一的，侵权行为人应承担的民事责任主要有：①停止侵害：即责令正在实施侵害他人著作权的行为人立即停止其侵权行为；②消除影响：即责令侵权行为人在一定范围内澄清事实，以消除人们对权利受害人或其作品的不良印象；③公开赔礼道歉：即责令侵权行为人在一定的范围内，向受害人公开承认错误，表示歉意；④赔偿损失：即责令侵权行为人以自己的财产弥补受害人因其侵权行为而造成的损失。《著作权法》第四十八条规定：侵犯著作权或者与著作权有关的权利的，侵权人应当按照权利人的实际损失给予赔偿；实际损失难以计算的，可以按照侵权人的违法所得给予赔偿。赔偿数额还应当包括权利人为制止侵权行为所支付的合理开支。权利人的实际损失或者侵权人的违法所得不能确定的，由人民法院根据侵权行为的情节，判决给予50万元以下的赔偿。

(2) 行政责任：行政责任是指国家著作权行政管理机关依照法律规定，对侵犯著作权行为人给予的行政处罚。对于我国《著作权法》第四十七条规定的侵权行为，著作权行政管理机关可视其情节，分别给予没收违法所得、没收、销毁侵权复制品，处以罚款及没收主要用于制作侵权复制品的材料、工具、设备等。著作权行政管理部门可以处非法经营额3倍以下的罚款；非法经营额难以计算的，可以处10万元以下的罚款。

(3) 刑事责任：侵权行为人因其侵犯著作权的行为触犯《刑法》，构成侵犯著作权罪的，依照《刑法》应承担相应的刑事责任。

五、医药商业秘密保护

（一）医药商业秘密的定义和特征

1. 医药商业秘密的定义　医药商业秘密（medical trade secret），是指在医药行业中，不为公众所知悉、能为权利人带来经济利益、具有实用性并经权利人采取保密措施的技术信息和经营信息。商业秘密具有明显的财产价值，能通过经济上的利用或转让来实现其价值，属于知识产权的一部分。

2. 医药商业秘密的主要特征　从医药商业秘密的定义可以看出，医药商业秘密主要具有如下一些特征：

(1) 秘密性：医药商业秘密首先必须是处于秘密状态，不可能从公开的渠道所获悉的信息。即不为所有者或所有者允许知悉范围以外的其他人所知悉，不为同行业或者该信息应用领域的人所普遍知悉。

(2) 经济性：即医药商业秘密具有独立的实际或潜在的经济价值和市场竞争价值，能给权利人带来经济效益或竞争优势。医药商业秘密的权利人因掌握商业秘密而拥有竞争优势，并能带来一定的经济利益。

(3) 实用性：医药商业秘密必须是一种现在或者将来能够应于生产经营或者对生产经营有用的具体的技术方案和经营策略。不能直接或间接使用于生产经营活动的信息不具有实用性，不属于商业秘密。实用性与经济性具有密切的关系，缺乏实用性的信息则无经济性可言。

(4) 保密性：即权利人采取保密措施，包括订立保密协议，建立保密制度及采取其他合理的保密手段。只有权利人采取了能够明示其保密意图的措施，才能成为法律意义上的商业秘密。

上述4个特征，是医药商业秘密缺一不可的构成要件。只有同时具备4个特征的技术信息和经营信息，才属于医药商业秘密。

（二）医药商业秘密的类型与内容

根据我国《反不正当竞争法》的相关规定，医药商业秘密可分为两大类：医药技术秘密和医药经营秘密。

1. 医药技术秘密　即医药技术信息，它是指与医药产品的生产制造过程相关的技术诀窍或秘密技术，只要这种信息、技术知识等是未公开的，能给权利人带来经济利益，且已经权利人采取了保密措施，均属于技术秘密的范畴。其主要内容有：

（1）产品信息：企业自行研究开发的新药，在既没有申请专利，也还没有正式投入市场之前，尚处于秘密状态，它就是一项商业秘密。即使药品本身不是秘密，它的组成部分或组成方式也可成为商业秘密。

（2）配方：医药产品的工业配方、化学配方、药品配方等是医药商业秘密的一种常见形式，其中各种含量的比例也可成为商业秘密，这种情况在中药配方中更为多见。

（3）工艺程序：有时几个不同的设备，尽管其本身属于公知范畴，但经特定组合，产生新工艺和先进的操作方法，也可能成为商业秘密。如药品的化学合成工艺、制剂工艺、消毒工艺、包装工艺等。

（4）机器设备的改进：在公开的市场上购买的机器、制药设备不是商业秘密，但是经公司的技术人员对其进行技术改进，使其更具多用途或更高效率，那么这个改进也可以是商业秘密。

（5）研究开发的有关文件：记录了研究和开发活动内容的文件，这类文件就是商业秘密。如蓝图、图样、实验结果、设计文件、技术改进后的通知、标准件最佳规格、检测原则、质量控制参数等，都可以成为商业秘密。

2. 医药经营秘密　经营秘密，即未公开的经营信息，它是指与药品的生产、经营销售有关的保密信息，主要包括未公开的与公司各种经营活动有关联的内部文件、产品的推销计划、进货渠道、销售网络、管理方法、市场调查资料、标底、标书内容、客户情报等。概括起来，医药经营秘密主要包括以下三方面：

（1）与公司各种经营活动有关联的内部文件：主要是指医药公司在各种重要生产经营活动中产生的许多有关联的文件，如市场调研报告、产品的采购计划、产品的推销计划、供应商清单、拟采用的销售方式、方法，会计财务报表、利益分配方案、对外业务合同以及经营主体的远景目标和近期发展计划、投资意向等资料。

（2）客户情报：主要包括客户名单、销售渠道、协作关系、货源情报、产销策略，招投标中的标底、标书内容等信息。这些资料是医药企业通过经营、人力、财力、物力建立起来的宝贵的无形资产，是公司极为重要的经营秘密。

（3）管理技术：主要是指独特有效的、为医药企业所独具的管理企业的经验，如企业组织形式、库存管理办法、劳动组织结构、征聘技巧等，特别是医药企业为实施企业的方针战略所制定的一系列的SOP、人员培训方法、技术业务档案管理办法等。

（三）医药商业秘密的保护方式

我国对医药商业秘密的保护主要采取法律保护和权利人自我保护两种方式。

1. 法律保护　法律通过采取对非法侵害他人商业秘密的行为，依法追究法律责任的方式来保护商业秘密权。目前我国还没有专门的商业秘密保护立法，有关商业秘密保护的规定分散在《合同法》《民法通则》《劳动法》等法律法规中。侵犯商业秘密行为的法律责任，包括民法违约责任、民事侵权责任、行政责任和刑事责任四种。

2. 自我保护　医药企业应当把保护商业秘密纳入企业的管理体系中，通过采取以下措施进行保护：①企业内部设立专门的商业秘密管理机构；②与涉及商业秘密的人员签订保密合同以及竞业限制协议；③在具体的管理上实行分级管理；④定期对涉及商业秘密的人员进行培训，灌输保护商业秘密的意识，提高他们保护商业秘密的能力等。

第二节　中药品种保护

一、中药品种保护制度

（一）中药品种保护制度的发展

为了提高中药品种的质量，保护中药生产企业的合法权益，促进中药事业的发展，国务院于1992年10月14日颁布了《中药品种保护条例》。条例明确指出："国家鼓励研制开发临床有效的中药品种，对质量稳定、疗效确切的中药品种实行分级保护制度"。在秉承"为继承中医药传统，突出中医药特色，鼓励创新，促进提高，保护先进，保证中药品种保护工作的科学性、公正性、规范性"的宗旨下，2009年2月3日，原国家食品药品监督管理局发布《中药品种保护指导原则》，提高中药品种保护技术门槛，优化审评程序，使中药保护品种的结构日趋合理、品种质量明显提高。

（二）中药品种保护制度实施的意义

中药品种保护制度的实施，促进了中药质量和信誉的提升，起到了保护先进、促进老药再提高的作用；保护了中药生产企业的合法权益，使一批传统名贵中成药和创新中药免除了被低水平仿制，调动了企业研究开发中药新药的积极性；维护了正常的生产秩序，促进了中药产业的集约化、规模化和规范化生产，促进了中药名牌产品的形成和科技进步。

（三）中药品种保护制度的适用范围

按照《中药品种保护条例》的规定，凡属于中国境内生产制造的中药品种，包括中成药、天然药物的提取物及其制剂和中药人工制成品，都在中药品种保护制度保护范围之内。

申请专利的中药品种，依照专利法的规定办理，不适用本条例。

（四）中药品种保护的监督管理部门

国家药品监督管理部门负责全国中药品种保护的监督管理工作；国家中医药管理部门协同管理全国中药品种的保护工作。

国家药品监督管理部门组建国家中药品种保护审评委员会办公室，主要负责国家中药品种保护审评委员会的日常工作，组织国家中药保护品种的技术审查和审评工作，配合CFDA制定或修订中药品种保护的技术审评标准、要求、工作程序以及监督管理局中药保护品种等。

二、中药保护品种等级的划分

（一）符合下列条件之一的中药品种，可以申请一级保护

1. 对特定疾病有特殊疗效的　对特定疾病有特殊疗效，是指对某一疾病在治疗效果上能取得重大突破性进展。例如，对常见病、多发病等疾病有特殊疗效；对既往无有效治疗方法的疾病能取得明显疗效；或者对改善重大疑难疾病、危急重症或罕见疾病的终

点结局（病死率、致残率等）取得重大进展。

2. 相当于国家一级保护野生药材物种的人工制成品　相当于国家一级保护野生药材物种的人工制成品，是指列为国家一级保护物种药材的人工制成品，或目前虽属于二级保护物种，但其野生资源已处于濒危状态物种药材的人工制成品。

3. 用于预防和治疗特殊疾病的　特殊疾病，是指严重危害社会公众身体健康和正常社会生活经济秩序的重大疑难疾病、危急重症、烈性传染病和罕见病。如恶性肿瘤、终末期肾病、脑卒中、急性心肌梗死、艾滋病、传染性非典型肺炎、人禽流感、苯酮尿症、地中海贫血等疾病。

用于预防和治疗重大疑难疾病、危急重症、烈性传染病的中药品种，其疗效应明显优于现有治疗方法。

（二）符合下列条件之一的中药品种，可以申请二级保护

1. 符合上述一级保护的品种或者已经解除一级保护的品种。

2. 对特定疾病有显著疗效的　对特定疾病有显著疗效，是指能突出中医辨证用药理法特色，具有显著临床应用优势，或对主治的疾病、证候或症状的疗效优于同类品种。

3. 从天然药物中提取的有效物质及特殊制剂　从天然药物中提取的有效物质及特殊制剂，是指从中药、天然药物中提取的有效成分、有效部位制成的制剂，且具有临床应用优势。

三、中药品种保护的申请程序

申请中药品种保护的企业，应按《指导原则》规定的中药保护品种申报资料项目向CFDA行政受理服务中心（以下简称局受理中心）报送1份完整资料，并将2份相同的完整资料报送申请企业所在地省级药品监督管理部门。局受理中心在收到企业的申报资料后，应在5日内完成形式审查，对同意受理的品种出具中药品种保护申请受理通知书，同时抄送申请企业所在地省级药品监督管理部门，并将申报资料转送国家中药品种保护审评委员会办公室。

对已受理的中药品种保护申请，将在CFDA政府网站予以公示。自公示之日起至作出行政决定期间，各地一律暂停受理该品种的仿制申请。

省级药品监督管理部门在收到企业的申报资料及局受理中心受理通知书后，应在20日内完成申报资料的真实性核查和初审工作，并将核查报告、初审意见和企业申报资料（1份）一并寄至国家中药品种保护审评委员会办公室。国家中药品种保护审评委员会办公室在收到上述资料后，开始进行审评工作，6个月内做出审评结论。

根据国家中药品种保护审评委员会办公室的审评结论，由CFDA决定是否给予保护。对批准保护的品种，由CFDA发给《中药保护品种证书》，并在政府网站和《中国医药报》上予以公告。生产该品种的其他生产企业应自公告发布之日起6个月内向局受理中心提出同品种保护申请并提交完整资料，逾期提出申请的，局受理中心将不予受理。申请延长保护期的生产企业，应当在该品种保护期届满6个月前向局受理中心提出申请并提交完整资料。对已被终止保护的品种的生产企业，不得再次申请该品种的中药品种保护。

申请企业对审批结论有异议的，可以在收到审批意见之日起60日内向CFDA提出复审申请并说明复审理由。复审仅限于原申报资料，CFDA应当在50日内做出结论，如需进行技术审查的，由国家中药品种保护审评委员会办公室按照原申请时限组织审评。

中药保护品种生产企业变更保护审批件及证书中有关事项的，应向局受理中心提出中药保护品种补充申请。

中药品种保护受理与审批程序见图 13-2。

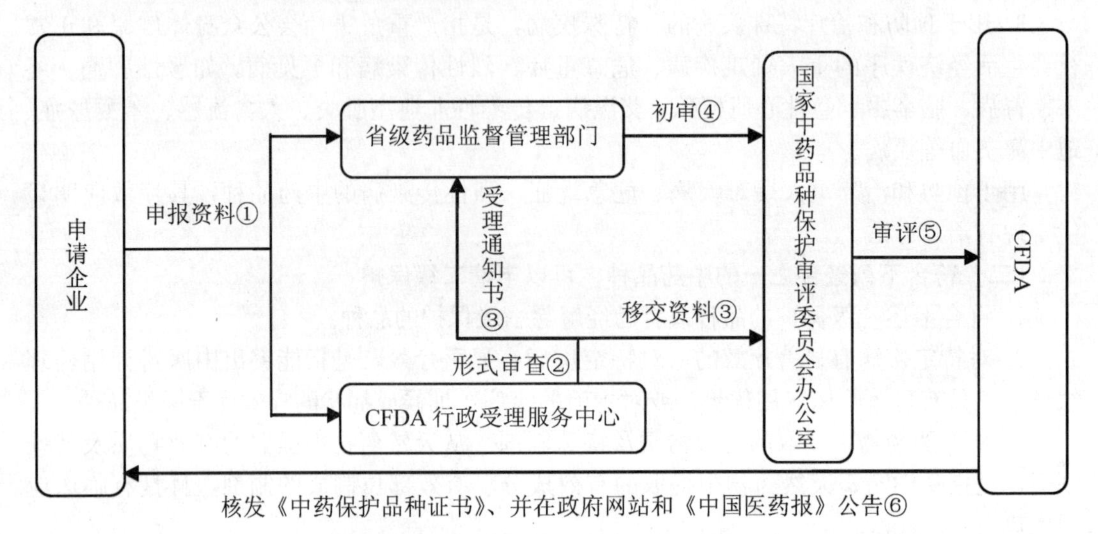

图 13-2　中药品种保护受理与审批程序

四、中药品种保护的保护措施

（一）中药品种保护的期限

中药一级保护品种保护期限分别为 30 年、20 年、10 年。因特殊情况需要延长保护期限的，由生产企业在该品种保护期满前 6 个月，依照条例规定的程序申报。但每次延长的保护期限不得超过第一次批准的保护期限。

中药二级保护品种保护期限为 7 年，在保护期满后可以延长 7 年。申请延长保护期的中药二级保护品种，应当在保护期满前 6 个月，由生产企业依照条例规定的程序申报。

（二）中药品种保护的相关规定

1. 保密规定　中药一级保护品种的处方组成、工艺制法，在保护期限内由获得《中药保护品种证书》的生产企业和药品监督管理部门及有关单位和个人负责保密，不得公开。负有保密责任的有关部门、企业和单位应当按照国家有关规定，建立必要的保密制度。

向国外转让中药一级保护品种的处方组成、工艺制法的应当按照国家有关保密的规定办理。

2. 生产规定

（1）被批准保护的中药品种，在保护期内限于由获得《中药保护品种证书》的企业生产。

（2）未获得同品种保护的企业，应按规定停止该品种的生产，如继续生产的，将中止其该品种药品批准文号的效力，并以生产假药依法论处；对已受理同品种保护申请和延长保护期申请的企业，在该品种审批期间可继续生产、销售。

（3）生产中药保护品种的企业，应当根据省级药品监督管理部门提出的要求，改进生产条件，提高品种质量。中药保护品种在保护期内向国外申请注册的，须经国家药品监督管理部门批准。

3. 提前终止中药品种保护的情形　在保护期内的品种，有下列情形之一的，国家局将提前终止保护，收回其保护审批件及证书：

（1）保护品种生产企业的《药品生产许可证》被撤销、吊销或注销的。

（2）保护品种的药品批准文号被撤销或注销的。

（3）申请企业提供虚假的证明文件、资料、样品或者采取其他欺骗手段取得保护审批件及证书的。

（4）保护品种生产企业主动提出终止保护的。

（5）累计 2 年不缴纳保护品种年费的。

（6）未按照规定完成改进提高工作的。

（7）其他不符合法律、法规规定的。

已被终止保护的品种的生产企业，不得再次申请该品种的中药品种保护。

第三节　野生药材资源保护管理

随着我国经济体制的改革和社会经济的不断发展，中药产业作为一支不可或缺的支柱产业也得到了迅猛发展。然而，在此过程中，一些野生药材资源也遭受了掠夺式地采挖和猎捕，导致有些野生药材物种资源长期处于紧缺、濒危甚至灭绝状态。为保护和合理利用野生药材资源，国务院于 1987 年 10 月颁布了《野生药材资源保护管理条例》，对野生药材资源保护问题作出了具体规定。

一、野生药材资源保护的目的、适用范围及原则

（一）目的

为保护和合理利用野生药材资源，适应人民医疗保健事业的需要。

（二）适用范围

在我国境内采猎、经营野生药材的任何单位或个人，除国家另有规定外，都必须遵守本条例。

（三）原则

国家对野生药材资源实行保护、采猎相结合的原则，并创造条件开展人工种养。

二、野生药材物种的分级管理

（一）国家重点保护的野生药材物种分级

国家对重点保护的野生药材物种实行分级管理，具体分为三级：

一级：濒临灭绝状态的稀有珍贵野生药材物种；

二级：分布区域缩小、资源处于衰竭状态的重要野生药材物种；

三级：资源严重减少的主要常用野生药材物种。

（二）国家重点保护野生药材物种名录

《国家重点保护野生药材物种名录》由国家药品监督管理部门会同国务院野生动物、植物管理部门制定。目录共收载野生药材保护物种76种，其中一级保护野生药材物种4种、二级保护野生药材物种27种、三级保护野生药材物种45种。

一级保护药材名称：虎骨（已禁用）、豹骨、羚羊角、鹿茸（梅花鹿）。

二级保护药材名称：鹿茸（马鹿）、麝香（3个品种）、熊胆（2个品种）、穿山甲、蟾酥（2个品种）、哈蟆油、金钱白花蛇、乌梢蛇、蕲蛇、蛤蚧、甘草（3个品种）、黄连（3个品种）、人参、杜仲、厚朴（2个品种）、黄柏（2个品种）、血竭。

三级保护药材名称：川贝母（4个品种）、伊贝母（2个品种）、刺五加、黄芩、天冬、猪苓、龙胆（4个品种）、防风、远志（2个品种）、胡黄连、肉苁蓉、秦艽（4个品种）、细辛（3个品种）、紫草、五味子（2个品种）、蔓荆子（2个品种）、诃子（2个品种）、山茱萸、石斛（5个品种）、阿魏（2个品种）、连翘（2个品种）、羌活（2个品种）。

三、野生药材资源保护的具体办法

（一）对采猎保护野生药材物种的要求

禁止采猎一级保护野生药材物种。采猎、收购二、三级保护野生药材物种的，必须持有采药证，并按照批准的计划执行，不得在禁止采猎区、禁止采猎期进行采猎，并不得使用禁用工具进行采猎。取得采药证后，如需要进行采伐或狩猎的，还必须分别向有关部门申请采伐证或狩猎证。

（二）对野生药材资源保护区的要求

建立国家或地方野生药材资源保护区时，须经国务院或县级以上地方人民政府批准，进入该保护区从事科研、教学、旅游等活动的，须经该保护区管理部门批准。在国家或地方自然保护区内建立野生药材资源保护区时，必须征得国家或地方自然保护区主管部门的同意，进入该保护区从事科研、教学、旅游等活动的，还须征得该自然保护区主管部门的同意。

（三）对野生药材保护物种的经营管理

一级保护野生药材物种属于自然淘汰的，其药用部分由各级药材公司负责经营管理，但不得出口；二、三级保护野生药材物种属于国家计划管理的品种，由国家药材主管部门统一经营管理，其余品种由产地县级药材公司或其委托单位按照计划收购；二、三级保护野生药材物种的药用部分，除国家另有规定外，实行限量出口，由国家药品监督管理部门会同有关部门确定限量出口的品种及野生药材的规格、等级标准。

（四）法律责任

违反条例规定采猎受保护野生药材物种的，由当地县以上药品监督管理部门会同同级有关部门没收其非法采猎的野生药材及使用工具，并处以罚款。

未经主管部门同意进入野生药材资源保护区从事科研、教学、旅游等活动的，当地县以上药品监督管理部门和自然保护区主管部门有权制止，造成损失的，必须承担赔偿责任。

违反条例规定收购、经营、出品受保护野生药材物种的，由工商行政管理部门或有关部门没收其野生药材和全部违法所得，并处以罚款。

保护野生药材资源管理部门工作人员徇私舞弊的，由所在单位或上级管理部门给予行政处分；造成野生药材资源损失的，必须承担赔偿责任。

破坏野生药材资源情节严重，构成犯罪的，由司法机关依法追究刑事责任。

学习小结

1. 学习内容

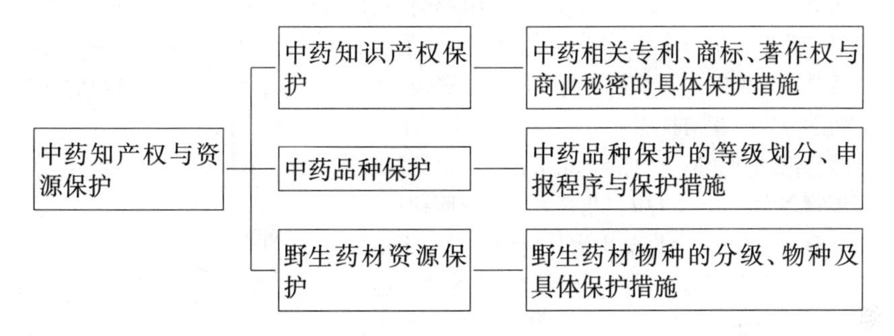

2. 学习方法

本章节所介绍知识内容主要包括中药知识产权的保护、中药品种保护与国家野生药材资源保护，这些知识内容实践性、可操作性都非常强，都能找到一些实际案例作为学习参考。对于本章所介绍各种保护措施法律法规、申报流程内容的掌握，学生既可以咨询有相关申报经历的老师、医药公司，还可以登录国家知识产权局官网、CFDA官网、国家工商行政管理总局商标局进行查阅。此外，《中国医药报》《中国知识产权报》等一些国家权威报刊，常会登载一些国内外知识产权保护相关法律法规的最新发展动态、经典知识产权纠纷案例的剖析，这些内容都有助于加深对本章节知识点的理解，学生都可以广泛阅读。

复习思考题

1. 简述药品知识产权的类型及特征。
2. 药品相关的各类专利在授予条件、保护期限上有什么区别？
3. 简述药品商标的特征及主要分类。
4. 医药相关的著作权都有哪些主要表现形式？
5. 医药商业秘密的构成要件是什么？医药商业秘密都有哪些表现形式？
6. 中药保护品种申报的具体条件是什么？
7. 国家重点保护野生药材物种是如何进行分级管理的？

（邓伟生）

主要参考书目

[1] 杨世民．药事管理与法规［M］．北京：中国医药科技出版社，2012

[2] 谢明，田侃．药事管理与法规［M］．北京：人民卫生出版社，2012

[3] 董朝辉，吴晶，李大魁．基本药物制度理论与实践［M］．北京：化学工业出版社，2012

[4] 刘克辛．药学综合知识与技能［M］．北京：中国中医药出版社，2010

[5] 程卯生．医药伦理学［M］．2版．北京：中国医药科技出版社，2008

[6] 孟锐．药事管理学［M］．3版．北京：科学出版社，2012

[7] 田侃．药事管理与法规［M］．上海：上海科学技术出版社，2015

[8] 刘红宁，田侃．药事管理学［M］．北京：中国中医药出版社，2015

[9] 高明．药事管理与法规［M］．北京：中国中医药出版社，2006

[10] 张新平，刘兰茹．药品管理学［M］．北京：人民卫生出版社，2013

[11] 国家食品药品监督管理总局执业药师资格认证中心．药事管理与法规［M］．7版．北京：中国医药科技出版社，2015

[12] 曾渝，何宁．药事管理学［M］．北京：中国医药科技出版社，2014

[13] 吴永佩，张钧．医院管理学：药事管理分册［M］．2版．北京：人民卫生出版社，2011

[14] 张冰．临床中药学专论［M］．北京：人民卫生出版社，2013

[15] 梅全喜，曹俊岭．中药临床药学［M］．北京：人民卫生出版社，2013

[16] 王顺年，吴新荣，石磊．临床药师工作手册［M］．北京：人民军医出版社，2015

[17] 邵蓉．中国药事法理论与实务［M］．北京：中国医药科技出版社，2010

[18] 万仁甫，游述华．药事管理与法规［M］．2版．北京：中国医药科技出版社，2013

[19] 吴汉东．知识产权法［M］．2版．北京：法律出版社，2007

[20] 裴慧荣，黄欣碧．中药调剂技术［M］．北京：中国医药科技出版社，2013

[21] 张兆旺．中药药剂学实验［M］．2版．北京：中国中医药出版社，2007

附录一 法规名录(按发布时间顺序排列)

1.《药品经营质量管理规范》(国家食品药品监督管理总局 2015年05月18日)

2.《中华人民共和国药品管理法》(全国人民代表大会2015年04月24日)

3.《二级中医医院、中西医结合医院和中医专科医院评审标准实施细则(2013年版)》(国家中医药管理局2013年01月21日)

4.《国家基本药物目录(基层医疗卫生机构配备使用部分)》(2012版)(原卫生部2012年09月21日)

5.《三级中医医院、中西医结合医院评审标准实施细则(2012年版)》(国家中医药管理局2012年05月28日)

6.《医疗机构药品监督管理办法(试行)》(国家食品药品监督管理局2011年10月11日)

7.《关于加强中药饮片监督管理的通知》(国家食品药品监督管理局2011年08月02日)

8.《药品不良反应报告和监测管理办法》(原卫生部2011年05月04日)

9.《医疗机构药事管理规定》(原卫生部、国家中医药管理局、总后勤部卫生部2011年01月30日)

10.《药品生产质量管理规范》(原卫生部2011年01月17日)

11.《中药处方格式及书写规范》(国家中医药管理局2010年10月30日)

12.《关于加强医疗机构中药制剂管理的意见》(原卫生部、国家中医药管理局、国家食品药品监督管理局2010年08月24日)

13.《药品集中采购监督管理办法》(原卫生部2010年07月15日)

14.《中成药临床应用指导原则》(国家中医药管理局2010年06月18日)

15.《医院处方点评管理规范(试行)》(原卫生部2010年02月10日)

16.《关于建立国家基本药物制度的实施意见》(原卫生部、国家发展改革委、工业和信息化部、监察部、财政部、人力资源和社会保障部、商务部、食品药品监管局、中医药局2009年08月18日)

17.《关于中药饮片处方用名和调剂给付有关问题的通知》(国家中医药管理局2009年03月25日)

18.《医疗机构中药煎药室管理规范》(原卫生部、国家中医药管理局2009年03月16日)

19.《医院中药房基本标准》(原卫生部、国家中医药管理局2009年03月16日)

20.《关于保障药品电子监管网运行管理事项的通知》(国家药品监督管理局2008年10月08日)

21.《药品召回管理办法》（国家食品药品监督管理局 2007 年 12 月 10 日）

22.《药品注册管理办法》（国家食品药品监督管理局 2007 年 07 月 10 日）

23.《药品广告审查办法》（国家食品药品监督管理局、中华人民共和国国家工商行政管理总局　2007 年 03 月 13 日）

24.《医院中药饮片管理规范》（国家中医药管理局、原卫生部 2007 年 03 月 12 日）

25.《药品流通监督管理办法》（国家食品药品监督管理局 2007 年 01 月 31 日）

26.《处方管理法》（原卫生部 2006 年 11 月 27 日）

27.《中国执业药师职业道德准则》（中国执业药师协会 2006 年 10 月 18 日）

28.《药品说明书和标签管理规定》（国家食品药品监督管理局 2006 年 03 月 15 日）

29.《麻醉药品和精神药品管理条例》（国务院 2005 年 08 月 03 日）

30.《医疗机构制剂配制监督管理办法（试行）》（国家食品药品监督管理局 2005 年 04 月 14 日）

31.《医疗机构制剂注册管理办法（试行）》（国家食品药品监督管理局 2005 年 03 月 22 日）

32.《直接接触药品的包装材料和容器管理办法》（国家食品药品监督管理局 2004 年 07 月 20 日）

33.《互联网药品信息服务管理办法》（国家食品药品监督管理局 2004 年 07 月 08 日）

34.《药物非临床研究质量管理规范》（国家食品药品监督管理局 2003 年 08 月 06 日）

35.《药物临床试验质量管理规范》（国家食品药品监督管理局 2003 年 08 月 06 日）

36.《中华人民共和国药品管理法实施条例》（国务院 2002 年 08 月 04 日）

37.《中药材生产质量管理规范（试行）》（国家食品药品监督管理局 2002 年 04 月 17 日）

38.《医疗机构制剂配制质量管理规范（试行）》（国家药品监督管理局 2000 年 12 月 05 日）

39.《处方药与非处方药分类管理办法》（试行）（国家药品监督管理局 1999 年 06 月 18 日）

40.《执业药师资格考试实施办法》（中华人民共和国人事部　国家药品监督管理局 1999 年 04 月 01 日）

41.《医疗机构管理条例》（国务院 1994 年 09 月 01 日）

42.《执业药师资格制度暂行规定》（人事部 国家药品监督管理局 1994 年 03 月 15 日）

43.《中药品种保护条例》（国务院 1992 年 10 月 14 日）

44.《放射性药品管理办法》（国务院 1989 年 01 月 13 日）

45.《医疗用毒性药品管理办法》（国务院 1988 年 12 月 27 日）

46.《野生药材资源保护管理条例》（国务院 1987 年 10 月 30 日）

附录二 汉英词汇对照表

B

标准操作规程	standard operating procedure，SOP	137

C

处方药	prescription drugs	43

D

调查研究	investigate research	7

F

发展性研究	developmental research	8
法学	law	4
非处方药	over-the-counter drugs，OTC drugs	43

G

工业产权	industrial property	275
管理学	management	4
国家食品药品监督管理总局	China food and drug administration，CFDA	34

J

基本药物示范目录	essential drugs list，EDL	38
经济学	economics	4
精神药品	spirit drug	106

L

历史研究	historical research	8
临床试验	clinical trial	126

M

麻醉药品	narcotic drugs	104
美国公共卫生协会	American Public Health Association，APHA	257
描述性研究	descriptive research	7

Q

全面质量管理	total quality management	146

S

商标	trademark	280
社会学	sociology	4
社会药学	social pharmacy	5
生物等效性试验	bioequivalence trial	126
实验研究	experimental research	8
世界卫生组织	Word Health Organization，WHO	37

W

卫生管理学	hygiene management	4

X

新化学结构	new chemical entities，NCEs	120

Y

药学事业	pharmaceutical affair	1
药品	drug	25
药品标准	drug standard	26
药品不良反应	adverse drug reaction，ADR	208
药品不良事件	adverse drug event，ADE	209
药品管理法	drug administration law	69
药品管理立法	legislation of pharmacy administration	69
药品监督管理	supervision and management of drug	29
药事管理法律体系	the legal system of pharmacy administration	70
药品经营	drug management	174
药品经营质量管理规范	good supply practice，GSP	175，185
药品流通	drug circulation	173
药品商标	trade mark of drugs	280
药品上市后再评价	post-marketing drug assessment	206
药品召回	drug recalls	215
药品知识产权	pharmaceutical intellectual property	276
药品注册	drugs registration	125
药师	pharmacist	56
药事管理	pharmacy administration	1
药事管理法	pharmacy administration law	70
药事管理学	the discipline of pharmacy administration	2
药物的临床研究	clinical study	138
药物非临床研究质量管理规范	good laboratory practice，GLP	136

药物临床试验质量管理规范	good clinical practice，GCP	138
药学服务	pharmaceutical care	256
医疗机构制剂配制质量管理规范（试行）	good preparation practice，GPP	246
医疗用毒性药品	toxic drug	117
医药商业秘密	medical trade secret	286
优良药房工作规范	good pharmacy practice，GPP	182
原料药	active pharmaceutical ingredients，API	150
原因比较研究	cause - compare research	8

Z

知识产权	intellectual property	275
执业药师	licensed pharmacist	58
质量保证部门	quality assurance unit，QAU	137
治疗药物监测	therapeutic drug monitoring，TDM	269
中成药	traditional Chinese medicine preparations	12
中国药典	pharmacopoeia of the people' s republic of China，ChP	27
中药	traditional Chinese medicine	10
中药材	Chinese crude drug	10
中药材生产质量管理规范（试行）	good agricultural practice for chinese crude drugs，GAP	166
中药材生产质量管理规范	good agricultural practice，GAP	11
中药调剂	Chinese drugs dispensing	220
中药饮片	Chinese herbal pieces	11
著作权	copyright	275，284

附录三 英汉词汇对照表

A

active pharmaceutical ingredients，API	原料药	150
adverse drug event，ADE	药品不良事件	209
adverse drug reaction，ADR	药品不良反应	208
American Public Health Association ，APHA	美国公共卫生协会	257

B

bioequivalence trial	生物等效性试验	126

C

cause - compare research	原因比较研究	8
China food and drug administration，CFDA	国家食品药品监督管理总局	34
Chinese crude drug	中药材	10
Chinese drugs dispensing	中药调剂	220
Chinese herbal pieces	中药饮片	11
clinical study	药物的临床研究	138
clinical trial	临床试验	126
copyright	著作权	275

D

descriptive research	描述性研究	7
developmental research	发展性研究	8
drug administration law	药品管理法	69
drug circulation	药品流通	173
drug management	药品经营	174
drug recalls	药品召回	215
drug standard	药品标准	26
drugs registration	药品注册	125
drug	药品	25

E

economics	经济学	4
essential drugs list，EDL	基本药物示范目录	38
experimental research	实验研究	8

G

English	中文	页码
good agricultural practice for chinese crude drugs，GAP	中药材生产质量管理规范（试行）	166
good agricultural practice，GAP	中药材生产质量管理规范	11
good clinical practice，GCP，	药物临床试验质量管理规范	138
good laboratory practice，GLP	药物非临床研究质量管理规范	136
good pharmacy practice，GPP	优良药房工作规范	182
good preparation practice，GPP	医疗机构制剂配制质量管理规范（试行）	246
good supply practice，GSP	药品经营质量管理规范	175，185

H

English	中文	页码
historical research	历史研究	8
hygiene management	卫生管理学	4

I

English	中文	页码
industrial property	工业产权	275
intellectual property	知识产权	275
investigate research	调查研究	7
law	法学	4
legislation of pharmacy administration	药品管理立法	69
licensed pharmacist	执业药师	58

M

English	中文	页码
management	管理学	4
medical trade secret	医药商业秘密	286

N

English	中文	页码
narcotic drugs	麻醉药品	104
new chemical entities，NCEs	新化学结构	120

O

English	中文	页码
over-the-counter drugs，OTC drugs	非处方药	43

P

English	中文	页码
pharmaceutical affair	药学事业	1
pharmaceutical care	药学服务	256
pharmaceutical intellectual property	药品知识产权	276
pharmacist	药师	56
pharmacopoeia of the people's republic of China，ChP	中国药典	27
pharmacy administration law	药事管理法	70
pharmacy administration	药事管理	1

post-marketing drug assessment	药品上市后再评价	206
prescription drugs	处方药	43

Q

quality assurance unit，QAU	质量保证部门	137

S

social pharmacy	社会药学	5
sociology	社会学	4
spirit drug	精神药品	106
standard operating procedure，SOP	标准操作规程	137
supervision and management of drug	药品监督管理	29

T

the discipline of pharmacy administration	药事管理学	2
the legal system of pharmacy administration	指药事管理法律体系	70
therapeutic drug monitoring，TDM	治疗药物监测	269
total quality management	全面质量管理	146
toxic drug	医疗用毒性药品	117
trade mark of drugs	药品商标	280
trademark	商标	280
traditional Chinese medicine preparations	中成药	12
traditional Chinese medicine	中药	10